비뇨생식 기능장애

배상과 보상의 의학적 판단

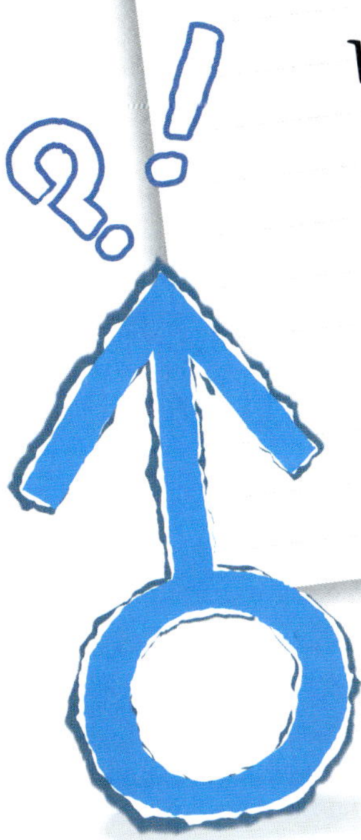

김세철 지음

군자출판사

비뇨생식기능장애
배상과 보상의 의학적 판단

첫째판 1쇄 인쇄 | 2010년 6월 22일
첫째판 1쇄 발행 | 2010년 6월 30일

지 은 이 김세철
발 행 인 장주연
편집디자인 이해인
표지디자인 이지선
발 행 처 군자출판사
등 록 제 4-139호(1991. 6. 24)

본 사 (110-717) 서울특별시 종로구 인의동 112-1 동원회관 BD 6층
Tel. (02) 762-9194/5 Fax. (02) 764-0209
대구지점 Tel. (053) 428-2748 Fax. (053) 428-2749
광주지점 Tel. (062) 228-0252 Fax. (062) 228-0251
부산지점 Tel. (051) 893-8989 Fax. (051) 893-8986

ISBN 978-89-6278-251-6

정가 20,000원

Preface

비뇨생식계 손상의 발생빈도는 전체 손상의 약 5%에 불과하지만 배뇨장애, 성기능장애와 같은 삶의 질에 중요한 영향을 미치는 기능장애를 동반하는 경우가 많다. 비뇨생식계 손상은 20-40대 남성에서 주로 발생하며, 장기별로는 신장(69%)이 절대적으로 많고 음낭 또는 고환(12%), 요노(10%), 방광(7%), 요관(2%)의 순이다. 원인으로는 교통사고가 가장 많으며 다음으로 추락, 타박상 등이 있다. 비뇨생식계 손상은 다른 장기의 손상과 마찬가지로 손상의 부위와 정도에 따라서 합병증 내지 후유증으로 여러 가지 장애가 남을 수 있으며 이 때문에 피해자와 가해자 또는 보험회사 사이에 배상과 보상에 대한 견해 차이로 의료분쟁으로 이어질 때가 많다. 피해자가 의사로부터 자신이 수긍할 수 있는 장해진단서와 향후 치료비 추정서를 받았다 하더라도 보험회사에서 납득할 수 없는 내용이거나 수준이어서 손해보험협회에 의료심사를 요청할 때가 있다.

합병증이나 후유증이 발생했더라도 객관적 입증이 명확한 경우에는 분쟁의 소지가 없겠으나 기왕증이나 약물 부작용의 관여 여부가 모호하거나 장애의 정도를 객관적으로 입증하기 어려운 경우 쌍방 간에 합의가 이루어지기 어렵기 마련이다. 그러므로 발생빈도가 높은 장기의 손상이라고 해서 배상과 보상 문제로 인한

분쟁 건수가 많은 것은 아니다. 저자가 약 10년 동안 손해보험협회로부터 500여건의 비뇨생식계손상에 대한 의료심사를 의뢰받은 경험에 의하면 피해자의 남녀 비는 4:1이었으며, 연령별로는 30, 40대가 53%로 과반수를 차지했으며 50대 17%, 20대 12%로 사고위험에 많이 노출되는 남성과 연령대에서 의뢰건수가 많은 것을 알 수 있다. 그러나 장애별로는 남성의 경우 발기장애가 26%, 신경인성방광(과민성방광 포함하여) 16%, 신경인성방광 + 발기장애 23%, 요도협착 12%, 요도협착 + 발기장애 11%, 신기능장애 3%, 고환기능장애 2%로 발기장애, 신경인성방광, 요도협착의 3가지가 거의 대부분을 차지하여 손상의 장기별 발생빈도와는 전혀 상관관계가 없는 것을 알 수 있다.

발기장애와 배뇨장애가 절대 다수를 차지하는 것은 장애의 원인과 정도, 손상의 관여도를 객관적으로 증명하는데 어려움이 많기 때문일 것이다. 저자가 손해보험협회로부터 의뢰받은 의료심사에 대한 회신서를 작성하면서 분쟁의 상당수는 장해진단서와 향후 치료비추정서를 발급한 의사의 경험부족 또는 배상과 보상에 대한 이해부족과 보험사의 비뇨생식계 손상과 장애에 대한 이해부족에서 비롯된 것을 경험하였다. 본 지침서는 저자가 손해보험협회 의료심사위원회 위원으로 의료심사한 경험과 국토해양부 자동차보험 진료수가분쟁심의회 전문위원으로서 진료수가 분쟁을 심사한 경험에 근거하여 비뇨생식계의 손상과 장애에 대한 이해와 장해진단서 및 향후 치료비추정서 발급에 대한 이해를 도와 배상과 보상 업무에 도움이 되었으면 하는 바람에서 출간되었다. 본 지침서의 핵심 내용은 심사의뢰의 주된 대상이 되는 배뇨장애(신경인성 방광, 요도협착, 요실금)와 발기장애를 중심으로 분쟁의 주된 원인이 되는 ① 치료방법의 선택에 있어서 비용 효과적 문제점, ② 후유장해율 산정에 기왕증 고려의 문제점, ③ 후유장해율 적용의 문제점, ④ 후유장해율 및 치료비 산정에서 기능 가능한 연령과 여명기간 고려의 문제점, ⑤ 중복장애 인정여부의 문제점, ⑥ 진단의 문제점, ⑦ 향후 치료와 후유장해 동시 인정의 문제점 등에 대하여 사례 중심적으로 설명, 구성하였다.

본 지침서 발간을 위하여 연구를 지원해준 손해보험협회와 조언과 격려를 아끼지 않은 협회 의료심사팀에 감사드리며, 아울러 본 지침서 발간에 기꺼이 참여해준 군자출판사에 감사드린다. 그러나 본 지침서의 내용은 저자의 개인적 견해이며 손해보험협회나 관련 학회의 공식적 의견이 아님을 밝힌다.

김 세 철

Contents

Contents

✚ 부록

01
비뇨생식기 구조

1. 비뇨기관(泌尿器官, Urinary organs)

비뇨기관에는 신, 요관, 방광, 요도가 있다(그림 1-1). 신과 요관은 후복막 뒷편의 후복막강에 위치하며(그림 1-2), 방광은 하복막 바깥 아랫쪽에 위치한다. 그러므로 배의 앞쪽에서 복벽과 복막을 열고 복강으로 들어갔을 때 복강 속에는 비뇨기관이 있을 수 없다.

1) 신(腎, 콩팥, Kidney)

신은 길이가 약 10 cm, 폭은 약 5 cm, 두께는 약 3 cm의 크기이고, 무게는 약 130~150 g의 완두콩 모양의 기관이며, 여성의 신은 남성보다 작다. 신은 주로 신주위지방과 신혈관에 의해 제 위치에 고정되어 있으며, 숨을 들이 쉬거나 일어서면 4~5 cm 정도 하방으로 이동할 수 있다. 신 표면은 얇고 강인한 피막으로 싸여있고, 그 주위는 많은 지방으로 둘러싸여 있으며 신과 신주위지방은 부신과 함께 제로타(Gerota) 근막에 의해 싸여 있다(그림 1-2).

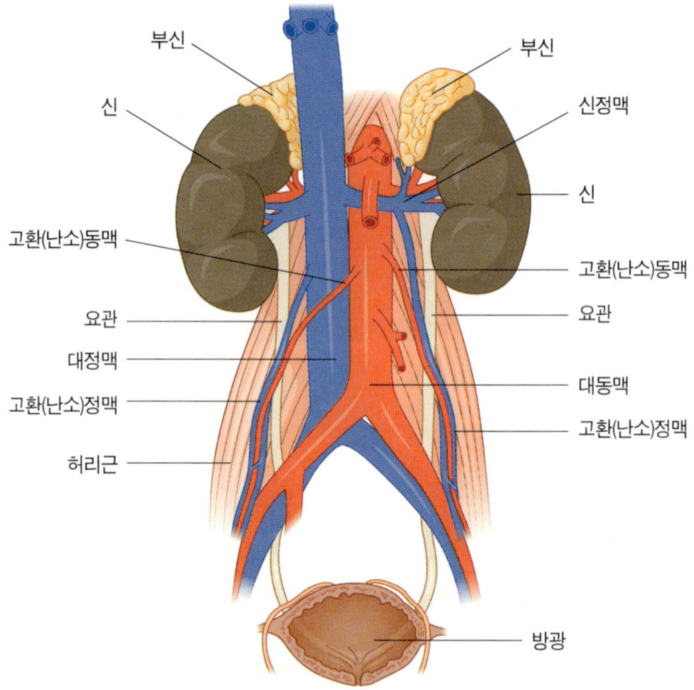

그림 1-1 비뇨기관과 인접 혈관

신을 앞쪽에서 보았을 때(그림 1-3), 좌측 신은 상단 전방에 비장(spleen)이 있고, 하 1/3 전면에는 대장(횡행결장이 하행결장으로 이행하는 부위)이 인접해 있다. 우측 신은 전면의 상 2/3는 간과 접하고 있으며, 하 1/3은 대장(상행결장이 횡행결장으로 이행하는 부위)과 접하고 있으며, 내측에는 십이지장이 내려가고 있다. 신은 후복막강(복막뒤 공간)에 있으므로 뒤쪽에서 보면(그림 1-4), 제11 및/또는 12 늑골이 비스듬히 후면을 가리고 있을 뿐 인

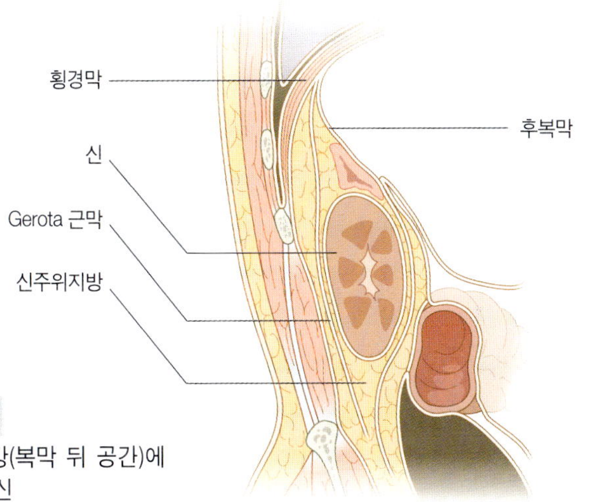

그림 1-2
후복막강(복막 뒤 공간)에
위치한 신

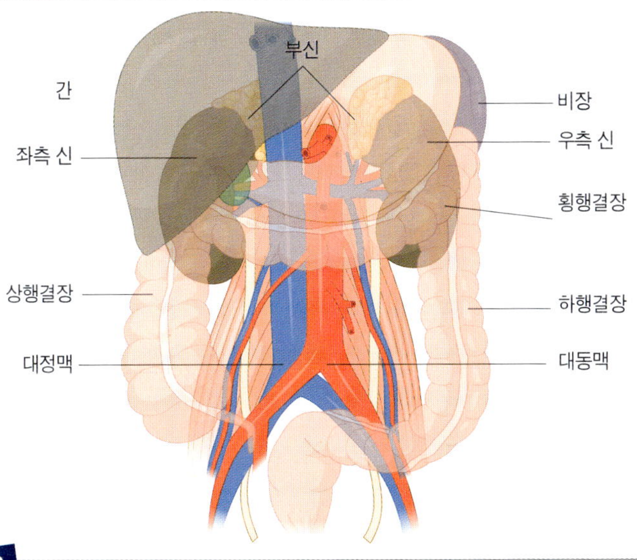

그림 1-3 앞쪽에서 보았을 때 신과 인접한 장기들

접 부위에 장기가 없다. 그러므로 상복부 전면에 타격으로 신 손상을 받았을 때는 간, 대장, 비장, 십이지장 등 인접장기의 손상을 동반하는 경우가 많지만, 등쪽의 타격으로 신손상을 받은 경우는 늑골골절이 동반되는 경우는 많지만 인접장기의 동반손상은 많지 않다. 소아에서는 신이 보다 아래 쪽에 위치하여 흉곽으로부터 덜 보호를 받으므로 성인보다 복부둔상에 의해 더 쉽게 손상을 받을 수 있다.

신은 실질(實質, parenchyma)과 집합계(集合系, collecting system; 실질에서 만들어진 소변이 모이는 곳)로 이루어져 있으며, 실질은 외측의 피질

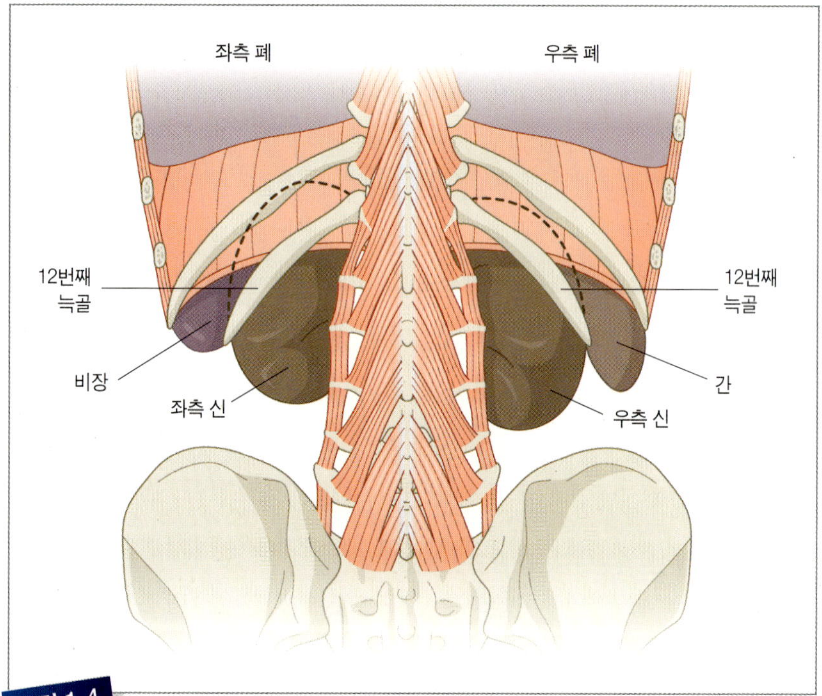

그림 1-4 뒷쪽에서 보았을 때 신의 위치; 신의 후면에는 늑골 이외에는 다른 장기가 없다.

(皮質, cortex)과 내측의 수질(髓質, medulla)로 구별되며(그림 1-5), 집합계는 신배(腎杯, calyx)와 신우(腎盂, pelvis)로 구성된다. 일측 신에는 8~12개의 소신배가 있으며, 이것들이 모여서 2~3개의 대신배를 형성하며, 대신배는 다시 합쳐져 신우로 연결되고 신우는 요관으로 연결된다(그림 1-6).

신동맥은 복부 대동맥에서 나와 전방의 신정맥과 후방의 신우 사이에서 신으로 들어가 사구체로 연결된다. 신정맥은 하대정맥으로 배출되며, 우측 신정맥의 길이는 약 2.5 cm으로 좌측의 7.5 cm에 비해 훨씬 짧다. 양쪽 신을 순환하는 혈류량은 매분 약 1.2 L로서 단위시간 심박출량의 1/4 정도나 된다. 신 손상을 받을 경우, 다른 장기의 손상보다 출혈이 유독 많은 것도 이 때문이다. 신에 이처럼 많은 혈액이 순환하는 것은 혈액 속에 있는 대사산물의 노폐물을 신 사구체(絲毬體, glomerullus)를 통해 소변으로 배설하기 위해서이다.

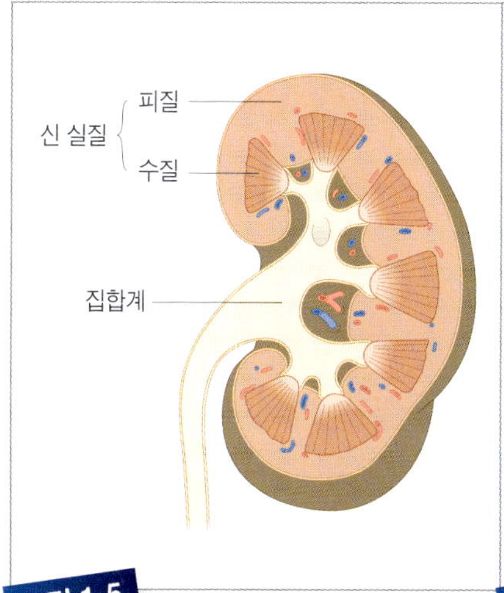

그림 1-5 신의 내부 구조

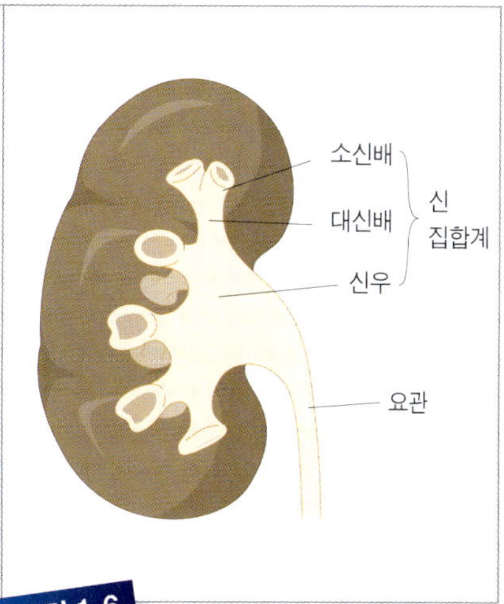

그림 1-6 신집합계의 구조

2) 요관(尿管, Ureter)

요관은 길이가 25~30 cm로서 완만한 S자 곡선을 그리면서 하행하며(그림 1-1), 신에서 만들어진 소변을 연동운동에 의해 방광으로 내려 보낸다. 여성의 요관은 방광 가까이에서 자궁혈관과 인접해 있고 자궁경부에서 약 2 cm 떨어져 있다. 그러므로 자궁적출술을 할 경우 자궁혈관의 손상으로 출혈이 심하여 지혈을 하는 과정에서 수술부위가 제대로 확인되지 않아 인접해 지나가는 요관을 결찰 또는 절단하는 경우가 발생하기도 한다.

3) 방광(膀胱, Urinary bladder)

방광은 소변을 저장하는 주머니로 평균용적은 약 400 mL이다. 성인 방광은 치골결합부위(symphysis pubis) 후측에 위치하는 골반장기이며, 충만시에는 치골 상방으로 상승하여 쉽게 촉진되며 복부 둔상을 받았을 때 손상받기 쉽다. 소아에서는 방광이 치골상부에 위치한다. 방광 상면은 하복막으로 덮여 있으며, 전면은 치골, 후면은 남자의 경우 직장, 여자의 경우 자궁, 질과 인접하고 있다(그림 1-7A, B). 방광의 하면은 남자의 경우 전립선이 있어 받쳐주고 있지만 여자는 특별히 받쳐주는 장기가 없으므로 질로 빠져 나오기 쉽다.

4) 요도(尿道, Urethra)

남성의 요도 길이는 방광출구에서 귀두의 외요도구까지 15~20 cm이다. 남성요도는 전립선요도, 막양부요도, 구부요도, 음경요도로 구분된다(그림 1-8). 전립선요도는 방광 바로 아래 위치한 전립선을 관통하는 부위로서 요도 중 가장 넓은 부위로 길이가 3 cm이며, 이곳에 사정시 전립선 분비액이

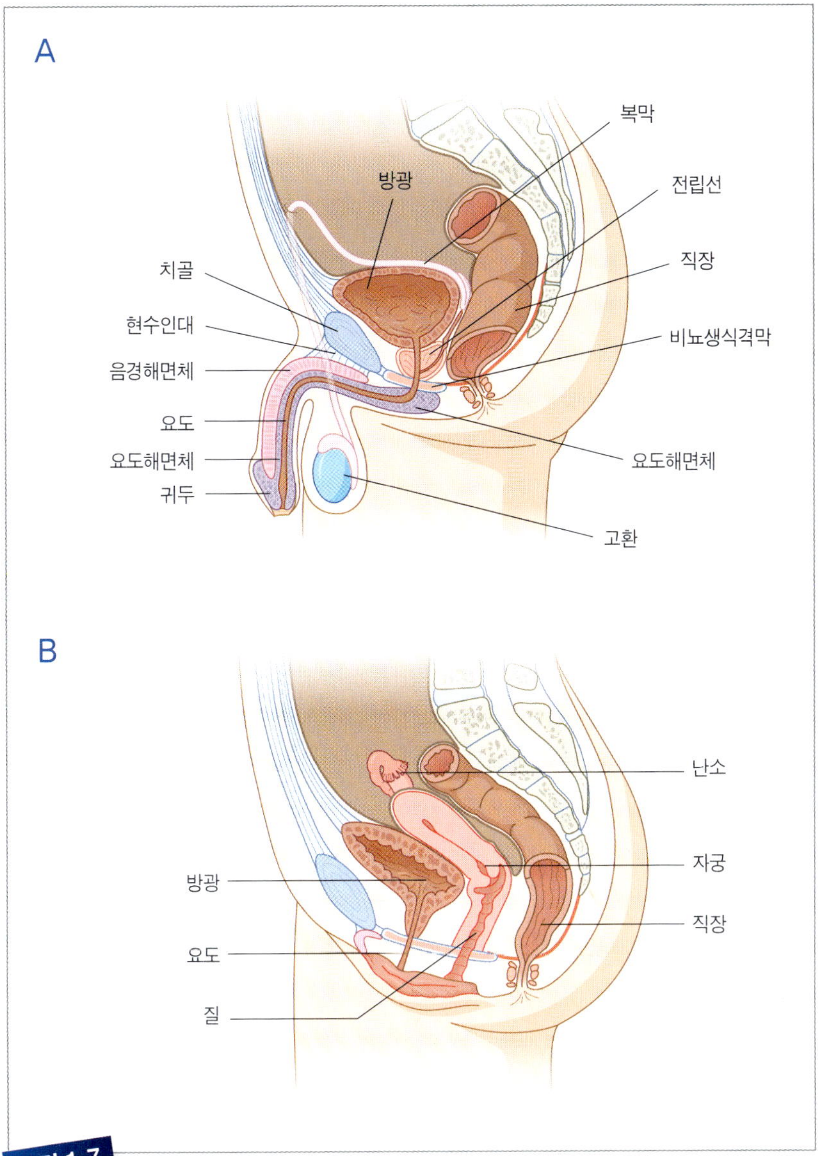

그림 1-7 방광과 주변 장기; A. 남성의 방광, B. 여성의 방광

배출되는 15~30개의 전립선관과 정낭의 분비액과 정관 말단팽대부에 저장되어 있던 정자가 배출되는 사정관이 좌우에 개구하고 있다(그림 1-9). 막양부요도는 비뇨생식격막(외요도괄약근)을 관통하는 부위이고 길이는 2.0~2.5 cm이다. 구부요도는 구부(球部, bulb of penis)에 싸여 있는 내경이 넓은 부위이며, 음경요도는 외부로 돌출되어 있는 음경 속을 통과하는 부위이다.

여성의 요도는 길이가 약 4 cm, 직경은 0.6~0.8 cm로 방광에서 전하방으로 직선으로 주행하고, 전방에는 치골결합이 있고, 후방은 질의 전벽에 부착되어 있다.

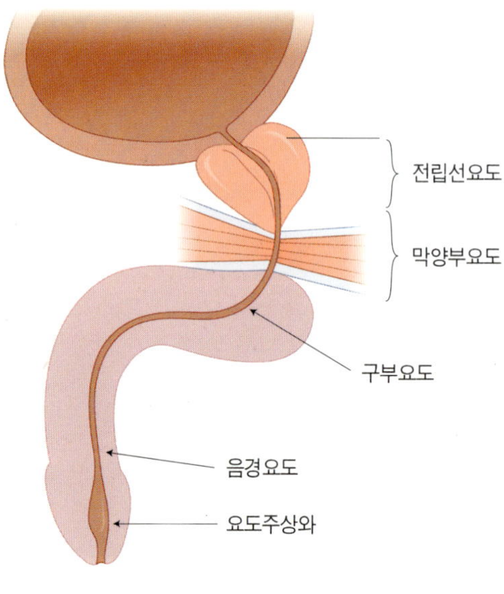

그림 1-8 남성 요도의 구조; 전립선요도, 막양부요도, 구부요도, 음경요도

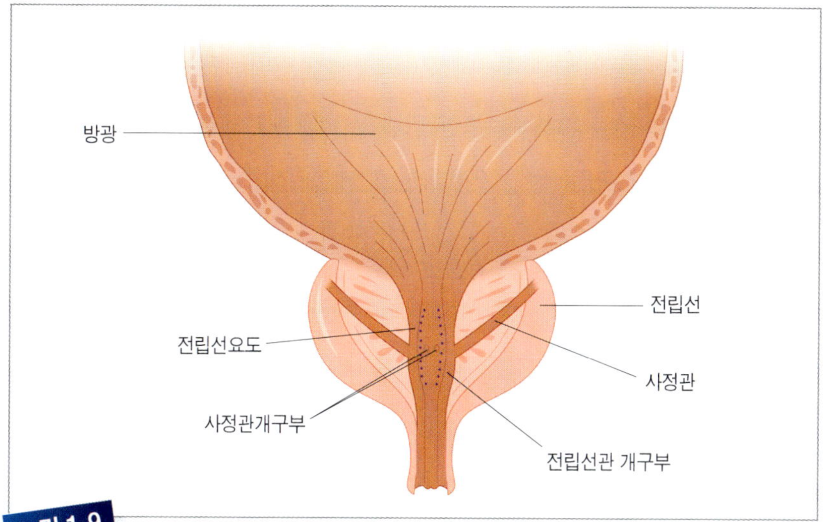

그림 1-9 전립선 분비액이 배출되는 전립선관 개구부와 정낭 분비액과 정자가 배출되는 사정관 개구부

2. 남성 생식기관(生殖器官, Genital organs)

남성의 생식기관은 고환, 부고환, 정관, 사정관, 음경 및 3개의 부속성선 즉 전립선, 정낭, 구요도선으로 이루어져 있다. 고환에서 생성된 정자와 부속성선의 분비액이 혼합된 정액의 배출로를 남성 생식관(生殖管) 또는 정로(精路) 라고 한다.

1) 고환(睾丸, Testis, Testicle)

고환은 작은 달걀만한 크기(3.7 × 2.5 × 2 cm)로 무게는 약 10 g이며 타

원형을 하고 있다. 고환은 정자를 생산하고 남성호르몬을 분비하여 남성으로서의 외모를 갖추게 하며 성교 등 남성의 구실을 완수하게 한다. 고환에서 만들어진 정자는 부고환을 거쳐 정관으로 배출되어 정관의 말단팽대부(용적; 약 2 mL)에 저장되어 있다가 사정시 체외로 배출된다. 남성의 성기능에 관여하는 남성호르몬은 고환의 간질세포(間質細胞, 라이디히세포, Leydig cell)에서 생산되어 혈관 속으로 들어가 혈액과 함께 체내를 순환한다. 그러므로 정관수술이나 질병, 손상으로 양측 정관이 막혀 정자가 배출되지 않아도 남성호르몬의 생산 분비에는 하등 지장을 초래하지 않으므로 남성의 성기능은 영향받지 않는다.

2) 부고환(副睾丸, Epididymis)

부고환은 고환의 후외측에 위치하는 기관으로 육안적으로는 식별이 불가능할 정도로 가는 하나의 관이 마치 라디에타처럼 꼬불꼬불 곡선을 그리며 주행한다(그림 1-10). 부고환은 외관상으로는 길이가 약 5 cm 정도밖에 안 되지만 꼬불꼬불한 부고환관을 늘려 펴면 6 m나 된다. 고환에서 생산된 정자는 운동성이 없으나 이곳을 통과하면서 성숙되고 운동성을 획득하게 된다. 정관이 막혀도 정자는 계속 생산되는데 이때 배출되지 못한 정자는 부고환에서 소화되어 혈액 속으로 흡수되어 버린다.

3) 정관(精管, Vas deferense)

부고환의 마지막 부분에서 시작하는 정관은 길이가 30~40 cm이고 굵기는 가는 국수 정도이거나 이보다 조금 더 굵은 정도이며, 내경은 0.5~1 mm이다. 정관은 서혜관을 거쳐 하복부 골반강 속을 주행하며, 정관의 마지막 부분은 방광의 후면에서 팽대해 있는데(그림 1-10) 고환에서 생산된 정자는 이곳에 저장되어 있다가 사정시 사정관을 통해 몸 밖으로 배출된다.

4) 정낭(精囊, Seminal vesicle)

정낭은 좌우 쌍으로 정관의 말단 팽대부와 함께 방광의 후면에 위치하며(그림 1-10), 방추형의 4 × 1.6 × 0.9 cm 크기로 정액을 생산하는 곳으로서 사정액의 약 2/3는 정낭의 분비액으로 구성된다.

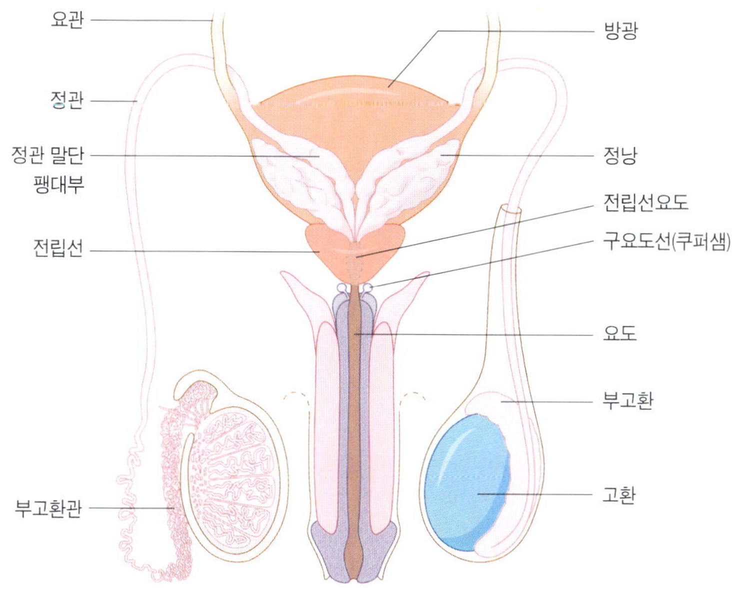

그림 1-10 후측에서 본 남성 생식기관

5) 전립선(前立腺, Prostate)

전립선은 정낭과 같이 정액을 생산하는 장기로서 사정액의 약 1/3은 이곳에서 생산된다. 전립선의 위에는 방광이 있고 아래에는 외요도괄약근이 위치하며 앞쪽에는 치골, 뒤에는 직장이 위치한다. 전립선을 한자로 前立腺으로, 영어로 pro-state로 '앞에 서 있는 샘' 으로 표기하는 것은 직장 앞에 서 있는 모습을 하고 있기 때문이다. 전립선의 후상방에는 정낭과 정관의 말단 팽대부가 있다.

성인 전립선의 크기와 모양은 3 × 3.5 × 2 cm의 큰 호도 정도이고 무게는 20 g 정도이다. 남성 내생식기는 모두 한쌍으로 구성되어 있지만 전립선은 한개 뿐이다. 전립선은 출생시에는 완두콩 정도의 크기이며 사춘기까지는 성장이 뚜렷하지 않지만 사춘기부터 정액을 생산하기 위하여 20대 후반까지 급속히 성장하여 정상 성인의 크기에 이른다. 전립선 내에는 소변의 배출통로인 2.5 cm 길이의 전립선요도가 중간 부위를 관통해 지나가며, 정액의 배출통로인 사정관도 좌우 양측에서 전립선을 후상방으로부터 전하방으로 관통하여 전립선요도에 개구한다(그림 1-11). 사정시 정액 중 전립선의 분비액은 15~30개의 전립선관을 통해 바로 전립선요도로 배출되며(그림 1-9), 정낭의 분비액은 정관의 말단 팽대부에 저장되어 있던 정자와 함께 전립선요도의 좌우 양측에 쌍으로 개구하는 사정관을 통하여 배출된다. 인체의 모든 장기는 노화와 함께 작아지지만 전립선은 반대로 세포의 증식이 일어나 비대해지며, 비대된 전립선조직은 전립선의 중간 부위를 관통해 지나가는 전립선요도를 압박하므로 노인성 배뇨곤란의 가장 흔한 원인이 된다.

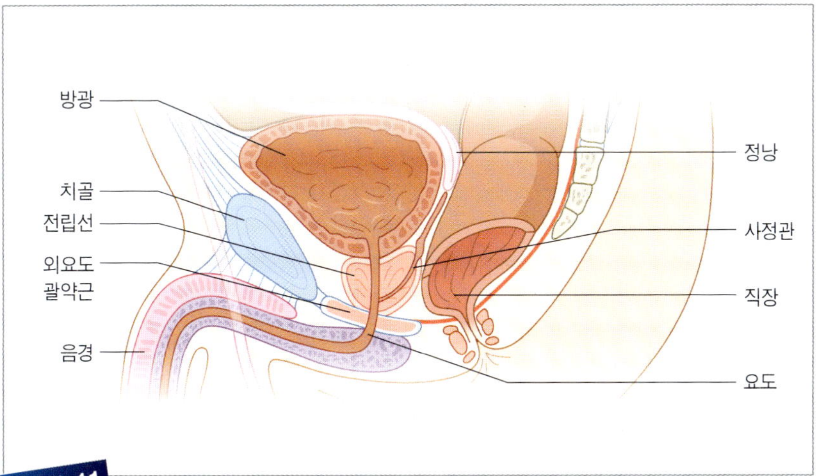

그림 1-11 전립선과 사정관의 위치

6) 음경(陰莖, Penis)

음경은 좌우 한쌍의 음경해면체와 1개의 요도해면체로 구성되어 있다(그림 1-12A). 음경해면체는 백막이란 강한 피막으로 둘러싸여 있으며 그 내부는 무수히 많은 동상 혈관으로 구성되어 있으므로 혈관의 뭉치라고 이야기할 수 있다(그림 1-12B). 음경해면체는 평상시에는 특별한 기능이 없으나 성적으로 흥분되면 혈액이 충만되어 음경발기를 일으킨다. 좌우 음경해면체의 뿌리는 좌골(궁둥뼈)에 부착하고 있으므로 발기음경을 귀두부에서 눌러도 몸속으로 밀려들어가지 않는다. 요도해면체는 그 속을 요도가 통과하므로 단순히 요도를 보호하는 역할을 한다. 음경귀두부는 요도해면체의 연장으로 요도해면체가 말단부에서 팽대된 것이며 음경해면체와는 전혀 별개의 기관이다.

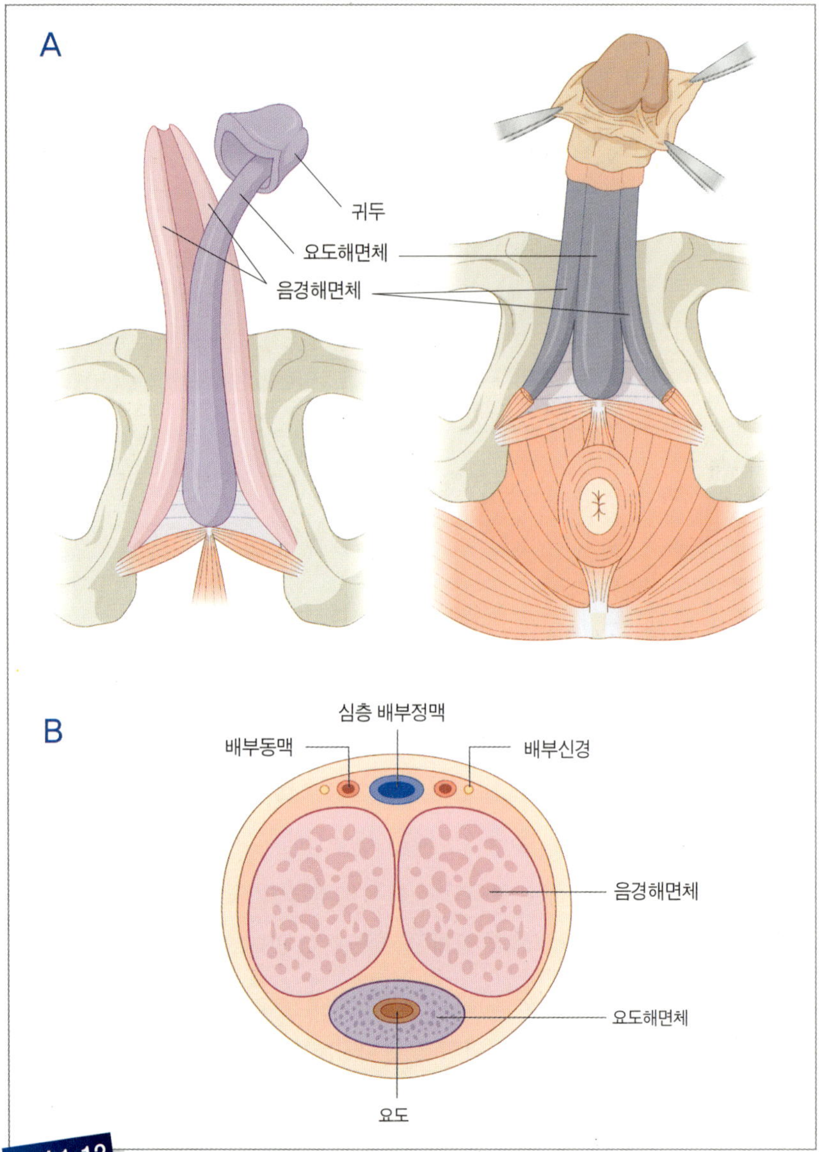

그림 1-12
A. 좌우 쌍으로 구성된 음경해면체와 한 개의 요도해면체
B. 음경의 횡단면

음경혈관은 다른 장기에서와 마찬가지로 혈액이 유입되는 동맥과 유출되는 정맥이 있다. 음경동맥은 좌우 한쌍이 있으며 음경내로 진입하면서 요도동맥, 배부동맥 및 음경해면체동맥(중심동맥, 심부동맥)으로 3분된다(그림 1-13). 이중 음경해면체동맥은 음경발기에 관여하는 주된 혈관으로서 직경이 0.5~1 mm로 매우 가늘다.

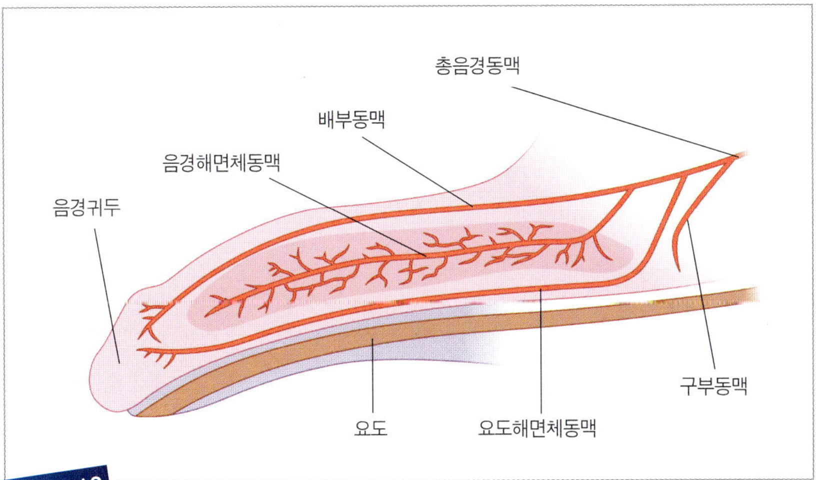

그림 1-13 음경동맥(배부동맥, 음경해면체동맥, 구부동맥, 요도해면체동맥)의 분포

02
비뇨생식 기능

1. 소변은 어떻게 생성되는가?

소변은 신장에서 생성되는데 이는 신장의 체액 및 전해질 조절기능의 과정에서 이루어지게 된다. 즉, 혈액이 신장의 사구체를 통과하면서 혈액 내 상당량의 물과 유기물 및 무기물들이 여과되는데 세뇨관(細尿管)에서 상당 부분 재흡수되며 재흡수 되지 않은 물과 성분이 소변이 되어 배설된다(그림 2-1). 여과와 재흡수 되는 양은 몸의 상태에 따라 달라진다. 예를 들면 열병을 앓을 때나 구토, 설사, 장시간 운동한 후 또는 기상 후 첫 소변이 여느 때보다 더 노랗게 보이는 것은 소변 생산량이 적어 소변의 노란색을 띠게 하는 유로빌리루빈이 농축되어 나오기 때문이며, 맥주를 마신 후 소변이 물처럼 색깔 없이 보이는 것은 소변 생산량이 많아 유로빌리루빈이 희석되었기 때문이다.

신장은 무게가 양쪽 합하여 체중의 0.5% 정도의 작은 기관이지만 신장을 통과하는 혈류량은 단위시간당 심박출량의 1/4 정도나 되는 많은 양이다.

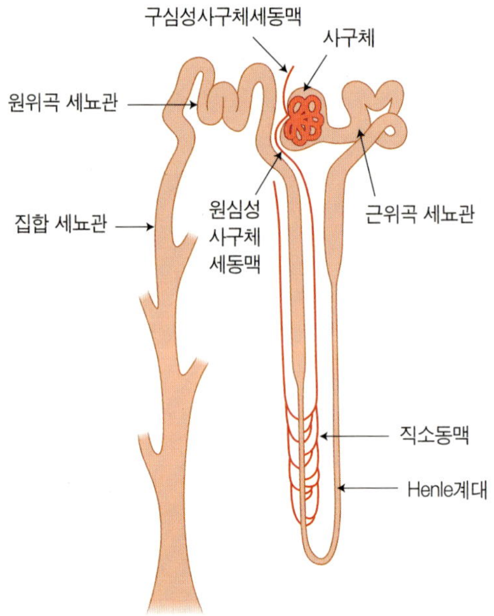

그림 2-1 소변을 생산하는 신장단위(사구체, 세뇨관)

이처럼 많은 양의 혈액이 신장의 사구체를 통과하면서 혈액 내 상당량의 성분들이 빠져나가지만 영양분이 되는 유기물질(예; 포도당), 비타민 등은 모두 세뇨관에서 재흡수가 일어나고 물 그리고 전해질 등은 필요량만큼 재흡수되므로 미량의 물, 전해질(칼슘, 포타슘, 소금, 인산, 마그네슘, 등)이 소변으로 배설된다. 단백질(알부민)은 정상 기능의 신장에서는 아예 여과되지 않는다. 세뇨관에서는 사구체에서 여과된 혈액 성분의 재흡수가 주로 일어나지만 일부 전해질(H^+, K^+)과 대사산물(예; 크레아티닌)이나 음식 또는 약물로 몸속에 들어간 물질을 여과시켜 체외로 배설시키는 기능도 갖고 있다.

혈압은 신장의 체액조절에 중요한 영향을 미치며, 역으로 신장에서 이루어지는 체액조절은 혈압에 크게 영향한다. 수축기 혈압이 80 mmHg 이하로 떨어지면 더 이상 혈압이 떨어지는 것을 방지하려는 방어기전으로 신장에서의 소변 생산은 중단되며, 역으로 수분섭취가 과다하여 혈압상승의 요인이 된다면 신장은 소변생산량을 증가시켜 혈압을 조절하게 된다.

사구체에서 하루에 여과되는 물(혈액 내의 물)의 양은 약 180 L 정도이지만 거의 모두 재흡수 되고 1% 미만이 소변으로 배설된다. 소변이 짠 것은 소금(NaCl) 때문인데 하루에 사구체를 통해 여과되는 소금양은 1.5 Kg 이며 이 중 20 g 만이 소변으로 배설된다. 하루에 혈액으로부터 사구체를 통해 여과되는 포도당 양은 180 g이나 되지만 거의 모두 재흡수되고 소변에서는 검출되지 않을 정도이다.

정상인의 1일 소변량은 600~2,500 mL로 평균량은 1,200~1,500 mL이며, 비중은 1.010~1.030으로 평균 1.017, 산도(pH)는 4.7~8.0으로 평균 6.0이다. 장시간 잠을 자는 동안에도 소변이 마려워 잠을 깨지 않는 것은 잠자는 동안에는 뇌하수체에서 항이뇨호르몬이 분비되어 소변 생산량이 적기 때문이다. 정상인에서 야간에 수면 중 소변 생산량은 하루 총 생산량의 1/3을 넘지 않는다.

2. 배뇨기능은 어떻게 일어나는가?

근육에는 횡문근(橫紋筋)과 평활근(平滑筋)의 2가지가 있다. 횡문근은 체신경(감각 및 운동 신경)의 지배를 받아 우리의 의지대로 움직일 수 있는 근육으로 대표적인 것이 사지의 근육이다. 평활근은 자율신경(교감 및 부교감 신경)의 지배를 받아 우리 마음대로 움직일 수 없는 근육으로 내장기의 근육이 대표적인 것이다. 그러나 방광벽(배뇨근, 排尿筋)은 평활근으로 구성되어 있으면서 우리의 의지대로 수의적으로 조절이 가능한 유일한 평활근이다.

방광이 정상적으로 기능하기 위해서는 말단 신경에서부터 중추신경에 이르기까지 체신경 및 자율신경의 조화가 필요하며 이들 신경계에 질병이나 손상으로 부조화가 일어나면 배뇨장애가 발생한다.

방광은 소변을 일정 용적에 이르기까지 저장하는 기능과 모인 소변을 일시에 배출하는 배뇨기능을 수행한다. 이 두가지 기능을 수행하는 기능적 단위는 배뇨근, 내요도괄약근, 외요도괄약근이다. 소변을 저장하는 동안 배뇨근은 이완되며 내요도괄약근과 외요도괄약근은 수축하고, 소변을 배출할 때는 반대로 배뇨근은 수축하고, 내요도괄약근과 외요도괄약근은 이완되어 서로 역의 관계에서 협동작용을 한다.

정상적인 배뇨기능이 일어나는 과정을 보면 먼저 방광에 소변이 충만되어 배뇨근이 이완되면 배뇨근에 분포된 수용체가 자극되어 지각신호가 생긴다. 방광에 소변이 어느 정도 찰 때까지 요의를 느끼지 못하는 것은 소변이 계속 찰 동안 이에 맞추어 배뇨근이 늘어나지만 아직 배뇨근에 분포된 수용체가 자극을 받지 않기 때문이다. 그러나 소변이 계속 저장되면서 배뇨근이 어느 정도 이상으로 늘어나면 수용체가 자극되어 자극신호가 생기고 이 신호는 부교감신경(구심성신경, 求心性神經, afferent nerve)인 골반신경을 통하여 제2-4 천수에 있는 배뇨반사중추에 전달된다. 천수의 배뇨반사중추가 지각신경을 받게 되면 반사적으로 운동신호를 일으키고 이 반사신호는 다시 골반신경(원심성신경, 遠心性神經, efferent nerve)을 통하여 즉각 배뇨근에 전달되어 수축을 일으켜 방광내 압력을 증가시키는데 이러한 일련의 신경반사를 천수배뇨반사라고 하며, 천수의 배뇨반사중추와 방광 사

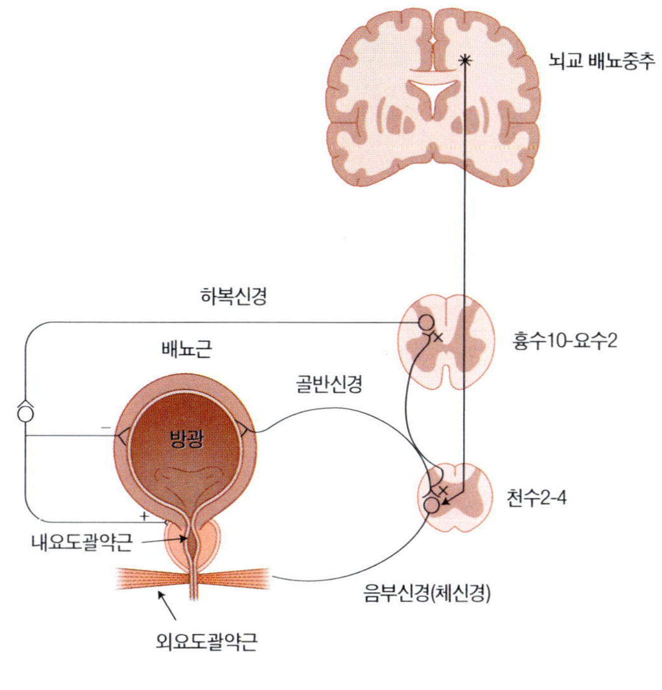

그림 2-2 배뇨기능(배뇨근, 내요도괄약근, 외요도괄약근)을 조절하는 교감(하복신경) 및 부교감신경(골반신경) 회로

이에 있는 구심성 및 원심성 신경을 합쳐 천수배뇨반사궁(薦髓排尿反射弓, sacral relex arc)이라 한다. 천수배뇨반사로 요의를 느끼게 되지만 요의가 심하지 않은 이상 우리는 의지로 요의를 참을 수 있는데 이는 방광이 대뇌와 뇌간에 있는 배뇨중추로부터 원격 지배를 받고 있기 때문이다.

방광에 소변이 가득 차 있어도 소변이 저절로 흘러나가지 않는 것은 우리의 의식과 관계없이 대뇌와 뇌간의 배뇨중추로부터 요수를 거쳐 교감신경인 하복신경을 통해 내요도괄약근과 외요도괄약근이 수축하도록 지속적으로 명령이 내려가기 때문이다(그림 2-2). 그러나 소변을 보겠다고 마음을 먹으면 대뇌와 뇌간의 배뇨중추로부터 수축명령이 해제되고 이들 괄약근이 이완되면서 방광출구가 열리게 되며 이어서 배뇨근이 수축되어 방광내압이 올라가며 아랫배에 힘을 주면서 복압도 증가되어 배뇨근 수축력을 도움으로써 배뇨가 이루어진다. 소변을 다 보게 되면 다시 배뇨근은 이완되고 내요도괄약근과 외요도괄약근은 닫힌다.

어린아이가 소변을 가리지 못하는 것은 대뇌와 뇌간의 배뇨중추가 아직 발달하지 않아 천수배뇨반사를 억제하지 못하기 때문에 반사적으로 배뇨가 일어나는 것이다.

3. 성욕은 어떻게 일어나는가?

남녀 모두에서 성적충동감이 발생하도록 하는 것은 남성호르몬이다. 남성이 여성보다 성적 충동감이 더 강한 것은 남성이 생산하는 남성호르몬 양은 여성보다 10~20배 더 많기 때문이다. 남성에서 남성호르몬이 가장 많이 생산될 때는 17~18세이며 30세 이후부터는 생산량이 해마다 평균 1%씩 감소한다. 대부분의 남성은 80세가 되기까지 정상범위의 혈중 남성호르몬치를 생산하므로 성욕의 빈도와 강도는 감소하지만 성욕은 지속된다. 그러나 성욕은 감정, 정서 상태와도 밀접한 관계가 있으므로 남성호르몬이 정상적으로 생산되더라도 심리적 요인으로 성욕이 감퇴할 수 있다.

4. 음경발기는 어떻게 일어나는가?

남성의 생리적 음경발기에는 심인성 발기, 반사성 발기, 수면중 발기의 3가지 종류가 있다. 매혹적인 여성을 보거나 눈앞에 여성이 없더라도 성적충동을 일으키는 그림이나 영화를 볼 때, 냄새를 맡을 때, 또는 소리를 들을 때, 심지어는 눈을 감고 아름다운 여성을 대상으로 에로틱한 상상의 날개를 펼칠 때도 음경이 발기되는데 이를 심인성 발기라고 한다. 심인성 발기는 대뇌피질 센터의 흥분의 결과이며 이들 흥분이 척수(흉수11-요수3번)에서 기원하는 교감신경을 통해 성기로 전달되어 일어난다(그림 2-3).

반사성 발기는 성기에 애무나 자극을 가하면 이 자극이 음부신경을 통해 척수의 발기중추(천수 2-4번)로 전달되고 다시 발기중추에서 기원하는 부교감신경(골반신경)을 통해 음경에 전달되어 일어난다(그림 2-3). 하반신불수 환자가 성기에 자극을 받았을 때 자기의사와 관계없이 발기가 되는 것도 반사성 발기에 기인한 것이다. 성관계 때는 심인성 발기와 반사성 발기가 복합적으로 작용하여 더욱 힘찬 발기를 일으킨다.

수면 중 발기는 심인성 발기나 반사성 발기와는 전혀 성격이 다르며 정상 남성이면 연령에 관계없이 누구나 나타나는 생리적 발기로서 왜, 어떻게 일어나는지에 대해서는 아직 명확히 밝혀져 있지 않다. 정상인은 수면 중에 안구가 빨리 움직이는 안구진탕 현상이 나타난다. 수면 중의 안구진탕 현상이 갖는 중요성은 잠을 자는 동안의 발기 가운데 80~90%가 바로 안구진탕

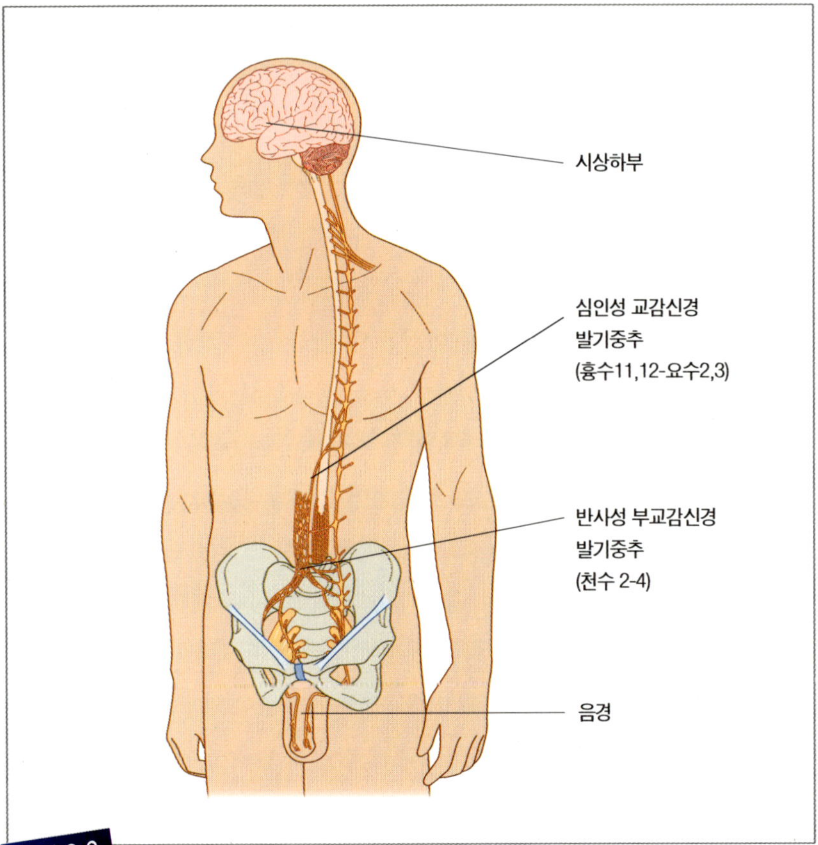

그림 2-3 심인성 발기와 반사성 발기의 신경회로

시간에 일치해서 생기기 때문이다. 수면 중 발기는 자기의사와 관계없이 일어나며 반드시 에로틱한 꿈을 꾼다고 해서 일어나는 것도 아니다. 수면 중 발기는 1회에 20~40분 지속하며 사춘기 이후부터 평생토록 대체로 하룻밤에 3~5회 비슷하게 일어나나 발기 지속시간과 발기 강직도는 사춘기를 정점으로 서서히 감소한다. 새벽발기는 3~5회의 야간의 수면 중 발기 중 제일 마지막에 일어난 것으로 새벽에 잠에서 깨어 발견한 것이다. 새벽발기 때 방뇨를 하면 발기음경이 이완되어 버리므로 방광충만이 새벽발기와 관계있을 것으로 생각되나 새벽발기는 방광에 소변이 전혀 없어도 일어나므로 방광충만과는 상관관계가 없다.

음경발기는 성적흥분을 일으키는 심적 자극(심인성 발기)을 받거나 애무에 의해 외생식기에 직접 자극(반사성 발기)을 받으면 대뇌피질이나 척수의 발기중추에 그 흥분이 전달되고 다시 대뇌피질이나 척수에서 자율신경(교감신경, 부교감신경)을 통해 음경에 전달되면 음경의 신경말단부에서 신경전달물질(산화질소, NO)이 분비된다. 이 신경전달물질의 작용으로 음경동맥이 능동적으로 확장되어 평상시보다 4~10배나 많은 혈액이 음경내로 유입되고, 벌집모양의 무수히 많은 음경해면체 동상혈관은 평상시에는 수축된 상태로 있으나 성적 흥분(신경전달물질의 작용)으로 이완 확장되면 음경내로 다량의 혈액이 유입, 충만되어 음경이 팽창하고 음경해면체 내압이 상승하여 단단하게 되며, 마지막으로 혈액의 배출구인 정맥이 완전 폐쇄되어 유입된 혈액이 갇히게 됨으로써 완전발기가 이루어지는 것이다(그림 2-4). 평상시에는 음경해면체 동상혈관 내에 약 8 mL의 정맥혈이 있으며 음경해면체동맥의 수축기 혈압이 10 mmHg 이하이나 발기 시에는 약 62 mL의 동맥혈로 충만하게 되며 혈압이 200 mmHg까지 올라간다.

발기력은 노화와 함께 감퇴한다. 청년기에는 발기를 일으키는데 5~10초밖에 걸리지 않던 것이 60~70대에는 20분 이상 걸릴 수 있으며, 강직도도 떨어지고 발기지속시간이 짧아지며 자극을 중단하여 이완되었을 때 재발기시키기가 어려워진다.

■ 음경발기의 신경생리학적 기전

음경발기의 신경조절은 아드레날린성(교감신경), 콜린성(부교감신경), 비아드레날린성 비콜린성 신경의 복합적인 작용에 의해 이루어진다. 성적 흥분이나 자극이 있으면 음경해면체 내의 신경말단 부위인 콜린성 신경으

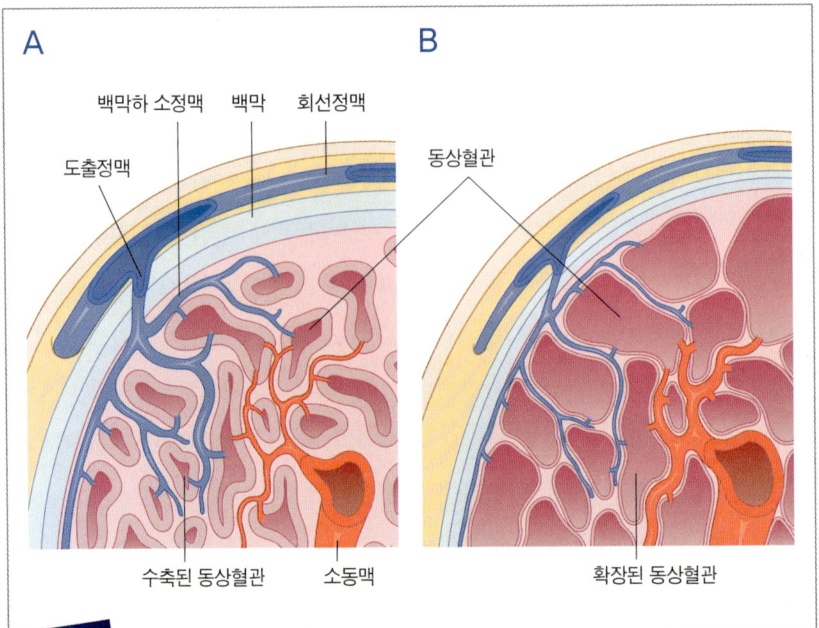

그림 2-4 음경해면체 동상혈관; A. 평상시, B. 발기시

로부터 아세틸콜린이 분비되며, 아세틸콜린은 아드레날린성 신경으로부터 노아드레날린의 분비를 억제시켜 음경해면체 내 혈관평활근의 긴장도를 감소시키고, 아울러 비아드레날린성 비콜린성 신경과 혈관 내피세포로부터 신경전달물질인 NO를 분비하도록 하여 혈관평활근을 이완시켜 음경해면체동맥과 동상혈관을 확장시킨다. 비아드레날린성 비콜린성 신경과 내피세포에서 생산된 NO는 확산에 의해 혈관 평활근 세포내로 이동하면 세포내 guanylate cyclase를 활성화시키며 활성화된 guanylate cyclase는 다시 GTP (guanosine triphosphate)를 cGMP (cyclic guanosine monophosphate)로 변환시킨다. 생성된 cGMP는 음경해면체 혈관평활근을 이완시키고 발기를 유발한다(그림 2-5). cGMP는 PDE (phosphodiestrase)에 의해 분해되어 활성도를 잃게 된다. 발기부전 치료에 이용되는 경구용 발기부전치료제(실데나필 등)는 PDE의 작용을 방해하여 cGMP의 분해를 방지함으로써 발기력을 증강시키고, 주사요법(파파베린, 알프로스타딜 등)은 cAMP (cyclic adenosine monophosphate)의 생산량을 증가시킴으로써 발기력을 강화시킬 수 있다.

• **성교횟수** : 성관계 횟수는 개개인의 건강상태, 경제, 교육, 문화적 배경에 따라 다르겠지만 노화와 함께 감소하는 것은 예외가 없다. 남성은 연령증가에 따른 육체적 쇠약에 비례해서 성관계 횟수가 감소하여 70대가 되면 최고 절정기의 20% 수준이 된다.

2001년~2002년 '성의식 성태도에 대한 범세계적 연구' (Global Study on Sexual Attitude and Behavior)에 의하면 40대 한국남성의 성관계 횟수는 월 1~4회가 45%, 5~8회가 35%, 50대는 월 1~4회가 60%, 5~8회가 21%, 월 1회

미만이 15%, 60대는 월 1~4회가 70%, 1회 미만이 25%, 70대는 월 1~4회가 62%, 1회 미만이 39%이다(부록). 최근 서울시립대학교가 시내 노인복지관을 이용하는 65세 이상 노인 1천명을 상대로 '노인의 성(性)에 관한 설문조사' 를 한 결과, 응답자의 28.4%가 '월 1회 이상 성관계를 한다' 고 응답하였으며, 성생활을 지속하는 노인의 월평균 성관계 횟수는 1회가 31.3%, 2회가 40.8%였다. 여성은 폐경기를 전후(55세)하여 성관계 빈도가 급격히 감소하는 것으로 보고되었다. 그러므로 환자나 노약자에 대해서 향후 치료비를 산정할 경우에는 한국인의 연령별 성관계 횟수 평균치와 신체적 장애를 고려하여 산정하는 것이 적절할 것으로 생각된다.

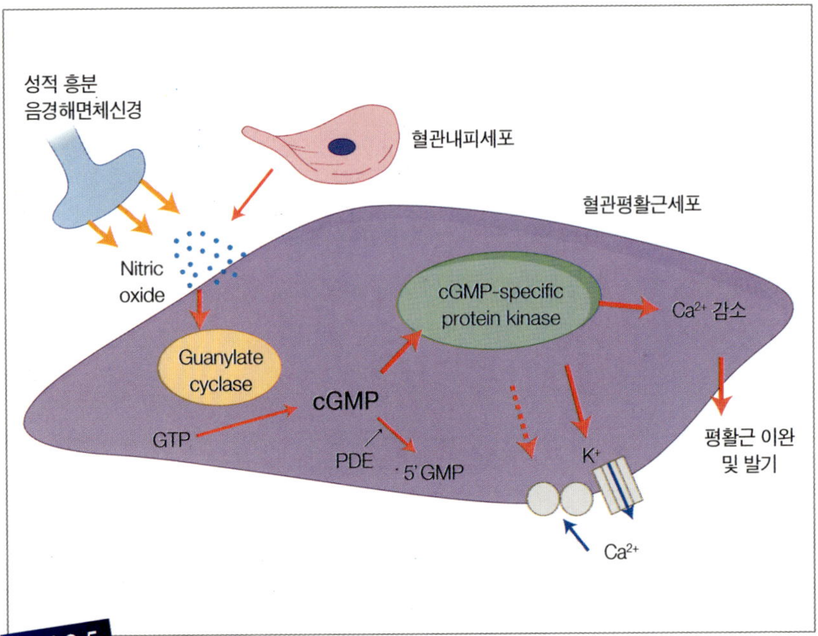

그림 2-5 음경발기의 신경생리학적 기전

5. 사정, 오르가슴은 어떻게 일어나는가?

사정은 발기와는 전혀 별개의 기능으로 발기는 주로 부교감신경의 흥분에 의해 일어나는 혈관반응이지만 사정은 교감신경의 흥분에 의한 근육수축에 의해 일어난다. 때문에 발기는 되지만 사정이 안되는 경우가 있고 반대로 발기는 되지 않으면서 사정이 가능한 경우도 있다.

심리적 또는 신체적으로 성적자극을 계속 받으면 척수(흉수10번~요수2번) 신경반사에 의해 교감신경의 자극을 받는 부고환, 정관, 전립선, 정낭 등의 내생식 장기가 급격하게 수축하며 이때 이들 장기에 고여 있던 분비물이 전립선요도로 방출되는데 이를 누정(漏精, emission) 또는 정루라고 한다. 누정이 일어나는 순간 방광경부는 수축 폐쇄되어 정액이 방광내로 역류해 들어가는 역사정을 방지한다. 누정으로 정액이 전립선요도 내로 방출되면, 전립선요도는 천정인 방광경부와 바닥인 외요도괄약근이 수축 폐쇄되어 있고 전후좌우 벽은 단단한 전립선으로 구성되어 있는 밀폐 공간이며 이 공간의 용적은 약 2.5 mL이고, 정상 성인의 방출된 정액의 양은 보통 2.5~3.0 mL이므로 전립선요도는 정액으로 터질듯이 꽉 차게 되므로 내압은 급격히 상승하여 사정이 불가피한(사정을 참을 수 없는) 절박감을 느끼게 된다.

사정(射精, ejaculation)은 누정에 이어 전립선의 율동적 수축과 함께 회음부 근육(구음경해면체근과 좌골음경해면체근)의 강력한 수축에 의해 전립선요도에 누정으로 배출되어 있던 정액 덩어리가 요도 밖으로 힘차게 방출되어 일어나는데 이때 방광경부는 그대로 수축 폐쇄된 상태로 있다. 사정 시 무아경의 극치감(오르가슴)은 회음부 근육의 강력한 수축으로 느끼게 되며 극치감의 일부는 정액량과 관계가 있다. 여성의 오르가슴도 질 근육의 율동적 수축과 회음부 근육의 강력한 수축으로 일어난다.

■ 사정의 신경생리학적 기전

누정과 사정은 일차적으로 교감신경계를 통한 아드레날린성 기전에 의해 조절된다. 사정이 일어나도록 하는 명령은 대뇌, 척수 또는 두 곳 모두에서 처리된다. 시청각 및 기타 비촉각성 성적 자극은 대뇌에서 처리된다. 한편 성기의 촉각성 자극은 배부음경신경을 통해 음부신경으로 전달되고 다

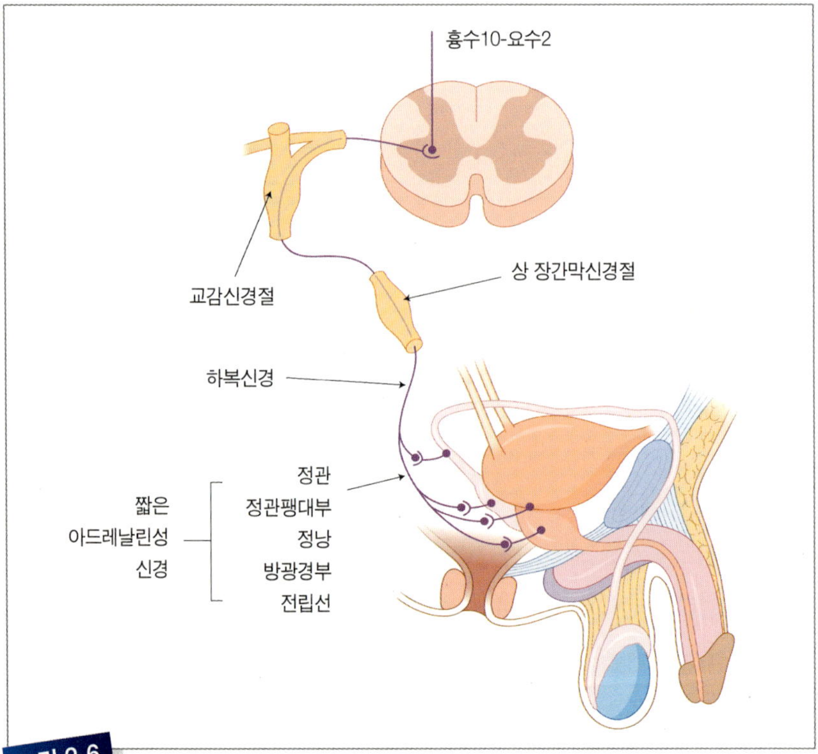

그림 2-6 사정기관의 신경지배

시 척수로 전달되면, 대뇌의 중재없이 척수의 누정 센터(흉수 10번-요수 2번)를 통해 바로 누정을 일으킬 수 있다. 누정에 의한 전립선요도의 팽창은 골반내장신경을 통해 사정센타(천수 2번-4번)에 구심성 신호를 보내고 결과적으로 천수-중재성 사정반사를 일으킨다(그림 2-6). 사정은 반사기능이므로 사정이 일어날려는 절박감을 느끼는 순간에 사정을 의식적으로 참을 수는 없다.

6. 정액, 정자는 어떻게 생산되는가?

1) 정액

사정액은 유백색의 약간 노란색을 띠며 밤꽃 냄새와 비슷한 비린내가 나는 끈적끈적한 액체로 1회 사정량은 2~3 cc이다. 정액량의 2/3는 정낭에서, 1/3은 전립선에서 생산되며 그 외 부고환 및 쿠퍼샘 분비물로 구성되며, 수태에 결정적 역할을 하는 정자의 양은 0.02 cc에 불과하다. 정관수술 후 정액량에 차이를 느끼지 못하는 것도 이러한 이유에서이다.

정액을 받아보면 5분 이내에 반고체성의 젤리모양으로 마치 코를 풀어놓은 것처럼 응고되는데 이는 정액성분 중 정낭에서 분비되는 단백질 응고효소에 의한 것이다. 다시 20~30분 기다리면 응고되었던 정액이 물처럼 저절로 용해되어버리는데 이는 정액성분 중 전립선에서 분비되는 단백분해효소의 작용에 기인한 것이다. 정액이 왜 응고되었다가 용해되는지는 아직 밝혀지지 않았으나, 질내 사정된 정액이 질 밖으로 쉽게 흘러나오지 않도록 처음에는 덩어리로 응고된 상태로 있다가 일정시간이 경과한 후 용해되어 정자가 자궁내로 진입할 수 있도록 한 것이다. 만약 용해가 잘 되지 않으면 정자의 운동성이 저하되어 불임의 원인이 될 수 있다. 정액은 침과 마찬가지로 개인마다 독특한 특성을 갖고 있으므로 정액성분을 분석하여 성범죄자를 밝히는데 이용되고 있다.

정낭과 전립선에서의 정액 생산은 남성호르몬의 조절을 받으므로 노화와 함께 남성호르몬 생산이 감소하면 정액 생산량도 감소하기 마련이다. 60대 초반이 되면 40%에서 사정액량 감소가 일어나고, 17%는 사정액량이 심하게 감소하거나 전혀 나오지 않는다(그림 2-7).

정액을 '호르몬' 이라고 이야기하는 사람들이 있으나 남성호르몬은 고환에서 생산되어 바로 혈액으로 들어가므로 정액에는 남성호르몬이 거의 없다.

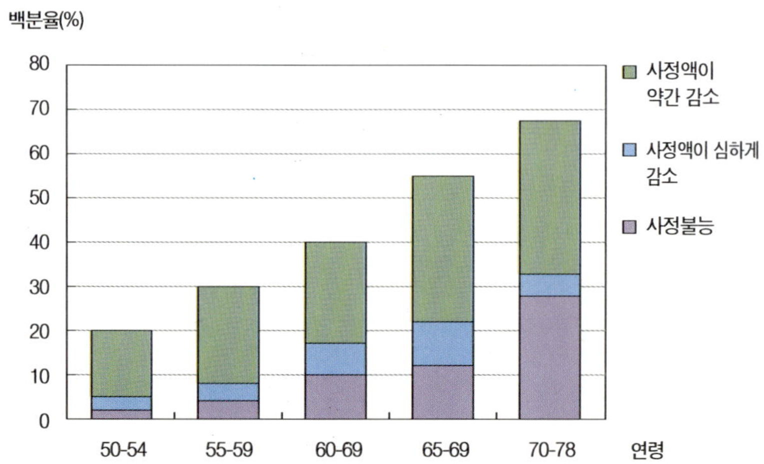

그림 2-7 노화에 따른 사정액량 감소 발생률

2) 정자

고환에서 정자가 생성되는데는 74일이 소요된다. 정액검사를 할 때 적어도 3일간 금욕하도록 하는 것도 충분한 정자생산 시간을 주기 위해서이다. 고환에서 생산된 정자는 부고환과 정관을 약 20여일에 걸쳐서 통과하여 정관 말단 팽대부에 저장되었다가 사정 때 배출된다. 사정된 정자가 난자와 만나는 나팔관까지의 거리인 18 cm를 주파하는데는 70분이 걸린다.

1회 사정으로 방출되는 정자수는 무려 2~3억 마리이지만 질속에 사정된 정자의 75~90%는 죽고, 나머지만이 자궁경관에 도달한다. 정자는 사정 후 질 내에서는 40분~4시간, 자궁 내에서는 7~14일간, 나팔관에서는 3일간 살 수 있다. 정자가 여성 생식기 내에서 임신능력을 가질 수 있는 시간은 3일간으로 보고 있다. 때문에 피임을 위해 수태가능 시간을 산출할 때 배란예정기일에서 3일을 가감하는 것도 이 때문이다. 일측 고환을 상실하였거나 일측 정로(精路; 부고환관, 정관, 사정관)가 막혔더라도 반대측 고환기능이 정상이면서 정로에 이상이 없다면 정자는 임신하는데 문제가 없을 정도로 배출된다.

갱년기 이후 남성의 생식기능은 언제까지 어느 정도 유지되느냐에 대해서는 상당한 논란이 있으나 일반적으로 수태력은 평생 유지되는 것으로 알려져 있다. 대부분의 노인에서 고환은 조직의 변성변화가 일어나 무게와 크기가 감소하지만 풍부한 정자수를 갖고 있는 것으로 보아 연령증가에 따른 고환조직의 변성변화는 부분적으로 일어나므로 정자수의 감소와는 관계가 없는 것 같다.

03

손상과 비뇨생식기능, 장애별 Q&A

손상의 발생빈도가 높은 장기라고 해서 배상과 보상의 분쟁 건수가 많은 것은 아니다. 저자가 500여건의 비뇨생식계손상에 대한 의료심사 경험에 의하면 피해자의 남녀 비는 4:1 이었으며, 연령별로는 30, 40대가 53%로 과반수를 차지했으며 50대 17%, 20대 12%로 사고위험에 많이 노출되는 남성과 연령대에서 의뢰건수가 많은 것을 알 수 있다. 그러나 장애별로는 남성의 경우 발기장애가 26%, 신경인성방광(과민성방광 포함하여) 16%, 신경인성방광 + 발기장애 23%, 요도협착 12%, 요도협착 + 발기장애 11%, 신기능장애 3%, 고환기능장애 2%로 발기장애, 신경인성방광, 요도협착의 3가지가 거의 대부분을 차지하여 손상의 장기별 발생빈도와는 전혀 상관관계가 없는 것을 알 수 있다(그림 3-1).

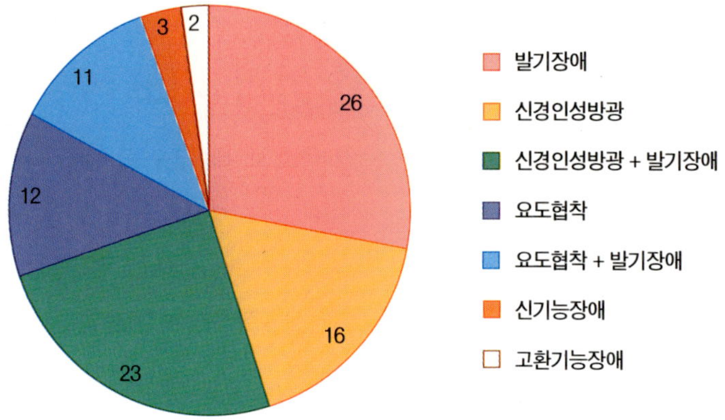

그림 3-1 장애보상을 위한 비뇨생식기능 장애별 의료심사의뢰 발생빈도

Ⅰ. 배뇨장애

신경계 및/또는 요로계 손상은 배뇨장애의 중요한 원인이 될 수 있지만 노화과정의 일환이나 질병에 의해 발생할 수 있으므로 손해보상이 문제가 될 때에는 기왕증과의 연관성에 유념하여야 한다. 일반적으로 노화에 따른 배뇨장애의 주된 원인은 남성에서는 전립선비대증(그림 3-2)이며, 여성은 요실금이다. 우리나라 남성의 연령증가에 따른 중정도~고도의 하부요로증상 발생빈도와 여성의 요실금 발생빈도는 표 3-1, 2와 부록에 제시하였다.

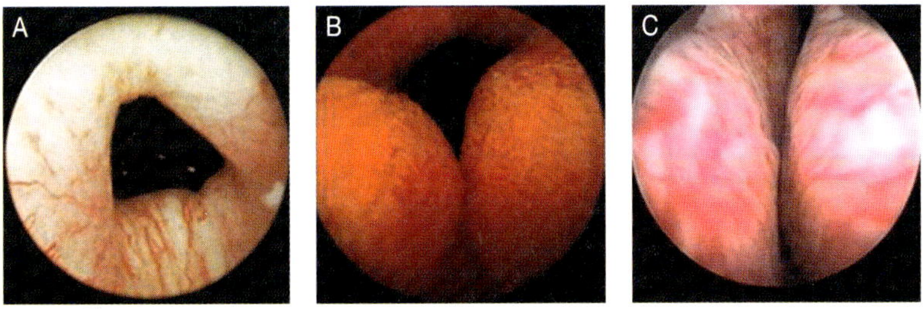

그림 3-2 전립선비대증이 진행되면서 전립선요도의 폐쇄가 더욱 심해지는 모습; A. 정상, B. 중정도 전립선비대증, C. 심한 전립선비대증

표 3-1 아시아 도시지역 거주 남성에서 중정도~고도의 배뇨장애증상 유병률(%)

국가	연 령			
	40~49	50~59	60~69	70~79
일본	22	25	36	49
중국	19	24	33	49
대만	11	26	37	49
한국	**12**	**36**	**52**	**90**
필리핀	44	24	52	64
태국	20	31	50	65
싱가포르	14	18	44	63
인도	25	37	38	50
평균	18	29	40	56

표 3-2 한국 여성의 연령별 요실금 유병률(송호정 등. 2001년)

	30~39세	40~49세	50~59세	60~69세	70~79세	전체평균
유병률(%)	38.2	53.9	71.1	64.3	59.0	55.7

1. 신경인성방광(Neurogenic bladder)

1) 원인과 종류

신경인성방광은 배뇨장애 증상을 특징으로 하지만 직접적 원인은 방광과 관계없이 신경장애에 있다. 신경인성방광은 신경학적 이상 부위에 따라 천수 배뇨중추(천수2-4번) 보다 상위의 중추신경계에 손상이나 질병으로 인하여 방광수축이 자기 의사와 관계없이 일어나 요실금이 발생하는 상부 운동신경원성(반사성, 경직성, 비억제성) 신경인성방광과, 천수 배뇨중추 또는 그 이하 부위의 말초신경(골반신경)의 손상이나 질병으로 인하여 방광수축기능이 감소 내지 소실된 하부 운동신경원성(이완성, 무긴장성, 무반사성) 신경인성방광으로 분류된다.

상부 운동신경원성 신경인성방광의 원인은 뇌손상, 뇌경색, 치매, 뇌졸중, 뇌성마비, 뇌종양, 뇌염, 뇌막염, 수두증, 파킨슨병, 뇌동맥류, 정신지체, 정신분열증, 혼수, 다발성 경화증, 천수 배뇨중추보다 상위의 척수손상, 척수염, 척수종양, 척수수막류 등이 있다. 하부 운동신경원성 신경인성방광의 원인은 천수 배뇨중추 또는 그 이하 부위의 척수손상, 척수수술, 골반강내 근치적 수술(직장암, 방광암, 전립선암, 자궁암 수술 등), 추간판탈출증이나 질병(대상포진, 당뇨병, 척수로, 악성빈혈 및 후척수병변, 방사선치료) 등이 있다. 당뇨병에 의한 신경인성방광은 말초신경병에 의해 발생하며, 정확한 발생빈도는 불명확하나 당뇨병환자의 5~50%는 배뇨장애 증상을 호소한다. 또 약물 부작용에 의해서도 배뇨근 수축장애가 일어날 수 있으므로 손해보상 차원에서 배뇨장애를 호소하는 경우에는 기왕증과 약물 부작용의 상관성을 면밀히 조사하여야 한다. 배뇨근 수축장애를 일으킬 수 있는 약물을

표 3-3 배뇨장애와 요실금을 일으키거나 악화시킬 수 있는 약물

약물의 종류	예	요실금 발생기전
진정제/수면제	작용시간이 긴 Benzodiazepines (예; diazepam, flurazepam)	진정, 섬망(譫妄), 부동상태 (immobility)
알콜		다뇨, 빈뇨, 절박뇨, 진정, 섬망, 부동상태
항콜린제	Dicyclomine, Disopyramide, Antihistamine (nonsedating)	요폐, 일류성 요실금, 섬망, 분변매복(fecal impaction)
항정신약물	Thioridazine, Haloperidol	항콜린성 작용, 진정, 경직(硬直), 부동상태
항우울제 (삼환계)	Amitriptyline, Desipramine	항콜린성 작용, 진정
항파킨슨약물	Trihexyphenidyl, Benztropine mesylate	항콜린성 작용, 진정
마약성 진통제	Opiates	요폐, 분변매목, 진정, 섬망
알파-아드레날린성 길항제	Prazosin, Terazosin, Doxazosin, Tamsulosin, Alfuzosin	요도의 이완으로 여성에서 복압성 요실금
알파-아드레날린성 작용제	Nasal decongestants	남성에서의 요폐
칼슘통로차단제	모든 dihydropyridines	요폐; 수분축적에 따른 야간이뇨의 증가
이뇨제	Furosemide, Bumetanide	다뇨, 빈뇨, 절박뇨
Angiotensin 전환효소억제제	Captopril, Enalapril, Lisinopril	약제로 인한 기침이 여성이나 전립선절제술을 받은 남성에서 복압성 요실금을 일으킬 수 있다.
Vincristine		요폐

표 3-4 척수손상 환자에서 나타나는 요역동학검사 소견

척수손상부위	정상소견(%)	배뇨근과반사(%)		배뇨근무반사(%)
		*DESD를 동반한 경우	*DESD를 동반하지 않은 경우	
경수	0	55	30	15
흉수	0	90	10	0
요수	0	30	30	40
천수	12	12	12	64

*DESD : 배뇨근-외요도괄약근협조장애

소개하면 표 3-3과 같다.

척수손상의 경우 경수손상을 받았는데도 무긴장성 신경인성방광이 나타나는 경우가 있으며, 천수손상을 받았는데도 반사성 신경인성방광의 소견이 나타날 수 있다. 척수손상의 부위에 따라 나타나는 신경인성방광의 유형별 빈도를 보면 표 3-4와 같다.

(1) 비억제성, 경도의 경직성(uninhibited, mild spastic) 신경인성방광

배뇨중추가 있는 뇌간(pons) 상부에 병변(치매, 뇌졸중, 다발성 경화증, 종양, 뇌염, 뇌막염, 등)이 있으면 대뇌의 천수 배뇨반사 억제기능이 소실되므로 비억제성 신경인성방광이 발생하며, 대부분 빈뇨, 절박뇨(요의급박, 요급), 잔뇨감, 요실금 등이 발생한다. 그러나 요의를 느껴 소변을 볼 때나 요실금이 있을 때에는 방광의 출구(요도괄약근)가 이완되면서 열리므로 배뇨근-괄약근부조화가 발생되지 않으며 잔뇨도 없거나 소량이다.

(2) 반사성, 경직성(reflexic, spastic) 신경인성방광

외상, 추간판탈출증, 혈관의 병변, 다발성 경화증, 종양, 척수공동증

(syringomyelia), 척수염, 혹은 의인성 원인 등으로 천수 배뇨중추보다 상위의 척수에 병변이 있거나 손상을 받으면 대뇌와 뇌간의 천수배뇨반사 억제 기능이 방광으로 전달되지 않으므로 반사적으로 방광 수축이 일어나면서 자신의 의지와 관계없이 소변이 배출되어 버린다. 이처럼 반사적으로 방광 경련성 요실금이 일어나면 방광출구가 열리지 않은 상태에서 소변이 배출되어버리므로 방광출구의 저항이 높아(배뇨근-괄약근부조화) 소변이 제대로 배출되지 못하여 방광 내에 다량의 잔뇨가 남게 된다. 또 저항이 높은 방광출구를 통해 소변을 내보내려고 배뇨근의 과격한 수축이 일어나므로 배뇨근 비대, 높은 방광내압, 방광 소변의 요관으로 역류(방광요관역류)를 일으킬 수 있다. 시간이 경과함에 따라 이차적으로 신기능은 점점 나빠지는데 방광요관역류에 요로감염이 동반된다면 신기능은 더욱 빠르게 저하된다. 그러므로 반사성 신경인성방광은 비억제성 신경인성방광과 같이 자신의 의사와 관계없이 소변이 배출되어버리는 절박성 요실금의 원인이지만 배뇨근-괄약근부조화로 예후가 가장 나쁘다.

그러나 경증의 추간판탈출증, 부분적인 척수손상 등 뇌간 하부의 손상이 있으나 척수의 후측주(posterior and lateral column)에 손상이 없는 경우에는 경도의 경직성 신경인성방광이 나타날 수 있다.

(3) 이완성, 무반사성(flaccid, areflexic) 신경인성방광

이완성 신경인성방광은 천수 배뇨중추나 그 하위의 말초신경(배뇨신경)의 병변으로 방광에 소변이 충만하더라도 '소변이 보고 싶다' 는 요의를 느낄 수 없고, 요의를 느껴 소변을 볼려고 해도 잘 나오지 않기 때문에 아랫배를 손으로 눌러서 보기도 한다. 그러나 심하면 자가배뇨가 전혀 불가능하며, 소변이 배출되더라도 힘없이 나오고 잔뇨가 있기 마련이다.

2) 진단

신경인성방광의 진단은 병력, 신체검사, 요역동학검사, 신경학적 검사, 방사선학적 검사, 방광경검사 등으로 이루어진다. 요역동학검사는 하부요로의 생리학적 기능과 병태를 객관적으로 파악할 수 있게 하여 신경인성방광을 진단하고 치료방침을 결정하는데 중요한 정보를 제공해준다. 그러나 배뇨장애 증상과 요역동학검사의 결과가 일치하지 않는 경우도 많으며, 판독상의 오류가 있을 수 있으므로 모든 정보를 종합하여 판단하여야 한다. 특히 손해보상을 염두에 두고 요역동학검사를 받을 경우에는 환자가 보상심리를 발동하여 의도적으로 검사결과에 영향을 미칠 수도 있으며, 복용약물의 부작용으로 결과가 비정상적으로 나올 수도 있으므로 면밀한 관찰과 결과판독에 주의가 필요하다.

■ 요역동학검사

요역동학검사에는 방광의 기능을 검사하는 방광내압측정술(cystometry), 요도괄약근의 기능을 검사하는 요도압측정술(urethral pressure profilometry, UPP) 및 근전도측정술(electromyography), 배뇨행위를 기록하는 요류검사(uroflowmetry)로 구성된다.

① 요류검사

전자식 변기에 배뇨하게 하여 소변이 나오는 속도(요속)를 요류곡선(uroflow curve)으로 기록하는 방법으로 최대요속, 평균요속, 배뇨를 시작하여 최대요속에 이르기까지 걸리는 시간, 배뇨량, 총 배뇨시간을 측정한다(그림 3-3). 방광에 소변이 충분히 차 있는 상태(적어도 150 mL 이상)에서 요속을 측정하여야 한다. 방광에 소변이 충만되지도 않았는데 소변이 마려워 소변을 보면 요속이 비정상적으로 약하게 나온다. 이것은 물총에 물을 가득 채우지 않은 상태에서는 아무리 물총을 세게 눌러도 물이 힘차게 나오지 않는 것과 같은 이치이다. 정상인의 요류곡선은 종을 거꾸로 엎어놓은 것과 비슷한 곡선을 보이며(그림 3-4), 남녀, 연령에 따른 최대 요속은 표 3-5와 같다. 최대요속이 저하된 경우, 요류곡선을 보면 그 원인을 추측할 수 있다. 이완성 신경인성방광의 경우, 배뇨근의 수축 없이 복부의 힘만으로 찔끔찔끔 소변을 보므로 이에 합당한 곡선을 보이며, 요도협착이 있으면 요류곡선이 처음부터 끝까지 고르게 낮게 나타난다(그림 3-5). 배뇨량이 충분한데도 요속

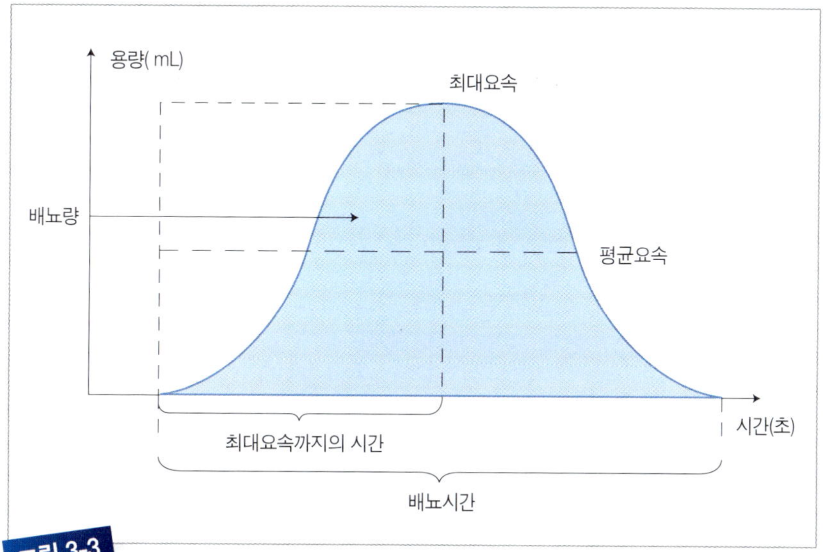

그림 3-3 요류곡선

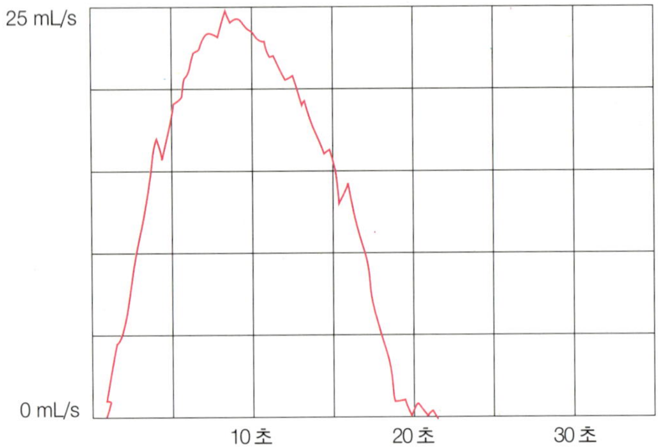

그림 3-4 정상인에서 요류곡선

표 3-5 정상인에서 최대요속(배뇨량이 200 mL 이상되어야 함)

남성		여성	
40~49세	초당 22 mL 이상	50세 이하	초당 25 mL 이상
50~59세	초당 18 mL 이상	50세 이상	초당 18 mL 이상
60세 이상	초당 13 mL 이상		

이 저하되어 있을 경우, 그 원인을 파악하기 위해 방광내압측정술, 요도내압측정술 및 근전도측정술, 방광출구의 방사선 조영 등이 필요하다.

② 방광내압측정술

방광내압은 방광내압측정 카테터를 방광에 삽입한 후 변환기(transducer)로 방광이 비었을 때부터 시작하여 생리식염수를 카테터를 통해 주입하여

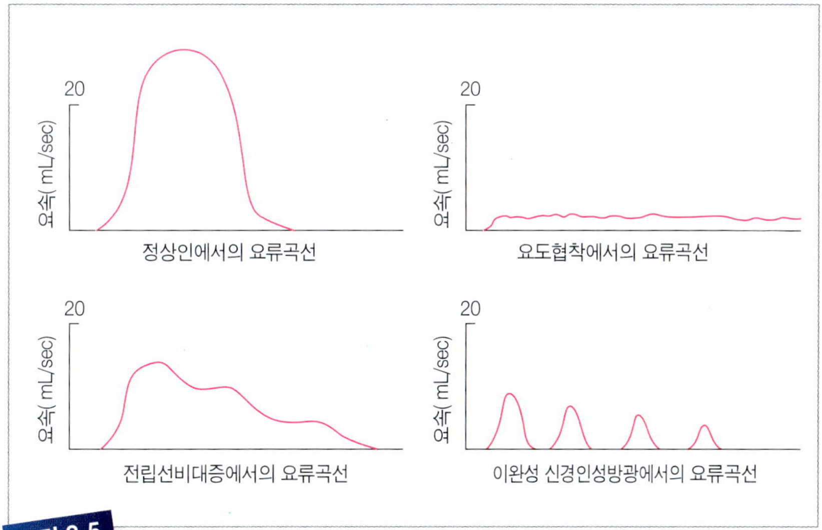

그림 3-5 정상인과 요도협착, 전립선비대증, 이완성 신경인성방광 환자에서의 요류곡선

방광을 충만시키면서 요의를 못 참아 배뇨할 때까지 계속 측정하며, 방광내압의 변화는 방광내압곡선으로 표현된다. 방광내압은 복강내압과 배뇨근압이 합해진 것이므로 실제 배뇨근압은 방광내압에서 복강내압을 뺀 것이다. 그러므로 배뇨근압을 정확히 측정하기 위해서는 직장 내에 풍선카테터를 삽입하여 직장내압, 즉 복강내압을 또 다른 변환기로 함께 측정해야 한다. 정상 상태에서의 배뇨근 수축압은 20~40 cmH_2O로 높지 않으며 이 정도의 낮은 배뇨근압만으로 정상 요속(20~30 mL/sec)을 유지하는데 충분하다.

정상 방광내압곡선은 최대 방광용적에 다다를 때까지 15 cmH_2O 이하의 낮은 압력으로 유지되다가 최대 용적에 이르면 약간 상승하며 배뇨가 시작되면서 급격히 상승한다(그림 3-6). 방광용적이 150~200 mL에 이르면 초기 충만감을 느끼며, 400~500 mL까지 충만되면 강한 요의를 느끼는데 이때의

용적을 최대 방광용적이라고 한다.

방광에 소변이 차면 배뇨근이 늘어나므로 최대 방광용적에 이르기까지 압력이 올라가지 않고 일정하게 낮은 압력을 유지할 수 있으며, 이 같은 특성을 유순도(compliance)라고 하며 그 값을 방광용적변화/방광내압변화($\Delta V/\Delta P$)로 표시한다. 정상 방광내압측정의 소견은 표 3-6과 같다.

방광내압측정에서 방광내압과 수축력, 방광용적의 상관관계를 조사하면 방광전체의 기능을 대부분 파악할 수 있다. 방광내압측정술에서 방광용적이 정상이면서 방광을 최대용적까지 충만시켜도 방광내압의 급상승이 없으면 배뇨근 저활동성을 의미하며(그림 3-7A) 그 원인으로는 이완성 신경인성

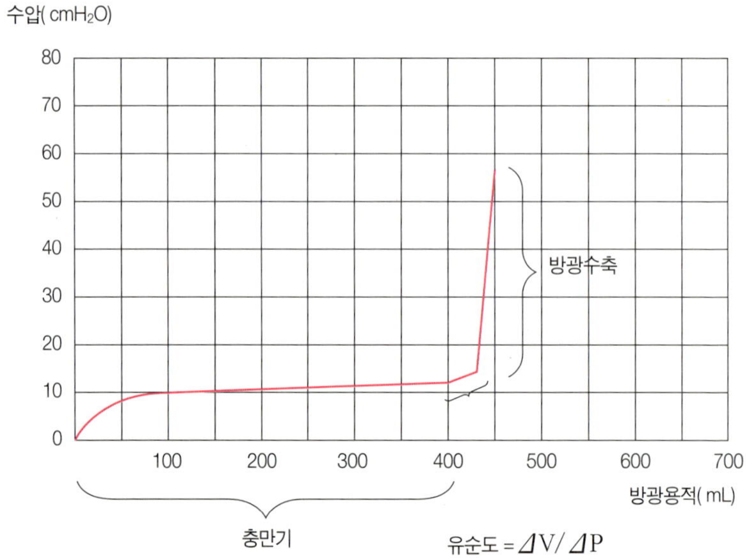

그림 3-6 정상인에서 방광내압측정술 소견

표 3-6 방광내압측정의 정상 소견

용적	최대용적	400~500 mL
	첫 충만감각시 용적	100~200 mL
내압	충만시 내압	10 cmH_2O 이하
	배뇨시 최고내압	75(남), 60(여) cmH_2O
지각	충만, 요의, 온각, 통각	유지
유순도	용적변화/내압변화	30~55 mL/ cmH_2O
비억제성 배뇨근수축		없음
수의적 수축조절		유지

방광, 배뇨근 무력증 등이 있다. 방광이 최대용적까지 충만되기도 전에 불수의적(비억제성)으로 방광내압이 급상승하는 유순도가 저하된 배뇨근 과활동성(그림 3-7B)의 원인에는 경직성 신경인성방광, 방광감염, 위축방광, 수술후의 방광섬유화증이 있다.

• 압력-요속검사

요속의 저하가 있을 때 그 원인이 방광출구의 폐쇄에 의한 것인지, 배뇨근 수축력의 저하에 의한 것인지를 감별하기 위하여 요속과 방광내압의 상관관계를 동시에 관찰하는 압력-요속검사가 필요하다. 압력-요속검사는 배뇨할 때 방광내압과 요속을 동시에 측정하여 컴퓨터 프로그램으로 합성하여 도표로 표현한다. Abrams-Griffiths 도표(방광출구폐색 확인도표)는 폐쇄가 있으면 최고요속은 낮거나 정상이라도 방광내압이 상승하며, 반면에 최고요속과 방광내압이 낮으면 배뇨근수축력 저하라는 가정 하에 만든 것이다. 따라서 배뇨종료 순간의 방광내압이 40 cmH_2O 이상이면 폐쇄, 40 cmH_2O 이하이며 배뇨종료 순간의 방광내압과 최고요속 때의 방광내압을

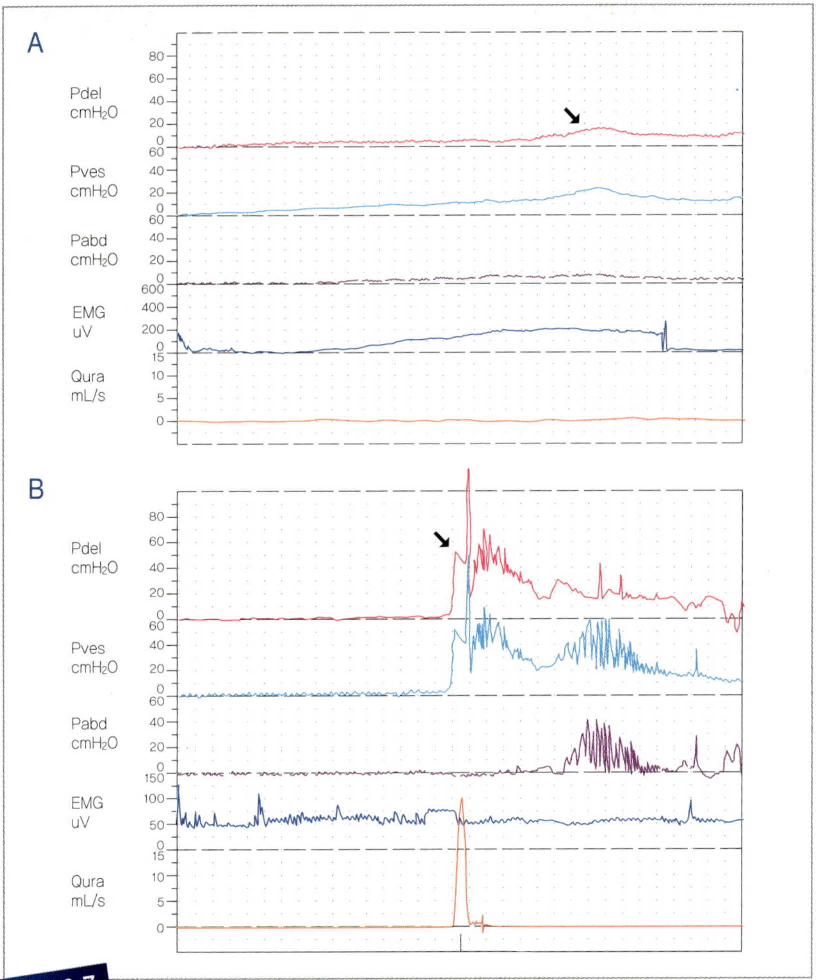

그림 3-7

A. 이완성 신경인성방광의 방광내압측정술 소견; 방광에 생리식염수를 방광용적(400 mL)까지 충만시켜도 약간의 점진적 내압 상승(화살표)만 있을 뿐 배뇨근 수축에 따른 방광내압의 급상승을 볼 수 없다.

B. 경직성 신경인성방광의 방광내압측정술 소견; 방광에 85 mL 생리식염수를 주입하였을 때 벌써 비억제성 배뇨근수축(화살표)이 일어나며, 생리식염수 주입을 계속하면 비억제성 배뇨근 수축이 계속해서 나타나고 있다.

이은 직선의 기울기가 2 이하이면 폐쇄가 없음을 의미하고, 40 이하라도 기울기가 2 이상이면 폐쇄로 진단된다. 이 도표의 회색지대(equivocal zone)를 줄여 비폐색영역을 넓힌 도표가 국제요실금학회(ICS)에서 공식적으로 채택되어 사용중이다(그림 3-8).

③ 요도괄약근기능검사

근전도로 요도괄약근의 활동을 측정하거나 요도내압을 측정해 요도괄약근의 기능을 평가하는 검사이다. 정상적으로 요도괄약근은 휴식기에도 수축되어 있으므로 근전도활성이 존재하는데 이 활성은 방광이 충만함에 따

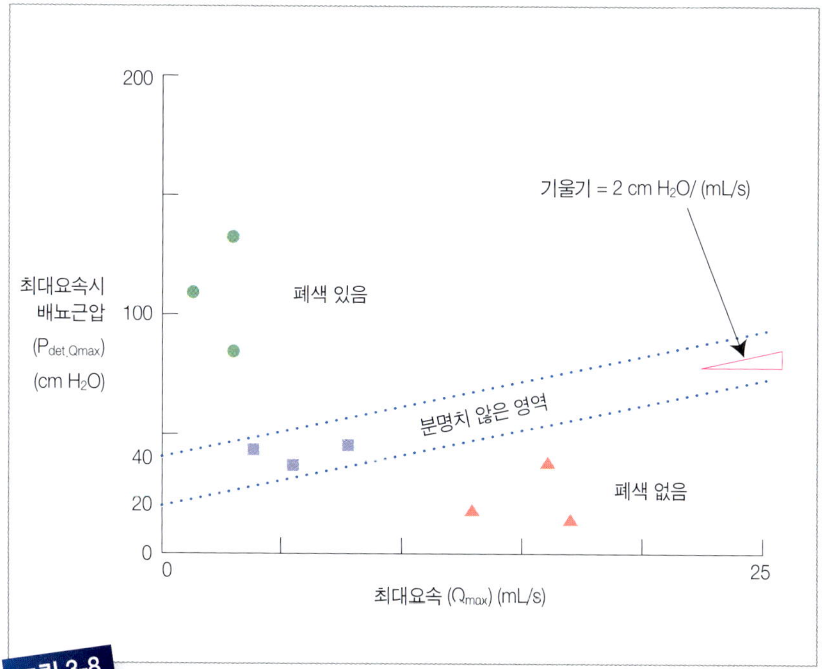

그림 3-8 국제요실금학회 방광출구폐색 확인도표(ICS normogram)

라 증가하지만 배뇨근이 수축할 때(배뇨시)는 요도괄약근이 이완되므로 근전도활성이 완전 소실된다. 이것을 배뇨근과 요도괄약근의 협조운동이라 한다. 근전도측정술은 표면전극을 회음부 피부에 붙이거나 요도도관, 직장도관에 삽입하는 방법과 침전극을 외요도괄약근에 직접 꼽는 방법이 있다.

요도압측정은 방광까지 압력측정 도관을 삽입한 후 서서히 빼내면서 방광출구로부터 외요도괄약근 말단부까지 요도압력을 측정함으로써 내요도괄약근과 외요도괄약근의 기능을 함께 평가한다. 전체 요도압에서 방광내압을 뺀 순수한 폐쇄압을 요도폐쇄압이라고 하며, 이 압력이 요도괄약근의 기능을 반영한다(그림 3-9). 요도압측정은 요실금 환자의 원인 진단에 중요한 정보를 제공한다.

• 요누출시 복압(Valsalva leak point pressure)

기침이나 웃을 때 복압이 상승하는 순간 방광경부 및 근위부 요도의 하강이 일어나 상승된 복압이 방광에만 전달되어 방광내압은 올라가고 근위부 요도에는 복압이 전달되지 않아 요실금이 일어나는 것을 복압성(긴장성) 요실금이라고 한다. 복압성 요실금의 유무와 복압성 요실금의 정도를 알아보기 위해 시행하는 것이 Valsalva leak point pressure 측정이다. 측정방법으로는 방광을 비운 상태에서 방광내 요도카테터를 유치시키고 생리식염수로 방광을 서서히 채운 후 선 자세에서 환자에게 복압을 점차적으로 증가시키도록 하여 요누출(요실금)이 일어날 때의 복압을 기록하는 것이다. 복압이 150~180 cmH_2O로 상승하여도 요누출이 없으면 복압성 요실금은 아니며, 복압이 60 cmH_2O 이하에서 요누출이 일어나면 내인성 요도괄약근기능부전을 의심한다.

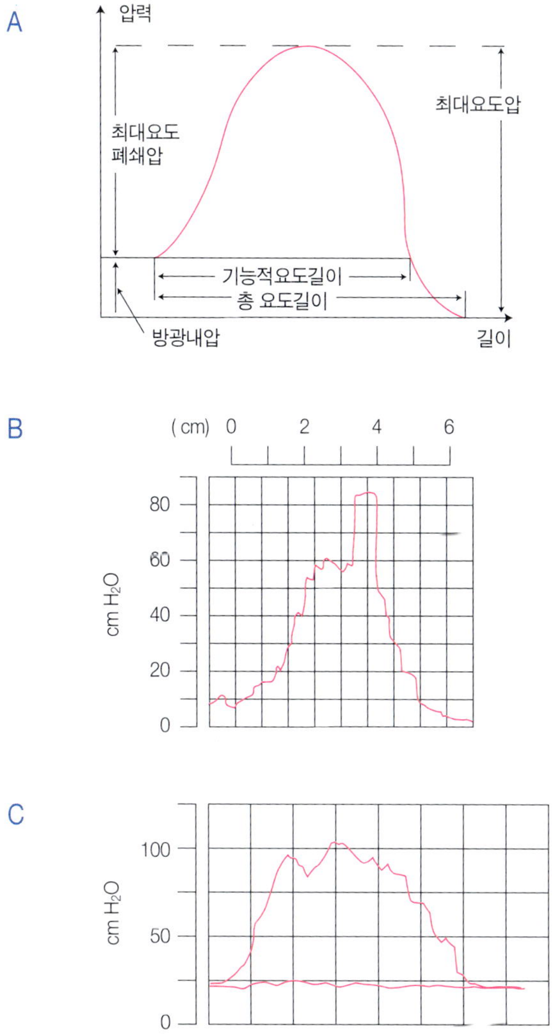

그림 3-9 요도내압곡선(A)과 정상 남성(B) 및 여성(C)에서의 요도내압곡선

3) 치료

원인에 관계없이 신경인성방광의 유형과 증상에 따라 치료한다.

(1) 경직성 신경인성방광

방광내압을 감소시켜 요저장능력을 증가시키고 소변을 참을 수 있는 능력을 회복시키는데 치료초점을 맞춘다. 가능하면 배뇨간격이 적어도 2~3시간이 되도록 소변을 참는 방광훈련을 시키고, 골반저근의 수축을 통한 방광근육의 과활동성을 억제시키는 훈련(생체되먹임치료)도 도움이 될 수 있다. 약물치료로는 부교감신경억제제와 근이완제를 이용한다. 수술적 치료로는 천골신경근절단술로 경직성 신경인성방광을 이완성 신경인성방광으로 전환시키거나 천골신경근을 전기적으로 자극하여 방광의 과도한 수축을 진정시키는 천골신경근자극법이 있다. 상부요로의 손상이 비가역적으로 진행되면 상부 요로를 보호하기 위해 요로전환술을 시행할 수 있다.

(2) 이완성 신경인성방광

자가배뇨가 어느 정도 가능하면 2~3시간마다 배뇨시켜(방광훈련) 방광의 과팽창을 예방하고, 배뇨가 전혀 불가능하거나 잔뇨가 100 mL 이상 남는 경우에는 3~6시간 간격으로 자가도뇨를 하거나 치골상부 방광루설치술을 시행한다. 자가배뇨를 돕기 위한 약물치료로는 배뇨근 수축제인 부교감신경작용제와 방광출구의 저항을 줄여주기 위해서 평활근 이완제인 알파-아드레날린성 차단제를 투여한다. 방광경축이나 전립선비대증으로 방광출구 폐색이 잔뇨와 요정체의 원인이 되면 경요도절제술의 적응증이 된다.

4) 합병증

감염은 신경인성방광의 피하기 힘든 합병증이다. 특히 장기간 요도카테터를 유치하고 있는 경우에는 감염이 발생하기 마련이며, 잔뇨가 있는 경우에도 감염이 일어나기 쉽고 치료도 힘들어지며, 재발이 잘 일어난다. 방광의 소변은 배뇨시 방광내압이 상승하더라도 요관으로의 역류가 일어나지 않으나 경직성 신경인성방광으로 방광내압이 상승하면 방광요관이행부의 기능부전으로 배뇨시 방광의 소변이 신장으로 역류하므로 방광감염이 있으면 소변역류와 함께 세균이 올라가 신우염을 일으키기도 하며, 감염뇨가 사정관, 정관을 통해 부고환으로 역류하면 부고환염을 일으킨다.

방광근육의 비후로 요관이 방광을 통과하는 부위가 막히거나 방광요관이행부의 기능부전으로 역류가 일어나면 수신증이 생길 수 있으며, 지체 부자유로 오랜 기간 병상생활이나 비활동성 생활을 하면 요로결석이 발생할 수 있다.

신경인성방광 환자는 다양한 정도의 성기능장애가 병발한다. 상부운동신경원성 신경인성방광 환자는 성적 흥분과 관계없이 발기(반사성 발기)가 일어날 수 있는데 이것은 방광근육이 자기 의사와 관계없이 수축하여 소변이 저절로 나오는 것과 같은 원리로 발생한다. 발기중추(천수신경 2-4번)와 발기신경(골반신경)은 건강하기 때문에 외성기나 하지에 자극을 받으면 대뇌와 연계없이 천수반사궁을 통해 발기가 저절로 일어나는 것이다. 발기기능이 보존되어 있으나 사정기능은 소실되어 있는 경우를 종종 볼 수 있다. 하부운동신경원이 완전 손상되면 일반적으로 발기가 되지 않는다.

치료가 힘든 욕창이나 염증성 질환을 앓고 있는 환자에서 만성 쇠약의 결과로 신장 아빌로이드증이 발생할 수 있는데 신경인성방광 환자의 흔한 사망원인이었으나 요즈음에는 간호가 개선되어 흔히 관찰되지 않는다.

Q&A

Q 01

척수손상으로 인한 신경인성방광에서 항상 문제가 되는 증상은 무엇이며, 꼭 필요한 검사항목 및 횟수는?

A. 신경인성방광의 증상은 척수손상의 부위에 따라 다르며, 천수 배뇨중추보다 상위의 척수나 뇌 손상을 받은 경우에는 비억제성/반사성 방광수축에 의해 요실금이 주된 증상으로 나타나며, 천수 배뇨중추 또는 그 하위의 신경손상에 동반된 신경인성방광은 요의를 못 느끼거나 느끼더라도 방광수축이 제대로 일어나지 않아 배뇨시 하복부에 복압을 주어야 하며, 소변줄기가 가늘고 힘이 없으며 잔뇨가 있는 것이 특징이다.

신경인성방광의 진단을 위해서 꼭 필요한 검사는 요역동학검사이며, 요검사, 요배양검사, 신초음파촬영, 배설성 요로조영술, 배뇨중 방광요도조영술, 혈중 BUN과 크레아티닌 측정 등은 신경인성방광의 합병증으로 발생할 수 있는 요로감염, 수신증, 방광요관역류 등의 유무와 신기능을 알아보기 위하여 주기적으로 필요하다. 검사횟수는 신경인성방광의 종류와 정도에 따라 다르므로 일률적으로 이야기하기 어렵지만, 일반적으로 요검사, 요배양검사는 1년에 4~6

회, 요역동학검사는 1년에 2회, 신초음파촬영 및/또는 배설성 요로조영술 등은 1년에 1~2회 필요하다.

Q 02

요역동학검사가 피검사자의 이해부족, 협조부족 또는 고의에 의해 검사 신뢰도가 떨어지는 경우가 있는지, 만약 있다면 신뢰도를 높이기 위하여 어떤 조치가 필요한지?

A. 요역동학검사는 환자의 협조가 매우 중요하고 필수적이며, 특히 장해진단을 위한 검사 시에는 피해자의 의도적 비협조를 염두에 두고 판정하여야 한다. 또 여러 약제들(특히 신경/정신계 약물)이 방광기능에 영향을 미칠 수 있으므로 약제를 끊고 검사하거나, 이로 인한 영향을 고려하는 것이 중요하다. 검사의 신뢰도를 확인할 수 있는 단일 검사는 없다. 요역동학검사의 요류측정, 방광내압측정, 근전도/요도괄약근내압측정을 별개로 검사하면 피검사자의 의도에 의해 조작이 가능하므로 다경로 요역동학검사(그림 3-10)를 이용하여 동시에 여러 검사를 시행하면 더욱 신뢰도가 높은 유익한 정보를 얻을 수 있다. 무엇보다 중요한 것은 환자의 손상부위와 정도, 기왕력, 나이, 복용약물 등을 고려하고, 신경학적 검사를 비롯하여 여러 가지 검사결과를 종합하여 판정하는 것이다.

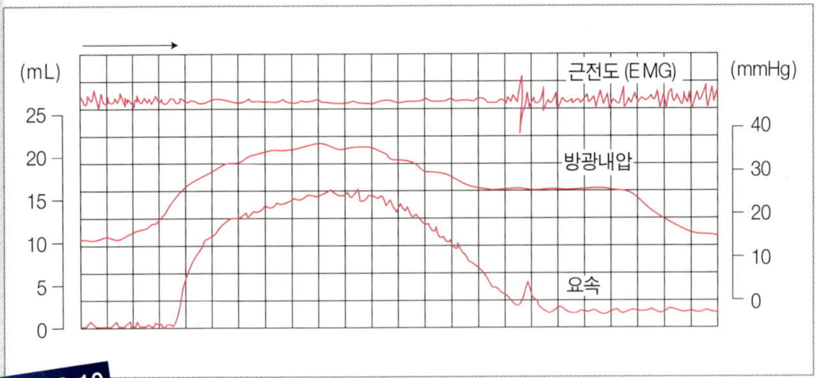

그림 3-10 다경로 요역동학검사

Q 03 신경인성방광의 치료 후 호전 가능성은?

A. 신경인성방광을 근본적으로 치료하는 방법은 없으며, 신경인성방광의 원인인 신경손상이 회복되면 신경인성방광의 자연적 회복을 기대할 수 있다. 그러므로 손상 후 약 3년 동안은 신경손상이 자연적으로 회복되도록 기다려 보아야 하며, 3년이 경과하여도 장애가 계속 있으면 영구적인 것으로 생각하여야 한다.

Q 04

무반사성 신경인성방광 환자가 "이뇨제를 먹지 않으면 소변을 못 보겠다"고 호소하는데, 이뇨제는 무반사성 신경인성방광의 치료에 도움이 되는지?

A. 이뇨제는 신장의 소변생산량을 증가시키기 위한 목적으로 사용하는 약이므로 신경인성방광의 치료에는 전혀 도움이 되지 않으며, 소변량이 많아져 방광에 부담을 줄 따름이므로 오히려 해로울 수 있다. '이뇨제를 먹지 않으면 소변을 못 보겠다'면 신경인성방광과는 관계없이 신기능에 이상이 있어 소변 생산에 문제가 있다는 것을 의미한다.

Q 05

배뇨중추나 배뇨신경의 손상 없이 무반사성 신경인성방광이 발생할 수 있는지?

A. 추간판탈출증, 대상포진, 당뇨병, 척수로, 악성빈혈, 후척수병변, 방사선치료, 척수종양, 이분척추, 신경매독, 척수수막류와 같은 질병에 의해서도 발생할 수 있다.

Q 06

복압성 요실금수술 후 합병증으로 신경인성방광이 발생하는 경우도 있는지? 있다면 어떠한 기전으로 발생하는지?

A. 요실금 수술후 말초신경 손상(탈신경, 차단)으로 신경인성방광이 발생할 수 있으나 대부분 수주 내에 회복되는데 심한 경우는 더 오랜 기간 동안 지속될 수 있다*(참고문헌; Campbell's Urology 제 6판, WB Saunders 발행, 2806쪽)*.

Q 07

비억제성 신경인성방광은 경추간판탈출증으로 인하여 발생할 수 있는 증상인지?

A. 비억제성 신경인성방광은 척추손상만으로는 발생하지 않으며 척추강 내에 있는 척수(경수)가 손상을 받아야 발생할 수 있다. 그러므로 경추간판탈출증 만으로는 비억제성 신경인성방광이 발생할 수 없으며, 경추간판탈출증이 오래되어 척수에 염증이 생겨 이차적으로 신경인성방광이 생겼거나 심리적 요인에 의한 과활동성 방광이 발생하였을 경우 빈뇨와 절박성 요실금이 동반될 수 있다.

Q 08

방광내압측정술에만 근거하여 내려진 신경인성방광 진단의 적정성은?

A. 신경인성방광의 진단을 위해서는 요역동학검사가 절대적으로 필요한데, 방광내압측정술 만을 시행하였다면 완전한 검사라고 할 수 없다. 요역동학검사는 요류측정, 방광내압측정, 요도내압측정의 3가지 검사가 각각 단일 검사로 시행될 수 있지만 배뇨중 이들 3가지 검사를 동시에 시행하는 다경로 요역동학검사를 시행하면 위음성/위양성을 가능한 예방할 수 있어 더욱 유익한 정보를 얻을 수 있다(그림 3-10).

Q 09

요실금으로 '콘돔카테터' 의 착용을 요하는 경우와 '치골상부의 방광루를 통한 카테터삽입술' 을 요하는 경우를 비교할 때 어느 경우가 더 배뇨장애의 정도가 심한 상태라고 할 수 있는지?

A. '콘돔카테터' 나 '치골상부의 방광루를 통한 카테터삽입술' 은 요실금에 대한 대증요법으로 이용되므로, 두가지 모두 경중을 가릴 수 없을 정도로 심한 상태라고 보아야 하겠다.

2. 과민성방광(배뇨근 과활동성, 과활동성 방광)

과민성방광이란 방광이 완전히 충만되기도 전에 불수의적으로 방광수축이 일어나는 것이다. 배뇨근 과활동성의 원인으로는 신경학적 원인(뇌졸중, 파킨슨병, 치매, 뇌종양, 다발성 경화증, 척수손상, 척추이분증, 척수막염, 골반강내 수술, 출산에 따른 신경손상 등)이 있는 배뇨근 과반사(신경인성 방광)와 신경학적 원인이 없는 배뇨근 불안정(심인성, 원인불명, 달리 분류되지 않은 방광의 신경근 기능장애)이 있다. 과민성방광은 복압성 요실금, 우울증, 급성 방광염, 심리적 요인에 의해서 올 수 있으나 원인이 확실하지 않은 경우도 많다.

유럽통계에 의하면 40세 이후에 과민성방광의 발생빈도는 16.6%이며, 40, 50대에는 남성보다 여성에서 더 많이 발생하나 60세부터는 남성에서 더 많이 발생하는데 그 이유는 전립선비대증 때문이다. 전립선비대증 환자에서 과민성방광의 동반율은 50~80%이다.

기질성 원인과 심인성 원인을 확실히 구별할 수 있는 검사는 없으며, 요역동학검사, 정신과적 진단, 신경학적 검사 등을 종합하여 판단하여야 한다. 배뇨근 과반사에 대한 치료는 경직성 신경인성방광에 준하여 치료하고 배뇨근 불안정에 대해서는 항콜린제, 알파-아드레날린성 차단제 또는 양자 병용요법을 시행한다. 과민성방광과 복압성 요실금의 증상 차이를 열거하면 표 3-7과 같다.

표 3-7 과민성방광과 복압성 요실금의 차이

증 상	과민성방광	복압성 요실금
절박뇨(강하고 갑작스런 요의)	O	X
절박뇨를 동반한 빈뇨	O	드물게
신체 활동시 발생한 요누출(기침, 재채기, 물건을 들 때 등)	X	O
발생하는 요누출의 양	많음	대개 적음
갑작스런 요의 발생시 제시간에 배뇨할 수 있는 능력	X 또는 아주 간신히	O
야간 요실금(수면시 패드나 속옷의 착용 여부)	O	드물게
야간뇨(밤에 소변을 보기 위해 화장실에 가는 경우)	흔함	거의없음

3. 배뇨근-괄약근 협조장애 (배뇨근-괄약근 실조, Detrusor-sphincter dyssynergia)

배뇨근과 요도괄약근의 협조운동은 뇌간의 배뇨중추가 천수의 배뇨근과 요도괄약근 지배신경을 적절히 조절함으로써 이루어진다. 그러나 천수와 뇌간 사이에 병변이 있을 때나 심리적 긴장감이 높은 경우에는 배뇨근 수축시 요도괄약근의 근전도 활성이 지속되며, 그 결과 기능적으로 방광출구폐쇄가 생기는데 이를 배뇨근-괄약근 협조장애(실조)라고 한다. 심인성 요인의 배뇨근-괄약근 협조장애 환자는 요의를 느껴 화장실 앞에 서서 아랫배에 힘을 주어도 소변이 잘 나오지 않으며, 뒤에 여러사람이 줄을 서서 차례를 기다리면 소변은 더욱 잘 나오지 않는다. 심한 환자는 좌변기에 혼자 있어야 소변을 볼 수 있는 경우도 있다. 배뇨근-괄약근 협조장애에 대한 약물치료로는 신경안정제와 방광출구의 긴장도를 풀어주기 위해 알파-아드레날린성 차단제를 투여하나 효과가 신통치 않다.

4. 요실금

1) 요실금의 주원인과 사고로 인해 요실금이 발생하는 경우

요도괄약근에 직접 손상을 받거나 이를 지배하는 신경이 마비되었을 경우에 자기 의사와 관계없이 소변이 흘러나오는 것을 진성 요실금이라 하며, 진성 요실금의 원인에는 요도괄약근의 지배신경 마비를 동반한 신경인성 방광, 선천성 요로기형(이소성 요관), 요도손상이나 전립선절제술과 같은 수술에 의한 외요도괄약근의 손상, 방광질루 등이 있다. 막양부요도 파열의 후유증으로 발생한 요도협착에 대한 요도성형술 후에 약 5%에서 요도괄약근의 손상으로 진성 요실금이 나타날 수 있다.

요도괄약근과 관계없이 요실금이 나타나는 가성 요실금은 ① 질이나 골반의 지지근육 조직의 이완과 방광경부의 기능부전으로 갑자기 복압이 상승될 때(기침, 재치기, 크게 웃을 때) 소변이 새어 나오는 복압성 요실금(긴장성 요실금), ② 방광에 심한 염증이 있을 때, 비억제성 또는 반사성 신경인성방광, 또는 불안 또는 초조한 여성에서 심인성으로 요의가 생기자마자 참을 수 없이 불수의적으로 소변이 나오는 절박성 요실금, ③ 요도의 폐색이나 이완성 신경인성 방광으로 배뇨가 불충분 또는 불가능하여 잔뇨가 방광용적 이상으로 가득 차 더 이상 소변이 찰 수 없고 저장할 수 없어 소변이 저절로 넘쳐 흘러나오는 일류성 요실금이 있다.

사고로 인해 요실금이 나타나는 경우는 뇌척수손상 또는 말초 배뇨신경 손상에 의한 신경인성방광과 외상성 스트레스장애에 의한 절박성 요실금 또는 일류성 요실금, 방광경부의 기능부전(방광경부 주위의 출혈이 용해되는 과정에서 발생한 반흔조직에 의해 방광경부가 외측으로 당겨져 방광경부기능부전이 발생)에 의한 복압성 요실금(그림 3-11), 요도괄약근 손상에 의한

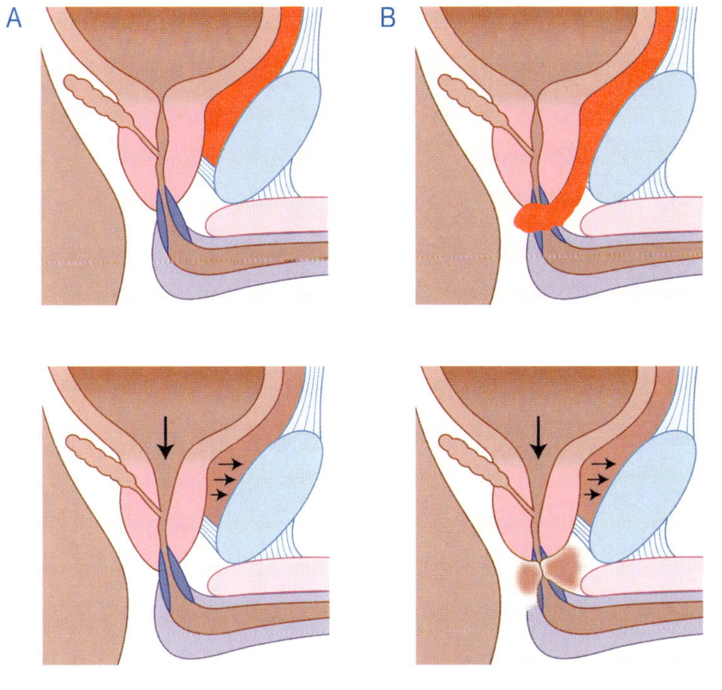

그림 3-11 방광손상(A) 또는 요도파열(B)로 빙경경부 주변부로 출혈이 있으면 핏덩어리가 용해 흡수되는 과정에서 유착이 발생하여 방광경부를 외측으로 당겨 방광경부가 열리면서 폐쇄기능장애가 발생한다.

진성 요실금이 있다. 요실금은 약물 부작용에 의해서도 발생하거나 악화될 수 있으므로(표 3-3) 손해보상의 판정시 면밀한 조사가 필요하다.

• **여성 요실금의 발생빈도**

여성의 요실금은 임신 및 출산으로 인한 골반근육의 이완과 폐경으로부터 오는 여성호르몬(에스트로겐)의 감소로 요도괄약근의 긴장도 감소에 따라 발생하는 것으로 알려져 있으며 남성에 비해 2배 정도의 높은 유병률을 보인다.

Hunskaar S. 등(1998년)은 여성 요실금의 발생빈도에 대해 조사한 13개 연구보고를 종합분석한 결과 젊은 여성에서 20~30%, 중년 여성에서 30~40%, 노인 여성에서 30~50%로 보고하였다*(참고문헌; Incontinence, Editors; Abrams P, Khoury S, Wein A, 1st International Consultation on Incontinence, Monaco, 197쪽, 1998)*. 여성 요실금이 가장 많이 나타나는 연령은 폐경기가 시작되는 50대이며, 그 이후는 감소 추세를 보이지만 연령이 증가할수록 심한 요실금의 발생빈도는 증가하는 경향을 보인다(그림 3-12).

송호정 등이 30세~89세 한국 여성을 대상으로 조사한 보고*(참고문헌; 대한배뇨장애 및 요실금학회지 2001;5:24-28)*에 의하면 최근 1년 동안 1개월에 1회 이상 요누출을 경험한 요실금 유병률은 55.7%였으며, 50대가 71.1%로 가장 높았고, 60대 64.3%, 70세 이상 59%, 40대 53.9%, 30대 38.2% 순이었다. 요실금의 유형은 복압성 요실금 60.8%, 혼합형 요실금(복압성 + 절박성) 38.2%, 절박성 요실금 1.0%의 순이었고, 요실금 중증도는 경증 64.3%, 중등도 21.8%, 고도 13.9%로 나타났다(부록).

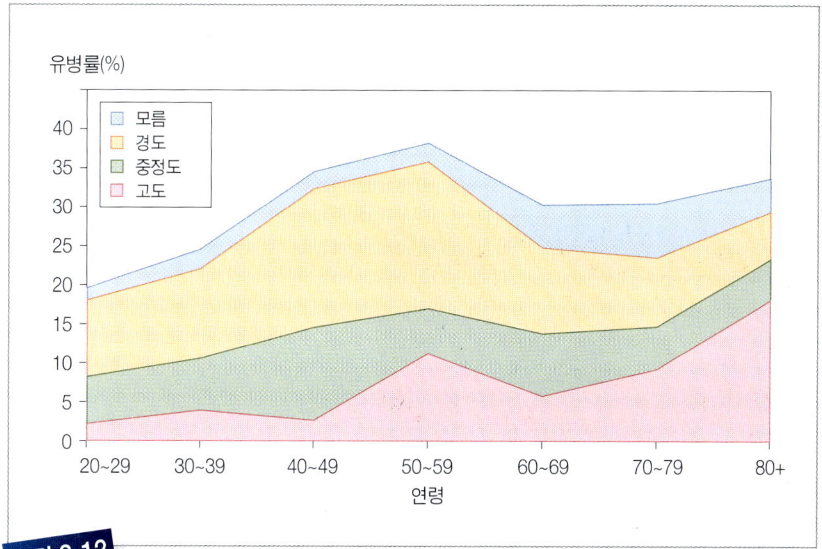

그림 3-12 여성 요실금의 연령별 유병률

2) 사고와 인과관계가 있는지를 확인할 수 있는 방법

사고와 인과관계는 병력, 요역동학검사와, 신경학적 검사, 요도조영술 등으로 가능하다.

3) 요실금에 대한 보편적 치료방법

요실금의 치료방법은 요실금의 원인에 따라 다를 수 밖에 없다. 진성 요실금의 경우 기스모나 콘돔카테터를 착용하거나 인공요도괄약근삽입술(그림 3-13)을 하여야 한다. 복압성 요실금은 정도에 따라 케겔운동에서부터 테이프를 이용한 요도거상술에 이르기까지 비침습적 치료에서부터 시작하여 침습적 치료까지 시도해볼 수 있으며, 절박성 요실금에 대해서는 배뇨근 수축을 억제하는 항콜린제, 평활근이완제, 항우울제, 칼슘통로차단제, 알파-아드레날린성 차단제 등의 약물치료가 이용된다.

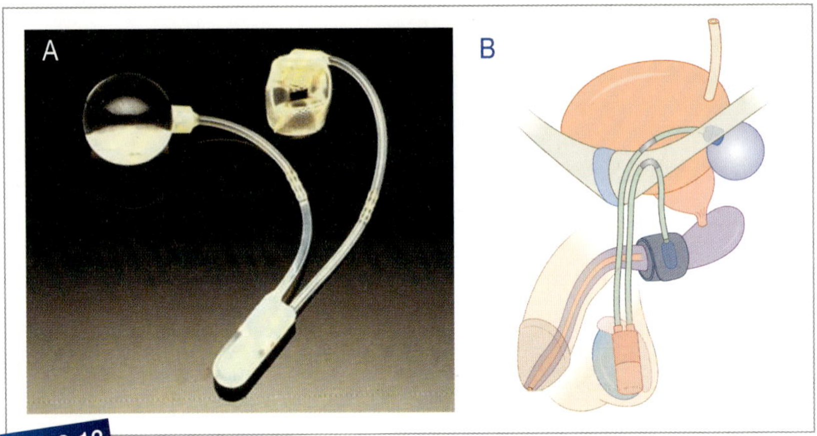

그림 3-13 A. 인공요도괄약근, B. 인공요도괄약근이 삽입된 상태

Q&A

Q 01

요실금 치료에 대한 체외자기장치료의 효능은?

A. 체외자기장신경치료는 복압성 요실금과 절박성 요실금 치료에 이용되는 비수술적 치료의 한 방법으로 환자가 의자에 앉으면 의자 밑에서 자기장이 나와 골반저근이 분포된 부위에 저주파와 고주파로 자극하여 1회에 20분씩, 주 2회, 6~8주간 조사(照射)하는 것으로 합병증이 없으므로 안전하게 사용할 수 있다. 그러나 아직 효과에 대한 장기추적 보고는 많지 않은 실정이며, 효과 및 효능적 측면에서 인정할 정도로 보편적 치료법이라고는 할 수 없다.

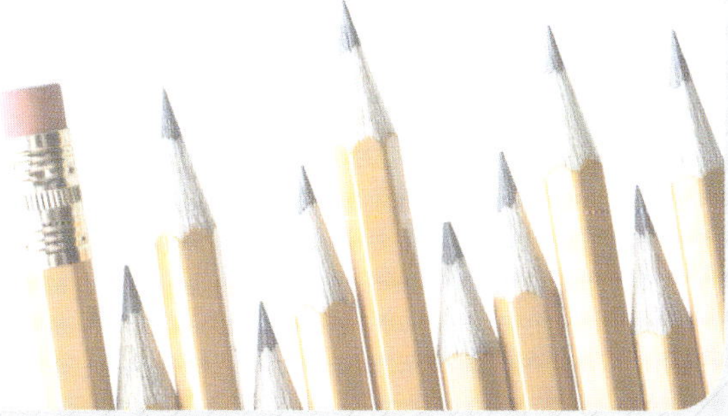

Q 02

요실금 치료를 위하여 시행한 보톡스 치료의 적정성 및 효능, 효과는? 3~6개월마다 주기적으로 시행해야 하는지?

A. Botox 치료는 Botulinum-A toxin(85~300 단위)을 배뇨근(30~40 군데)에 직접 주사하는 방법으로 전통적 약물치료에 효과가 없는 경우에 최근 이용하여 초기(주사 12주 후) 효과가 좋으며 안전한 것으로 보고되었다*(100명의 환자 중 88%에서 증상, 삶의 질, 요역동학검사에 근거한 방광기능의 개선이 관찰되었음, 참고문헌; Schmid DM, et. J Urol 2007;176:177-185)*.

그러나 Botox 치료의 초기 효과가 좋고 안전한 것으로 보고되었지만 모든 환자에서 효과가 있는 것은 아니며, 현재 널리 이용되고 있는 치료법도 아니고 아직 일부에서 시도되고 있는 시험적 수준의 치료법이며, 더욱이 장기치료 결과(효과와 안전성)에 대한 보고가 거의 없는 실정이므로 주기적으로 계속 사용하는 것을 합리화하기에는 아직 시기상조인 것으로 생각된다.

Q 03

복압성 요실금 상병에서 항문직장 및 골반근의 생체되먹이기 치료와 요실금 전기자극 치료는 수술 전,후로 발생하는 요실금에서 모두 일차적 치료방법으로 선택할 수 있는지?

A. 골반저근 강화는 환자 스스로 시행하는 능동적인 골반저근육 운동만으로도 효과가 있기에 생체되먹이기치료 또는 전기자극치료를 일률적으로 시행하는 것은 바람직하지 않은 것으로 보고 있으므로 생체되먹이기치료는 3개월 이상 골반저근육 수축운동을 시행한 후에도 효과가 없거나 적응하지 못해 제대로 실시하지 못하는 경우에 시행하는 것이 바람직하다. 전기자극치료는 생체되먹이기치료로도 효과가 충분치 않거나 노인, 신경학적 문제 등으로 인해 능동적인 골반저근육운동을 할 수 없는 경우에 의학적 판단에 따라 추가로 시행하는 것이 적절하다. 아울러, 동 치료는 올바른 방법으로 충분한 기간동안 시행하지 않는 경우 적절한 치료효과를 기대하기 어려우므로 주 2회씩 최소 6주에서 최대 12주까지 연속적으로 실시하는 것이 바람직한 바, 동 기간 이상의 치료가 필요한 경우에는 진료기록 및 소견을 참조하여 사례별로 판단하여야 한다. 또한 수술 후 시행하는 경우는 수술 결과를 판단할 시기인 수술 3개월 이후부터 시행하도록 하며 수술 후에도 증상이 호전되지 않아 사회활동 제한 등에 대한 기록을 확인토록 하고 있다.

Q 04

42세 여자로 사고일로부터 3년여간 어떠한 비뇨기과 증상도 호소하지 않다가 갑자기 요실금 증상이 나타날 수 있는지? 나타날 수 있다면 사고와의 관계여부는?

A. 요실금 증상은 갑자기 나타날 수 있으나 사고와 인과관계가 있다면 사고 후에 증상이 나타나야 하는데 3년여 동안 비뇨기과 증상을 호소하지 않았다면 사고와 관계 있다고 하기에는 어려움이 있는 것으로 생각된다. 피해자의 경우 방광탈출증(cystocele)이 있는 것을 참고로 할 때, 질이나 골반의 지지근육 조직의 악화와 방광경부의 기능부전으로 복압이 상승될 때(기침, 재치기, 크게 웃을 때) 소변이 새어 나오는 복압성 요실금을 배제할 수 없다고 생각된다.

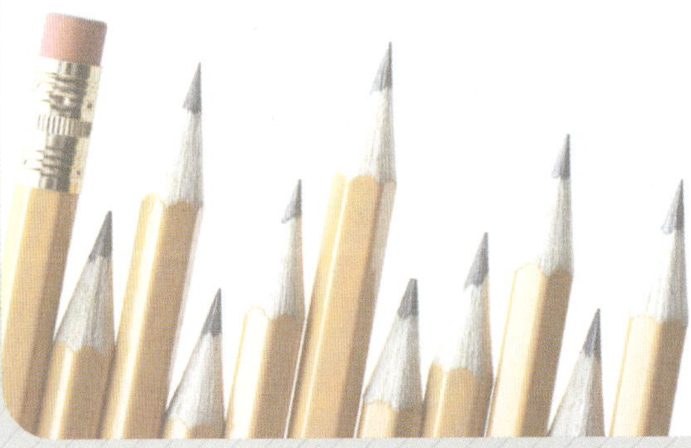

Q 05

45세 여자로 직접적으로 척추신경을 손상당한 바 없고, 장기간 입원치료를 받는 과정에서도 단 한번도 요실금 증상을 호소한 사실이 없이 치료를 종결하고 퇴원했던 환자가 퇴원 2년 후 호소한 요실금의 증상이 사고로 인한 것인지, 아니면 수술과오로 인한 것인지 여부는?

A. "직접적으로 척추신경을 손상당한 바 없고, 장기간 입원치료를 받는 과정에서도 단 한번도 요실금 증상을 호소한 사실이 없이 치료를 종결하고 퇴원했던 사실 등"에 비추어 볼 때, 2년 후 뒤늦게 호소한 요실금의 증상과 신경인성방광의 진단은 지병인 당뇨병의 악화(손상 당시부터 심한 당뇨가 있었으며 그 후에도 조절이 잘 안됨)에 의한 말초신경병과 중년 이후 여성에서 관찰되는 여성호르몬의 갑작스런 감소에서 비롯되는 골반저근 약화에서 발생하는 복압성 요실금이 복합적으로 작용한 것으로 생각된다.

당뇨병에 의한 신경인성방광은 말초신경병에 의해 발생하며, 말초신경병은 당뇨병을 오랫동안 앓았거나 혈당치 조절을 소홀히 하는 중년 그리고 노인에서 발생하는 경향이 있으며, 당뇨병환자에서 신경인성방광의 정확한 발생빈도는 불명확하나 5~50%에서 배뇨장애 증상을 호소한다*(참고문헌; Campbell's Urology. Chapter 13 Neuro-muscular Dysfunction of the Lower Urinary Tract, Edited by Walsh, Retik, Stamey, Vaughan, pp 573, WB Saunders, Philadelphia, 1992)*.

5. 요도협착

요도협착은 요도손상과 내시경이나 카테터의 요도삽입이 가장 흔한 원인이며, 감염에 의하여 발생하는 경우도 있다. 요도협착은 역행성 요도조영술(그림 3-14)로 쉽게 진단이 가능하다.

1) 치료

요도협착의 치료는 단순 확장에서부터 내시경하 요도절개술, 스텐트 삽입, 요도재건술 등 여러 가지가 있으나 어느 하나의 술기가 모든 요도협착의 치료방법이 될 수는 없고 요도협착의 위치, 원인, 길이와 환자의 상황에 따라 치료방법이 달리 선택된다. 또 어떤 치료를 해도 정도의 차이만 있을 뿐 재발하며 재발의 빈도와 정도는 요도협착의 정도와 길이, 환자의 상황에 따라 다르다.

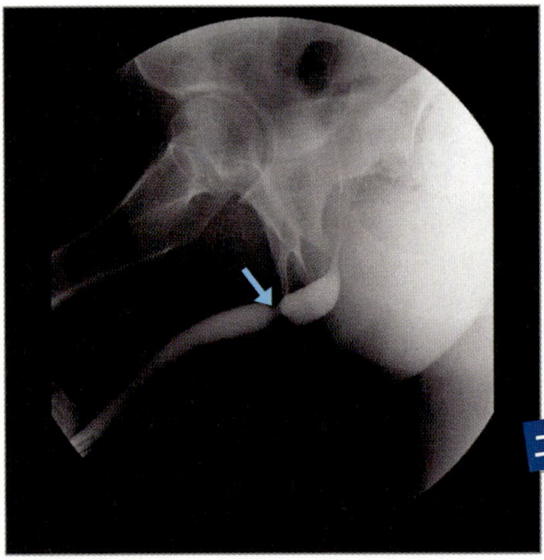

그림 3-14

역행성 요도조영상에서 나타난 구부요도 협착(화살표)

(1) 요도확장술

요도확장술은 경도 내지 중정도의 요도협착에 금속 사운드(그림 3-15)를 이용하거나 요도협착이 길고 불규칙하여 금속 사운드로 직접 확장하기에는 요도손상의 위험이 우려되는 경우에는 가늘고 유연성이 있는 사상 부우지(filiform)를 이용하여 먼저 요도협착 부위를 통과 시킨 후, 사상 부우지의 말단에 있는 암나사에 팔로우어(follower) 카테터의 숫나사를 연결하여 직경이 작은 것부터 굵은 순으로 차례로 확장한다(그림 3-16A, B, C). 요도확장술은 외래에서 간단히 시술할 수 있는 장점이 있으나 재발을 잘하는 단점이 있다.

(2) 내시경하 요도절개술

요도협착이 심하여 요도확장술이 어려운 경우에 마취하에 내시경을 통해

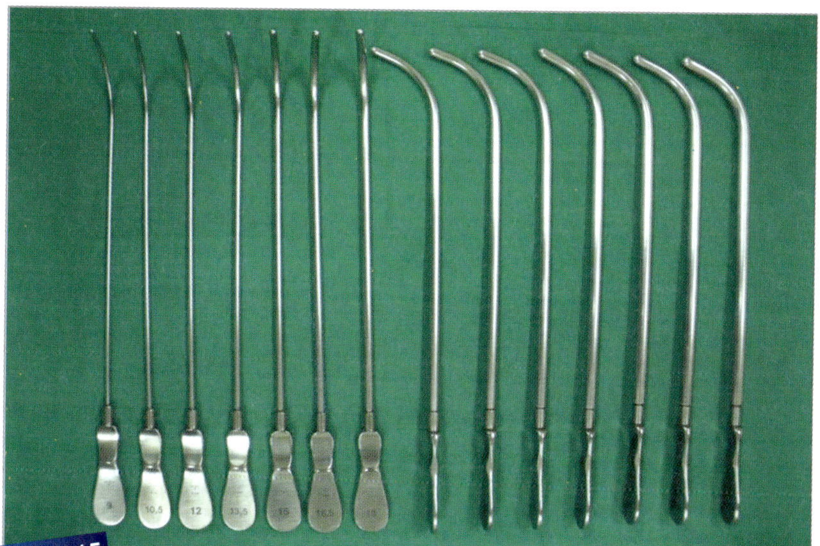

그림 3-15 직경이 9 프렌치(F)부터 26 프렌치 굵기까지의 금속 사운드

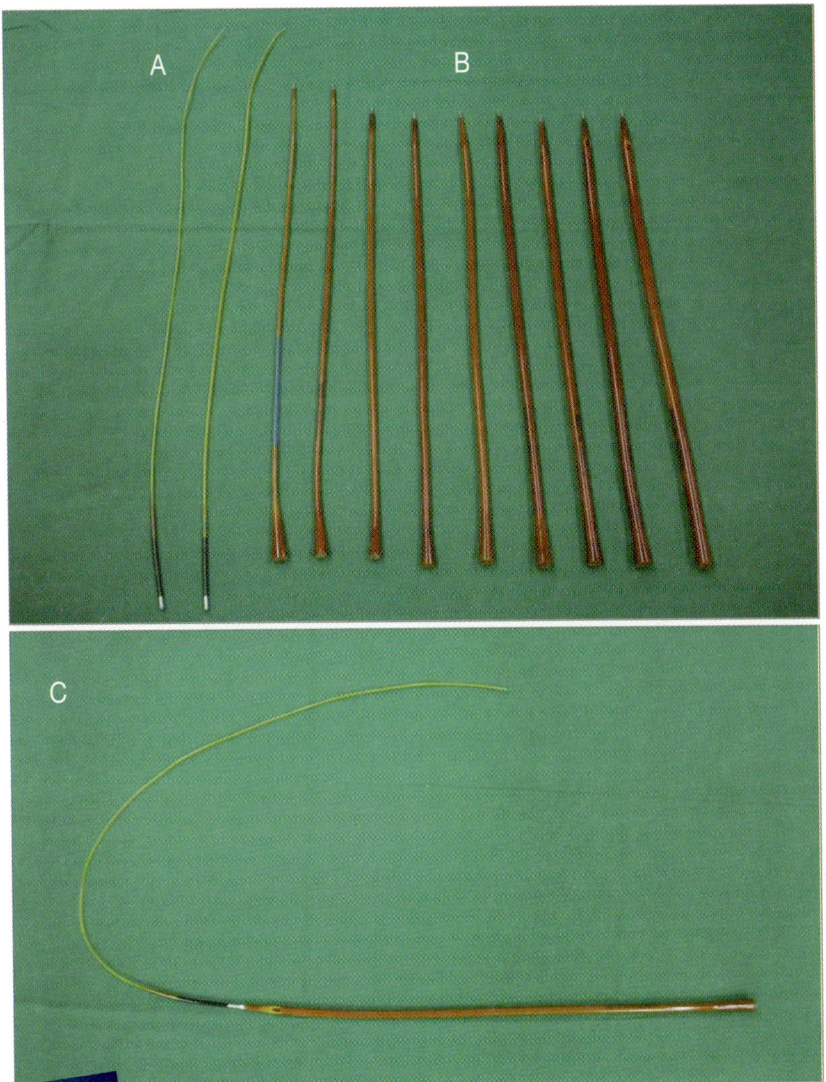

그림 3-16 A. 사상부지(filiform); 하단에 암나사가 있다. B. 6 프렌치(French)부터 24 프렌치 굵기까지의 팔로우어(follower); 끝부분에 숫나사가 있다. C. 사상부지의 암나사에 팔로우어의 숫나사를 연결한 모양

협착부위를 보면서 내시경용 메스로 협착부위를 절개하는 것이다. 비교적 간단한 치료법으로 경한 해면체 섬유화를 동반한 1 cm 미만의 요도협착에서는 완치될 수 있으나 평균 재발율이 50% 이상으로 높다. 협착의 길이가 길거나 음경부요도 협착, 해면체섬유화가 심한 경우는 실패율이 높다.

(3) 요도스텐트

내시경을 이용하여 스텐트를 요도협착 부위에 삽입하여 요도내강의 너비를 확보하며, 아주 짧은 구부요도 협착에 유용하다. 주된 합병증은 스텐트의 이동으로 인해 앉을 때나 발기시 유발되는 통증이다. 요도협착이 재발한 경우 스텐트 제거의 어려움 등으로 최근에는 거의 이용되지 않고 있다.

(4) 관혈적 수술

① 요도단단문합술

요도협착의 길이가 1~2 cm 이내의 경우 협착부위를 절제하고 건강한 요도절단면의 근위부와 원위부를 문합하는 수술이다(그림 3-17A). 장기성적에서 성공률은 95~100%로 보고되어 있다. 재발의 주요 원인은 섬유조직의 불완전한 제거, 문합부위가 당겨져 발생하는 혈액순환장애이다.

② 대치 요도성형술

요도협착의 길이가 너무 길어 단단문합술이 어려울 때 협착부위를 절제하고 절제된 부분을 음경 또는 음낭의 피부, 근막, 또는 구강 또는 방광의 점막을 이용하여 대치시키는 수술이다(그림 3-17B, C). 대치 요도성형술은 1단계 또는 2단계로 나누어 수술한다. 수술의 성공률은 80~90%이다.

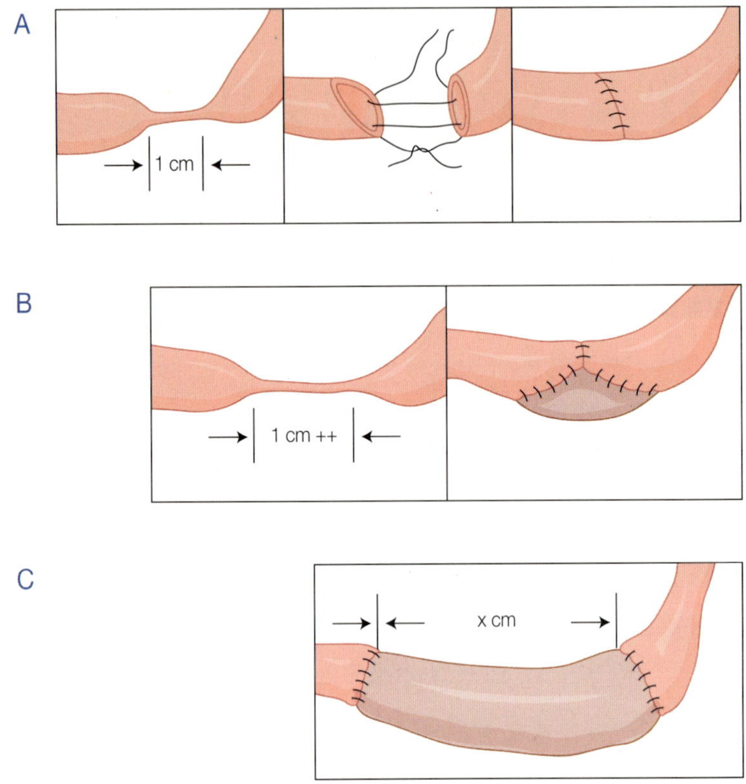

그림 3-17 A. 1 cm 길이의 요도협착을 절제해내고 원위부 및 근위부 요도 단면을 이어주는 요도단단문합술(end-to-end anastomosis), B. 1 cm 이상 길이의 요도협착을 절제해내고 원위부 및 근위부 요도 단면의 일부분은 이어주고 길이가 짧아 이어지지 않는 부분은 피부절편을 이용하여 덮어주는 수술(patch graft), C. 요도협착의 길이가 길어 협착부위를 절제해주고 원위부 및 근위부를 직접 이어줄 수 없으므로 요도결손부위를 피부절편으로 완전 대치해주는 수술(full thickness tube graft)

Q&A

Q 01

간헐적 요도확장술과 빈번한 요도확장술은 어떻게 구분하는가?

A. 요도협착에 대한 요도확장술은 대개 진통제와 요도내 국소마취용 젤리를 주입한 후 실시하지만 시술시에 상당한 통증을 호소한다. 그러므로 '간헐석' 과 '빈번안' 을 정확히 구분하기는 어렵겠지만 시술환자가 겪는 정신적, 육체적 고통을 생각할 때, 1년에 3회 이하는 간헐적, 4회 이상은 빈번한 확장술로 구분할 수 있을 것이다.

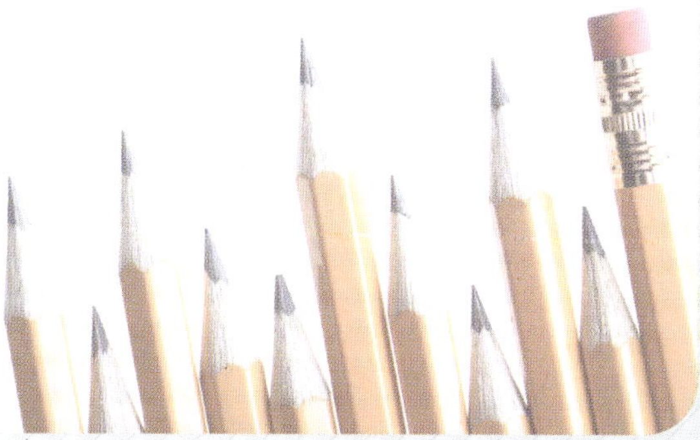

Q 02

요도협착에 대한 요도성형술 후, 요도협착이 재발하여 요도확장술을 받아야 하는 경우 검사와 확장술의 검사 횟수 및 기간은?

A. 요도협착에 대한 요도성형술 후에도 요도협착은 완전 해결되지 않고 정도의 차이는 있지만 요도협착이 남을 수 있으며, 이때는 요도협착의 정도에 따라 주기적인 요도확장술이 필요하고, 확장술의 기간은 요도성형술 후 요도협착증이 재발한 정도에 따라 수년에서 평생 동안이 될 수 있다. 요도성형술 후 요도협착의 정도를 확인하기 위하여 주기적인 검사를 필요로 하지만, 검사횟수는 요도협착의 정도와 검사의 종류에 따라서 1년에 1회에서 6회까지 필요로 한다.

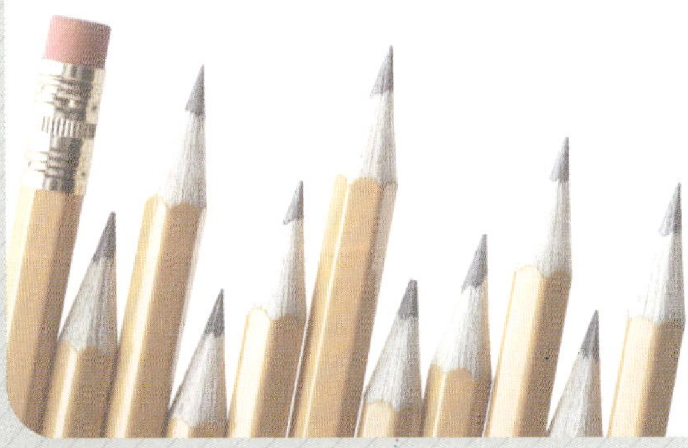

Q 03

사고 당시 요도손상을 받지 않았는데도 뒤늦게 요도협착이 발생할 수 있는지?

A. 교통사고에 의한 요도손상이 있었다면 사고 당시에 육안적 혈뇨나 외요도구를 통한 출혈, 배뇨장애 등이 나타났어야 하는데 그 당시에는 이같은 증상이 없었던 것으로 보아 바로 치료를 요할 정도의 요도손상은 없었던 것으로 추정된다. 음경부요도 전반에 걸쳐 발생한 요도협착은 요도내 굵은 고무호스(폴리 카테터 등)를 장기간 유치하였거나 자주 요도내에 기계적 조작(도뇨, 요도경 검사 등)을 하는 과정에서 발생할 수 있다. 그러므로 음경부 요도협착의 추정 가능한 원인으로는 ① 교통사고에 의해 요도(음경부 또는 구부요도)에 경미한 요도손상이 있었고 이의 후유증으로 손상된 요도 부위에 일치해서 부분적으로 발생한 요도협착을 치료(요도확장술, 내시경하 요도내절개술)하는 과정에서 음경부요도 전반에 걸쳐 요도협착이 발생하였거나 ② 교통사고 후 요도내 카테터를 장기간 유치하는 과정(거동 장애, 의식 불분명, 수술 등의 이유로 자가배뇨가 어려운 상태)에서 후유증으로 발생하였을 것으로 생각된다. 교통사고 자체에 의해 요도손상을 받았다 하더라도 음경부요도 전반에 걸쳐 요도협착이 일어나기는 어렵다.

II. 성기능장애

1. 발기부전

발기장애는 강직성 발기가 일어나지 않아 질내 삽입에 실패하거나 성공하더라도 성관계가 끝날 때까지 유지가 안되는 경우가 성관계의 25% 이상에서 발생하는 경우로서 6개월 이상 지속되면 검사를 받아야 한다.

발기부전을 일으킬 수 있는 가장 위험한 인자는 노화이다. 30대 남성에 비해 40대, 50대, 60대, 70대 남성에서 발기장애가 발생할 위험은 각각 4배, 7배, 11배, 22배로 증가한다. 1994년 펠드만 등이 40~70세의 미국 남성을 대상으로 발기력을 조사한 보고*(참고문헌; J Urol 1994;151:54-61)*에 의하면 40세의 39%, 50세의 49%, 60세의 57%, 70세의 67%가 '자신의 발기력을 온전하지 않다' 고 응답하였다. 1998년 김태효 등이 40~70세의 우리나라 정읍지역 남성을 대상으로 발기력을 조사한 보고*(참고문헌; 대한남성과학회지 1998;16:87-91)*에 의하면 40세의 26%, 50세의 37%, 60세의 69%, 70세의 85%가 '자신의 발기력을 온전하지 않다' 고 응답하였다. 그러나 발기장애의 발생빈도에 대한 연구보고는 조사방법에 따라 크게 차이가 나므로 해석에 유념해야 한다. 예를 들면 서울지역의 40~70대 남성에서 조사 대상자가 스스로 발기장애가 있다고 응답한 남성의 비율은 40대 7.3%, 50대 10.0%, 60대 23.9%, 70대 34.1%였으나 동일한 남성을 대상으로 국제발기능점수표에 따라 보다 객관적으로 평가하였을 때는 40대 76.6%, 50대 87.5%, 60대 96.8%,

70대 99.1%로 크게 차이가 났다(*참고문헌; 대한비뇨기과학회지 2002;43:52-60*). 우리나라와 외국에서 보고된 연령에 따른 발기장애 유병률은 부록에 별도로 수록하였다.

당뇨병은 발기장애의 중요한 위험인자로 발기장애의 위험을 4배나 증가시키며, 고혈압, 심장병, 고지혈증 등도 발기부전의 위험을 2배나 증가시키므로 이같은 질병을 기왕증으로 갖고 있었는지 면밀한 조사가 필요하다.

1) 원인

발기부전증의 원인은 신체적 결함에 의한 기질성 장애와 신체적으로는 아무런 문제가 없이 정신적 원인에 의해 발생하는 심인성 장애가 있다. 기질성과 심인성 발기부전증은 전혀 그 원인이 다르지만 나타나는 증상은 마찬가지이다. 심인성 발기부전은 100% 심리적 요인에서 비롯된 것이지만, 기질성 발기부전은 개개인에 따라 정도의 차이가 있겠으나 심인성이 어느 정도 동반된다. 어떤 환자는 발기부전의 90%는 기질성에서 비롯되었고 10%는 심인성일 수 있겠지만 어떤 환자는 기질성은 10% 밖에 되지 않는데 심인성이 90%일 수 있다.

(1) 심인성 발기부전증

우울하거나 불안, 초조, 두려우면 교감신경에서 '노아드레날린' 이란 물질이 분비된다. 이 '노아드레날린' 이란 물질은 발기를 억제하는 작용을 갖고 있다. 즉 의식적이건 무의식적이건 심리적으로 불안 초조한 상태에서 성적으로 흥분하면 발기를 일으키는데 필수적인 부교감신경의 혈관확장 작용을 '노아드레날린' 이 억제하여 발기력이 약하거나 심하면 아예 발기가 안되거나 발기가 되었다가도 도중에 시들어버린다.

일반적으로 심인성 발기부전의 직접적인 원인은 ① 잘 될까 하는 두려움, ② 이것을 하지 않으면 안된다고 하는 무의식적인 압박감, ③ 거절당할 것을 두려워하거나 상대방을 기쁘게 하려고 지나치게 마음을 쓰는 것도 원인이 된다. 우울증은 발기기능을 가장 황폐화시키는 심리적 요소이다. 40~70세의 남성에서 소우울증이 있을 때 42%에서 발기부전을 동반하며, 대우울증은 100%에서 발기부전을 일으킨다.

(2) 기질성 발기부전증

기질성 발기부전의 가장 흔한 원인은 당뇨병이며, 심혈관계질환, 직장암, 전립선암, 전립선비대증, 방광암 등으로 골반수술을 받았거나 골반골골절, 요도손상, 척수손상, 회음부손상 등의 외상을 받은 경우, 만성 알콜중독증, 동맥경화증, 고콜레스테롤혈증, 약물부작용(위궤양치료제, 고혈압 치료제, 신경안정제, 진통제, 마약, 이뇨제, 진정제 등), 흡연, 발기조직인 음경해면체 평활근의 섬유화 또는 이상 혈관, 성선기능저하증(남성호르몬 결핍증), 뇌하수체종양, 부신 또는 갑상선 질환, 신부전 또는 만성 간질환, 비만증 등이 원인이 된다. 흡연이 발기부전의 원인이 된다는 임상적으로 확실한 단서는 없으나 고혈압, 당뇨병, 고지혈증 환자에서의 흡연은 완전 발기부전의 가능성을 많게는 4배까지 증가시킨다(그림 3-18). 그러므로 손해보상 차원에서 피해자가 발기부전을 호소하는 경우에는 발기부전의 위험인자에 대한 기왕증과 손상 후 통증이나 스트레스에 대한 약물치료의 후유증으로 발생한 것인지 면밀한 조사가 필요하다. 발기장애를 일으킬 수 있는 약물을 부록에 열거하였다.

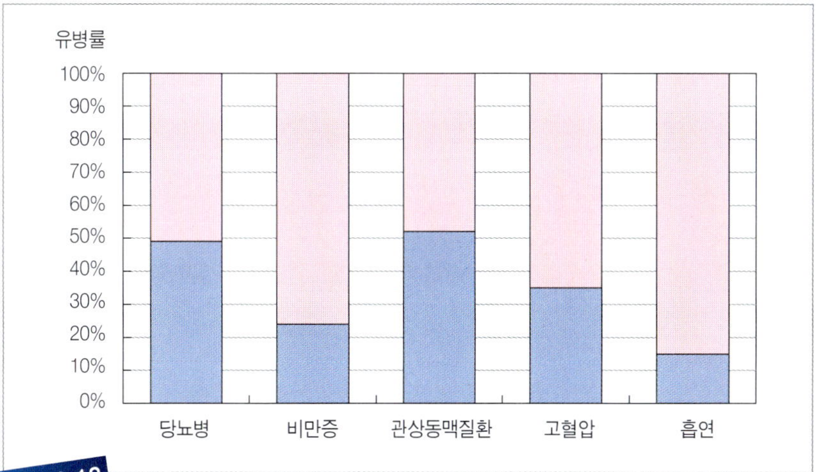

그림 3-18 발기부전 위험인자의 발기부전 동반율

① 당뇨병과 발기부전

발기부전은 당뇨병환자의 적어도 50%에서 발생한다. 발기부전의 발생시기는 일반인들에 비해 일찍 일어난다. 당뇨병환자에서 발기부전이 발생할 가능성은 당뇨병기간이 길수록, 혈당조절을 소홀히 했을수록, 말초신경병이 동반되었을수록, 연령이 증가할수록 증가한다. 35세의 당뇨병환자에서 발기부전의 발생빈도는 약 20%, 40대의 당뇨병환자에서는 약 35%, 50대에서는 35~45%이다(그림 3-19). 55세 당뇨병환자에서 발기부전 발생률은 70%, 65세 당뇨병환자에서는 95%까지도 보고되어 있다.

당뇨병환자의 50% 이상은 당뇨병 발생후 10년 이내에 발기부전이 나타나며, 12%의 당뇨병환자에서는 당뇨병이 발견되기 전에 발기부전이 첫 번째 증상으로 나타난다. 당뇨병환자에서 발기부전의 발생빈도는 제2형(비인

슐린 의존성 당뇨병)과 제1형(인슐린 의존성 당뇨병) 사이에 유의한 차이가 없지만, 제2형보다 제1형에서 더 이른 나이에 발생한다. 미국 매사추세츠주 남성노화 연구팀은 당뇨병 환자에서 발기부전의 발생 빈도는 같은 연령의 당뇨병이 없는 남성보다 3배나 높다고 하였다.

당뇨병환자에서 발기부전의 발생원인은 소동맥(발기동맥)의 경화증, 말초신경병, 음경해면체(발기조직)의 섬유화 등이다. 발기부전은 방광기능장애(배뇨장애)와 같은 당뇨병성 신경병이 있는 경우에는 거의 모든 환자에서 발생한다*(참고문헌; Textbook of Erectile Dysfunction Chapter 14 Risk factors for impotence, Edited by Carson C, Kirby R, Goldstein I, pp 141, ISIS Medical Media, Oxford, 1999)*.

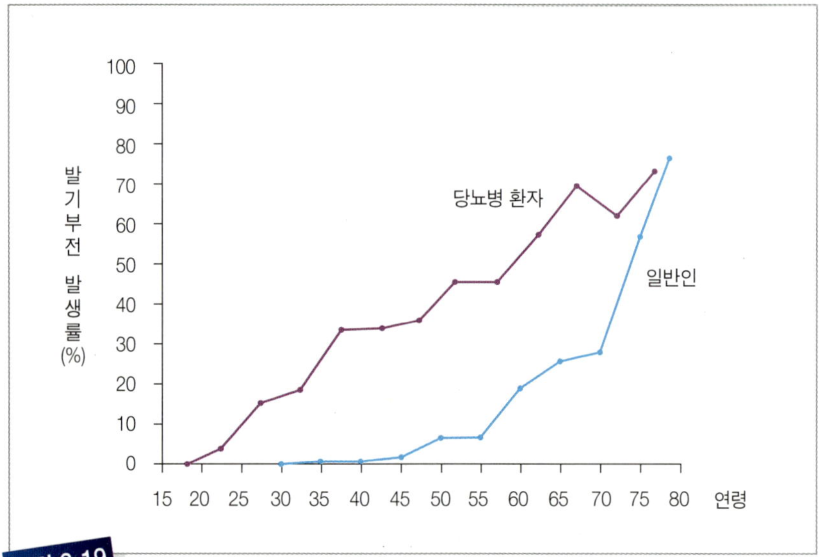

그림 3-19 당뇨병환자에서 연령증가에 따른 발기부전 발생률; 일반인과 비교

② 고혈압과 발기부전

동맥성 발기부전은 발기조직인 음경해면체내로 혈액의 유입이 불충분하여 일어나는 것으로 죽상경화증이나 외상에 의한 동맥의 폐색에서 비롯된다. 발기부전을 흔히 동반하는 혈관질환에는 고혈압, 심근경색증, 관상동맥우회수술, 뇌졸중이 있다. 예를 들면 고혈압 진단을 받을 당시에 환자의 8~10%, 급성 심근경색증 환자의 64%, 관상동맥수술 환자의 57%가 발기부전을 갖고 있다*(참고문헌; Feldman HA, et al. J Urol, 1994;151:54-61)*. 고혈압은 혈압이 높을수록 발기부전의 위험을 증가시키며(그림 3-20), 거의 모든 혈압강하제는 개인에 따라 차이가 있지만 발기장애나 사정장애 또는 양자 모두를 일으킨다. 특히 이뇨제와 베타차단제는 타 약제보다 발기장애 발생률이 높다.

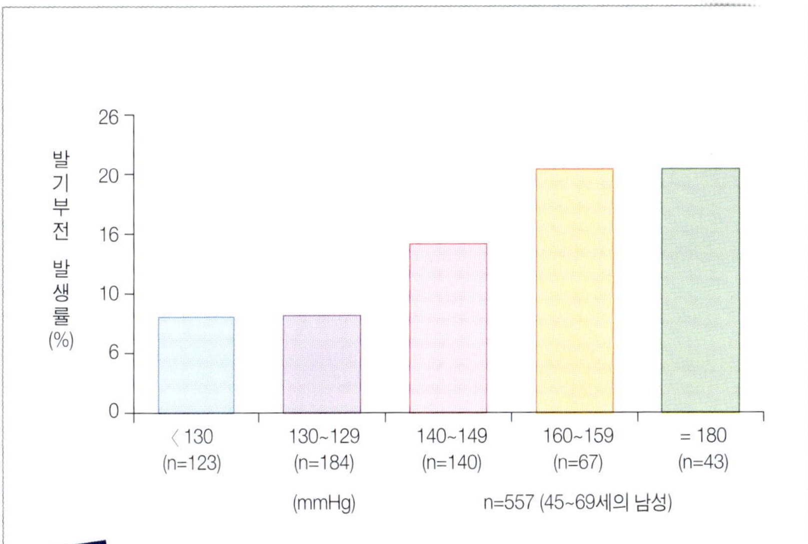

그림 3-20 고혈압환자에서 고혈압 정도에 따른 발기부전 발생빈도

34세~75세(평균 62.2세) 고혈압환자 104명중 68.3%가 다양한 정도의 발기장애를 갖고 있었는데 7.7%는 경도의 발기부전을, 15.4%는 중정도의 발기부전을, 45.2%는 심한 발기부전을 갖고 있었고, 고혈압이 없는 일반인에 비해서 심한 발기부전의 발생률이 높았다*(참고문헌; Burchardt M, et al. J Uorl 2000;164:1188-1191)*. 또 다른 보고에 의하면 고혈압 환자에서 발기부전의 발생 가능성은 정상 혈압인에 비해 1.3~2.1배 높으며, 발기부전 유병률은 21~46%이다*(참고문헌; Roth A, et al. Clin Cardiol 2003;l26:25-30. Grimm RH, et al. Hypertension 1997;29:8-14. Doumas M, et al. Asian J Androl 2006;8:177-182)*.

고혈압환자에서 발기부전 발생률은 고혈압의 지병기간과도 밀접한 상관관계가 있으며 3년 이내는 14%, 3~6년은 28%, 6년 이상은 60%이다. 또 혈압이 높을수록 발생률은 증가하여 수축기 혈압이 130 mmHg 이하이면 8%, 140~149 mmHg이면 14%, 150 mmHg 이상이면 21%로 증가한다*(참고문헌; Grim RH, et al. Hypertension 1997;29:8-14)*.

③ 관상동맥질환과 발기부전

관상동맥질환 환자에서 발기부전 동반율은 보고자마다 약간의 차이가 있어, 49%, 65%, 75%이다*(참고문헌; Montorsi F, et al. Eur Urol 2003;44:360-364, Solomon H, et al. Am J Cardiol 2003;91:230-231, Kloner RA, et al. J Urol 2003;170:S46-50)*. 관상동맥질환 환자와 정상 대조군의 연령을 보정한 발기부전 유병률 비교연구에 의하면 관상동맥질환 환자에서는 66%로 정상 대조군의 37%보다 약 2배 높았다.

④ 손상과 발기부전

a. 척수손상과 발기부전

천수 2~4번의 발기중추보다 상위의 운동신경원성 손상은 모든 환자에서 반사성 발기를 유발하며, 발기중추보다 하위의 운동신경원성 손상은 90%에서 심인성 발기를 유발한다. 그러나 이들 환자는 발기가 되더라도 적절한 시간 동안 발기를 유지할 수 있는 것은 아니다. 그러므로 비록 환자들이 설문조사에서 반사성 발기나 심인성 발기가 가능하다고 이야기하더라도 그 발기는 성관계가 가능할 정도로 충분한 발기 또는 발기지속시간이 아닐 수 있으며, 발기력의 보완이 필요할 수 있다.

척추와 척수는 태어날 때는 길이가 일치하나 출생후 성장하면서 척추는 길어지는데 척수는 척추의 성장에 따라가지 못하여 척수길이가 척추길이보다 짧아지게 된다. 그러므로 경추부위에서는 경수가 비슷한 부위에 위치하지만 아래로 내려갈수록 편차가 커져 척수가 끝나는 부위인 원뿔(conus medullaris)은 요추 1~2번에 위치한다. 뇌중추로부터 내려온 신경들은 원뿔에서 교차한 후 말총과 같은 모양으로 뻗어내려 간 다음 천추의 구멍을 통해 빠져나간다. 말총이 끝나는 부위는 요추 5번~천추 1번에 위치한다.

추간판탈출증수술은 대부분 요추 2~3번에서부터 요추 5번~천추 1번 부위에서 이루어지며 요추 1~2번 부위는 거의 없다. 요추 1번 부위에 손상을 받으면 원뿔 마지막 부위 즉, 뇌중추로부터 내려온 신경들이 총집합하여 교차하는 부위로서 배뇨, 배변 및 발기중추(천수 2~4번)가 있으므로 기능장애(배변, 배뇨, 성기능)가 심하고 회복이 어렵다. 그러나 말총이 압박받거나 손상을 받은 경우는 부분적인 장애가 온다. 말총의 바깥부위는 요수로부터 내려온 신경다발이, 안부위는 천수로부터 내려온 신경다발이 내려간다.

b. 골반골 골절과 발기부전

골반골절을 포함한 골반손상시 발기부전이 동반될 가능성은 23~80%이며, 발기부전의 원인은 음경동맥의 손상에 의한 동맥폐쇄나 발기신경의 손상 또는 두가지 모두가 원인이지만 각각의 정확한 원인별 빈도는 문헌상 찾아볼 수 없다*(참고문헌; Impotence, Bennett AH, pp 213-228, WB Saunders, 1998)*.

골반골절시 동맥손상을 받는 기전은 골반골절후 요도손상을 받은 것과 같다. 골반골절과 함께 요도손상이 일어나는 가장 흔한 원인은 골절과 함께 치골이 위로 이동하면서 치골전립선 인대가 파열되고 요도가 잡아 당겨지면서 찢어지는 것이다. 똑같은 원리로 동맥이 손상을 받게 된다. 두 번째 흔한 원인은 양측 치골의 상하지 골절이 일어나면서 골절편이 후하방으로 이동하면 요생식격막이 갑작스럽게 후퇴하면서 요도의 단두대와 같은 역할을 하여 요도파열이 발생하고 같은 원리로 동맥이 손상을 받게 된다. 발기신경

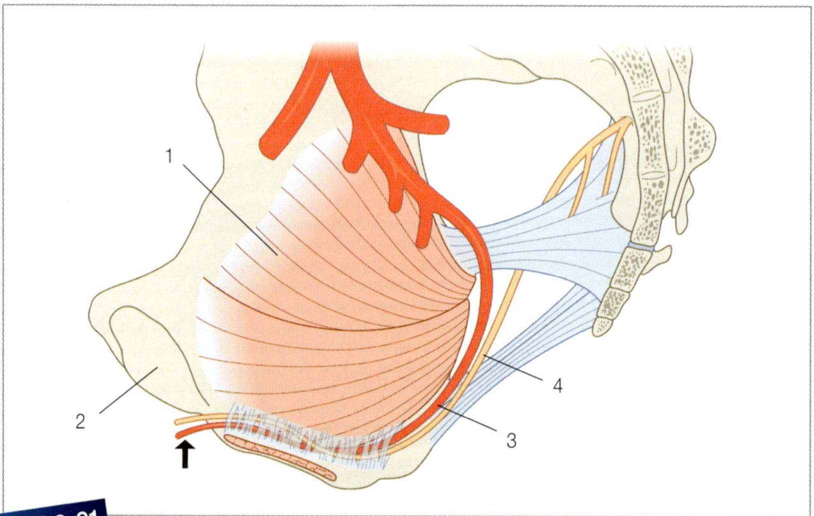

그림 3-21 발기동맥(적색)과 발기신경(노란색)의 주행방향(1. 내폐쇄근, 2. 치골유합, 3. 발기동맥, 4. 발기신경); 발기신경과 발기동맥은 치골 직하부위를 통과한다(화살표).

은 골반신경에서 기원하여 전립선 첨체부위에서 요도 외측을 주행하여 요생식격막을 관통한 다음 음경해면체내로 들어가게 된다. 발기신경은 발기동맥과 나란히 치골결합 아래를 주행하므로 골반골, 요도손상에 함께 손상받기 쉽다(그림 3-21).

c. 골반 및 회음부 둔상과 동맥 폐쇄

신체 어느 부위에서든 둔상을 받으면 손상을 받은 부위의 동맥에 폐쇄성 병변이 발생하는 것이 증명되었다. 예를 들면 보행에 불편이 있어 목발을 장기적으로 짚고 다니는 경우 겨드랑이 동맥에 폐쇄성 병변이 발생하며, 손을 이용하여 망치로 바닥을 반복하여 치는 경우 손바닥의 동맥이 막히게 된다. 이처럼 둔상에 의해 동맥의 폐쇄가 일어나는 것은 전체 동맥 손상의 5~41%를 차지하는 것으로 보고되었다.

회음부 둔상(straddle injury, saddle injury; 발로 차이거나 말안장을 타듯이 막대기나 철봉에 걸터앉으면서 받는 회음부 손상)도 동맥성 발기부전을 일으킬 수 있다. Kerstein 등은 발기력이 정상인 20명의 남성에게 패드를 부착시키지 않은 자전거 안장에 앉히고 음경의 혈압을 측정하였더니 동맥성 발기부전 환자에 버금가는 수준으로 떨어지는 것을 관찰했다. St. Louis 등은 농구를 하다가 회음부 둔상을 받고 음경동맥이 완전 폐쇄되어 발기부전이 발생한 경우를 보고하였다.

Levine 등은 동맥사진에서 동맥 폐쇄에 의한 131명의 발기부전 환자를 분석한 결과, 20명은 회음부 둔상을 받고 바로 발기부전이 발생하였으며 7명은 골반부 둔상을 받고 바로 발기부전이 발생하였고, 104명은 둔상을 받고 한참 후에 발기부전이 발생하였거나 손상을 받은 적이 없었다고 하였다.

이 같은 사실은 손상후 바로 발기부전을 동반하지 않는 둔상은 나중에 동맥성 발기부전을 일으킬 위험요소가 된다는 것을 시사하며, 손상 당시 발견되지 않았거나 외관상으로는 별로 표시가 나지 않는 손상은 원인불명의 발기부전의 원인이 될 가능성이 있다는 것을 의미한다*(참고문헌; Impotence, Bennett AH, pp 213-228, WB Saunders, 1998)*. 동맥손상에 의한 발기부전환자는 동맥폐쇄가 손상받은 부위 즉, 음경동맥에서만 발견되지만 동맥손상이 없이 당뇨병이나 고지혈증, 동맥경화증, 흡연 등과 같이 혈관폐쇄 위험인자에 의한 동맥의 폐쇄성 병변으로 발생한 발기부전환자의 동맥폐쇄는 음경동맥을 포함하여 신체 전반에 걸쳐 광범위하게 발견되고 대동맥과 장골동맥과 같은 큰 동맥의 폐쇄를 동반하는 경우가 많다.

회음부 둔상시 음경동맥의 폐쇄가 일어나는 기전은 음경동맥은 치골결합부 바로 아래부위를 통과하는데 회음부가 치골과 어떤 물체 사이에서 압박을 받으면 음경동맥의 손상을 받게된다. 회음부 손상 후에 발생한 발기부전환자에서 요도손상이 동반된 경우는 흔치 않다. 이것은 심하지 않은 회음부둔상은 요도손상보다 동맥손상을 일으키기 쉽다는 사실로 알 수 있다.

회음부 둔상시 발기부전은 동맥 절단에서 비롯되는 것이 아니고 혈관내피세포의 손상에서 비롯된다. 회음부 손상을 받으면 손상 당시에 동맥사진을 찍어도 정상으로 보이겠지만 음경동맥의 내막이 손상을 받아 투과력이 증가하여 이차적으로 섬유소, 탄력소, 지방축적에 의해 내막의 평활근 증식이 일어나 동맥폐쇄가 뒤늦게 발생하게 된다. 그런데 이때 동맥 폐쇄를 유발하는 혈관위험인자인 당뇨병, 고지혈증이 있다든지 담배를 피우면 동맥폐쇄를 일으킬 위험은 더욱 증가하게 된다.

자전거사고, 추락, 회음부를 지속적으로 받히는 경우 동맥내피세포의 손상을 일으켜 원인불명의 발기부전의 환자에서 동맥폐쇄성 질환을 일으키는 원인이 될 수 있다.

d. 음경 둔상과 동맥 폐쇄

음경은 발기상태에서 둔상을 받기 쉽다. 발기시 음경해면체내 높은 혈압이 이 같은 손상의 중요한 역할을 한다. 성관계 동안 음경손상(음경골절)은 발기음경이 질에서 빠져나와 다시 넣으려 할 때 파트너의 회음부나 치골에 부딪히면서 발생하는데 주로 파트너가 상위에 있을 때 이같은 일이 발생한다. 음경손상은 자위행위시나 수면중 발기 상태에서 몸을 뒤척이다가 발생하기도 한다. 이같은 경우 음경해면체의 백막이 터지면서 출혈이 일어나 발기음경이 시들어지면서 외관상 피멍이 들고 음경이 뒤틀리게 된다. 즉각 파열된 음경해면체 백막을 봉합해 주어야 하는데 그대로 방치하면 84%에서 발기시 혈액누출이 일어나고, 37%에서 음경동맥의 폐쇄로 혈액유입장애가 일어나 발기부전을 동반한다.

2) 진단

발기부전증은 생명을 위협하는 질환은 아니기 때문에 진단을 위한 검사와 치료는 환자가 원하는 치료방법, 신체적 및 정신적 건강상태, 치료동기, 치료후의 결과에 대한 기대치 등에 따라 선택하게 된다. 예를 들어 먹는 약만 원하는 환자에게 발기유발제의 음경해면체내 주사에 의한 약물발기검사를 할 필요는 없을 것이며, 혈관수술을 원하지 않는 환자에게 동맥조영술 등의 침해적 검사를 할 필요는 더욱 없는 것이다. 그러나 손상에 의한 발기부전으로 배상의 문제가 발생하면 발기장애의 원인을 규명하여야 하기 때문에 완전한 검사를 요한다.

발기부전의 진단을 위한 기본 검사실 검사로는 혈당치, 혈중지질치(총 콜레스테롤, LDL 콜레스테롤, HDL 콜레스테롤, 중성지방), 혈중 테스토스테론치 측정이 있다. 발기부전의 원인이 심인성인지 기질성인지를 확인할 필요가 있는 경우에는 야간의 수면중 음경발기검사(nocturnal penile erection, NPE test) 및 시청각성자극 발기검사(audiovisually sexual stimulation, AVS test)를 시행한다.

(1) 수면중 발기검사

야간의 수면중 발기는 연령에 관계없이 잠자는 동안 자기의사와 관계없이 일어나는 자율적 현상으로 72~100분마다 나타나며 1회에 20~40분 지속한다. 수면전의 성행위나 성적흥분 또는 금욕이 야간발기의 양상을 변화시키지는 못한다. 야간발기 횟수는 사춘기 이후부터 평생동안 대체로 3~5회로 비슷하게 일어나나 수면중 발기의 총시간은 사춘기 이후부터 서서히 감소하여 사춘기 때는 수면시간의 40%이던 것이 65세가 되면 수면시간의 20%로 감소한다.

심인성 발기부전환자는 수면중에는 의식이 없고 자기의사가 개입되지 않아 수면중 자연적으로 일어나는 생리적 현상인 음경발기를 억제할 수 없으므로 정상발기를 보이나 기질적 발기부전환자는 비정상적 발기를 나타낸다. 그러므로 수면중 발기검사는 심인성 발기부전과 기질성 발기부전을 감별진단하는데 선별검사로서 유용하다.

수면중 발기검사는 Rigiscan(그림 3-22)을 이용한 검사가 주로 이용되며, 적어도 2일, 가능한 3일간 연속 측정하여 가장 발기상태가 좋은 것을 분석

평가한다. Rigiscan은 수면중에 발기가 몇 회 일어났고, 얼마 동안 지속되었으며, 강직도가 어느 정도였는지 그래프와 수치로 나타나므로 객관적 평가가 가능하다. 강직도가 40% 미만이면 성교 불가능한 발기, 40~70%는 힘을 가하면 구부러지나 성교가능한 발기, 70% 이상은 충분한 강직도를 뜻한다. 70% 이상 강직도의 발기가 10분 이상 지속된 경우 정상 발기반응으로 평가한다(그림 3-23). 그러나 신체적으로 뚜렷한 원인 없이 수면중 발기가 없는 사람이 있으며, 수면장애가 있는 경우에는 수면중 발기가 감소되거나 없을 수도 있기 때문에 수면중 발기검사의 판독에 주의하여야 한다. 더욱이 손해배상을 위해 검사를 받는 경우 보상심리로 피해자가 고의적으로 잠을 자지

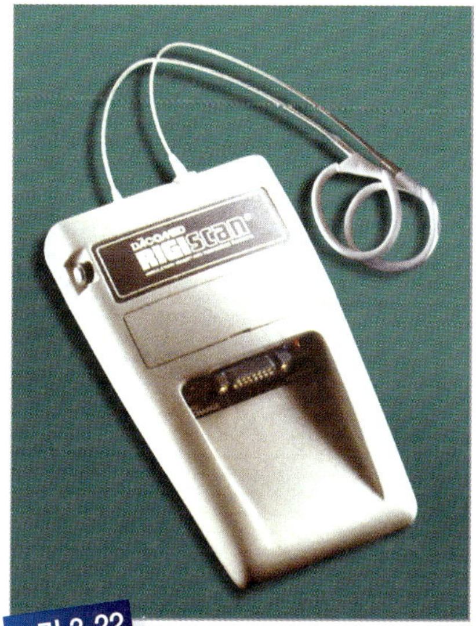

그림 3-22 수면중 발기검사 또는 시청각 성자극 발기검사를 위해 이용되는 Rigiscan; 두개의 고리를 음경의 원위부 및 기저부에 감으면 발기가 어떻게 일어났는지 본체에 입력된다.

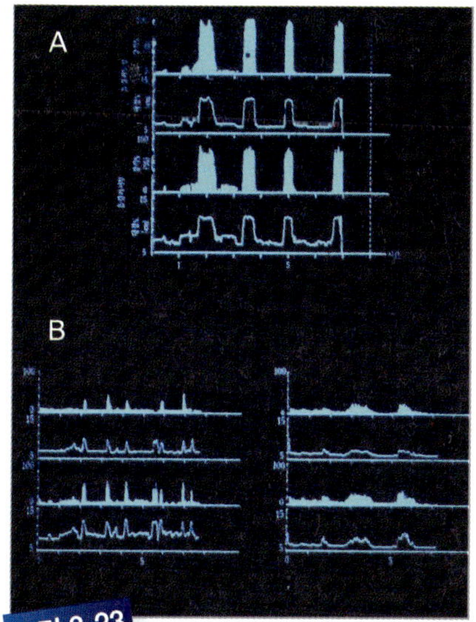

그림 3-23 Rigiscan을 이용한 수면중 발기검사 결과; A. 정상인, 심인성 발기부전환자의 수면중 발기반응, B. 기질성 발기부전환자의 수면중 발기반응; 발기지속시간이 짧거나(좌측), 발기 강직도가 약하다(우측).

않으면 비정상 발기반응을 보이므로 반드시 환자의 수면상태를 확인하여야 하며, 고의성이 의심스러울 때는 수면제를 복용시킨 후 검사하거나 수면중 뇌파검사를 동시에 시행하여 수면상태를 확인하여야 한다.

(2) 시청각 성자극 발기검사

시청각 성자극 발기검사는 한편의 에로영화를 보여주면서 즉 시청각 성자극을 가하면서 Rigiscan을 이용하여 발기반응을 측정하는 것으로 심인성 자극에 의한 발기를 검사한다는 점에서 수면중 발기검사보다 생리적인 검사이며 비침습적이므로 발기부전환자의 검사에서 초기의 선별검사로서 유용하다. 또 시행하기가 덜 성가시며, 비교적 단시간 내에 시행할 수 있고, 경비가 절감되므로 수면중 발기검사의 대용검사로서 유용하다. 그러나 정상 발기의 남자도 검사실에서는 시청각 성적자극에 의해 완진발기를 보이지 않는 경우가 흔히 있으며, 전신상태의 불량, 고연령 환자, 시청각 자극에 무관심하거나 시청각 성자극에 과다하게 노출되었던 환자나 심리적으로 초억압을 보이는 경우에는 반응도가 감소할 수 있으므로 판독에 주의해야 한다. 특히 피해자가 손해배상을 목적으로 검사를 받는 경우에는 눈을 감거나 귀를 막아 의도적으로 성적 자극을 회피할 수 있으므로 판독에 주의하여야 한다.

수면중 발기검사에서 불완전반응을 나타내면 혈관성 발기부전이 의심되므로 혈관작용제를 음경해면체내 주사하고 수지자극을 병용하여 약물발기검사(combined injection and stimulation, CIS test)를 시행한다. 이 때 양성 발기반응을 보이면 혈관계는 정상이거나 경도의 동맥성 발기부전이 있을 수 있다. 그러나 불완전 반응을 보이거나 완전 발기반응을 보이더라도 동맥성 발기부전이 의심되면 음경해면체동맥의 복합초음파검사를 시행하여 동맥의 혈류유입상태를 확인하고 혈류유입에 문제가 있다고 판단되면 어느 동맥에 손상(협착)이 있는지 확인하기 위해 선택적 내음부동맥조영술을 시행하고, 발기시 음경해면체로부터 혈액의 누출이 의심되면 역동학적 음경해면체내압측정술 및 음경해면체조영술을 시행한다(그림 3-24). 신경인성 발기부전이 의심되면 음경의 체감각신경 이상 유무를 확인하기 위하여 음경진동각측정을 비롯하여 체감각유발전위검사, 좌골근전도검사 등의 신경학적 검사를 실시한다(그림 3-25).

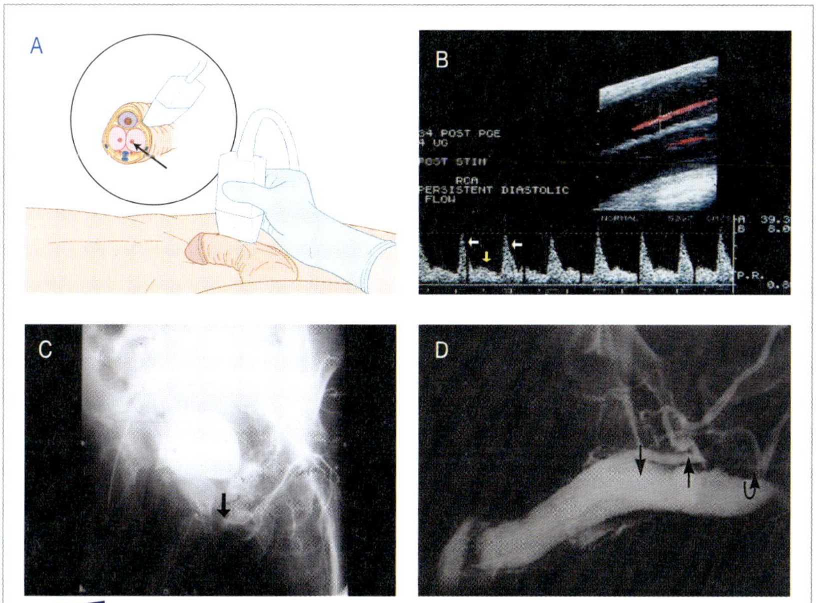

그림 3-24 음경혈관게 발기검사; A. 색도플러를 이용한 음경해면체동맥 복합초음파검사, B. 초음파검사에서 음경해면체동맥의 수축기(화살표)와 이완기(노란색화살표) 혈류속도, C. 선택적 음경동맥조영술로 음경동맥의 폐쇄 확인(화살표), D. 음경해면체조영술로 혈액누출 확인(화살표)

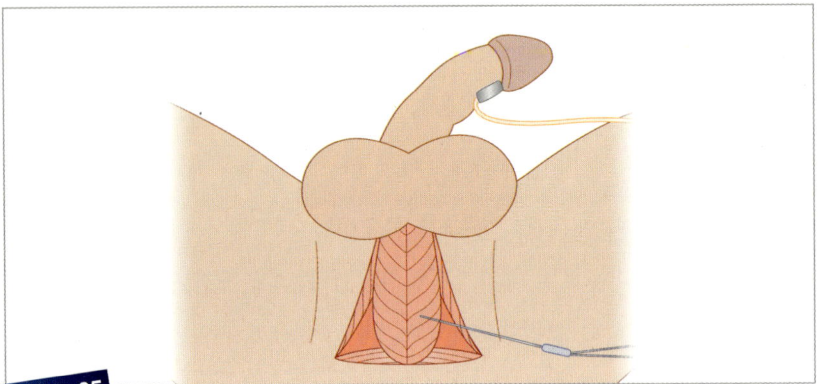

그림 3-25 신경학적 발기검사; 외음부신경 체감각유발전위검사

3) 치료

발기부전의 치료는 일차적으로 경구용 약물을 이용하고, 효과가 없거나 부작용이 심하여 더 이상 이용할 수 없거나 금기증에 해당하면, 이차적으로 자가주사요법을 이용하며, 주사요법에도 효과가 없거나 자가주사에 불편함, 거부감 내지 공포감으로 이용할 수 없으면 마지막 방법으로 음경보형물 삽입술을 이용한다(표 3-9).

경구용 약물에는 sildenafil(비아그라), tadalafil(시알리스), vardenafil(레비트라)와 국산인 udenafil(자이데나), mirodenafil(엠빅스)의 5가지가 있으며, 5가지 모두 발기를 유도하는 작용기전(phosphodiesterase 5형 길항제)은 같으나 약역동학이 조금씩 달라 작용시간과 부작용에 차이가 있다. Sildenafil, vardenafil, mirodenafil은 복용후 1~2시간이 성관계에 가장 적절한 시간이며, tadalafil과 udenafil은 약효가 각각 24시간, 10시간 이상 장시간 지속된다. 경구용 약물은 나이와 발기부전의 원인에 관계없이 60~70%에

표 3-9 세계보건기구(WHO)에서 추천하는 발기부전치료 지침

1차치료	경구용 약물
2차치료	음경해면체내 주사요법 요도내 혈관확장제 주입요법
3차치료	음경보형물 삽입술
호르몬 요법, 음경혈관재건술	선택된환자
진공압축기	언제든
성치료	심인성 발기부전 또는 다른 치료의 보조요법

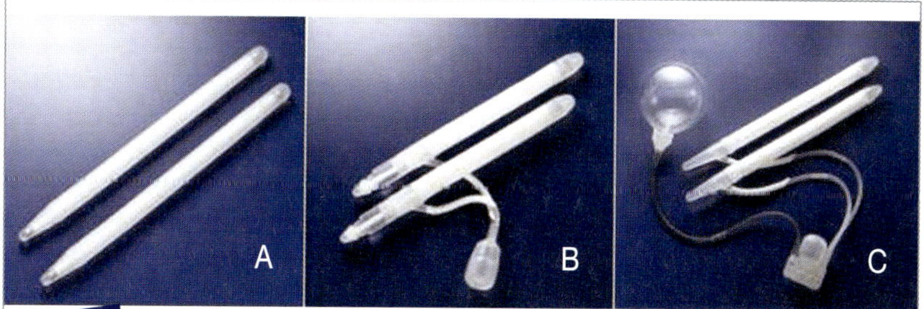

그림 3-26 A. 굴곡형 음경보형물, B. 두조각형 팽창성 음경보형물, C. 세조각형 팽창성 음경보형물

서 성공적인 성관계가 가능하다. 경구용 약물은 성적 흥분이 있어야 약효과가 나타난다. 약물의 종류에 관계없이 가장 흔히 나타나는 부작용은 홍조와 두통이다. 질산염제제를 복용하는 관상동맥질환 환자는 경구용 발기부전치료제를 함께 복용하면, 혈압이 30 mmHg 이상 크게 떨어져 쇼크 사망할 수 있으므로 절대 금기증에 해당한다.

주사요법을 위해서는 알프로스타딜 단독 또는 알프로스타딜, 파파베린, 펜톨아민의 3가지 혼합약제가 주로 이용되며, 발기부전환자의 나이와 원인

에 관계없이 약 85%에서 성공적 성관계가 가능하다. 주사용 약물은 성적 흥분과 관계없이 주사후 5~10분에 완전 발기가 나타난다.

음경보형물삽입술은 음경해면체 내에 보형물을 삽입하여 발기를 필요에 따라 인위적으로 유도하는 것으로 모든 환자에서 성공적인 성관계를 기대할 수 있다. 사정과 오르가슴은 장애가 별도로 없다면 정상적으로 일어날 수 있고, 수술의 만족도는 90% 정도이다. 음경보형물에는 굴곡형 보형물, 두조각형 팽창성 보형물, 세조각형 팽창성 보형물이 있으며(그림 3-26), 굴곡형 보형물과 세조각형 팽창성 보형물이 주로 사용된다. 세조각형 팽창성 보형물은 압축 음경해면체에 삽입되는 두 개의 실린더와 하복부에 삽입되는 생리식염수 저장소(reservior) 및 음낭 내에 삽입되는 펌프로 구성된다. 펌프를 여러 차례 눌러주면 저장소내의 생리식염수가 일단 실린더 내로 이

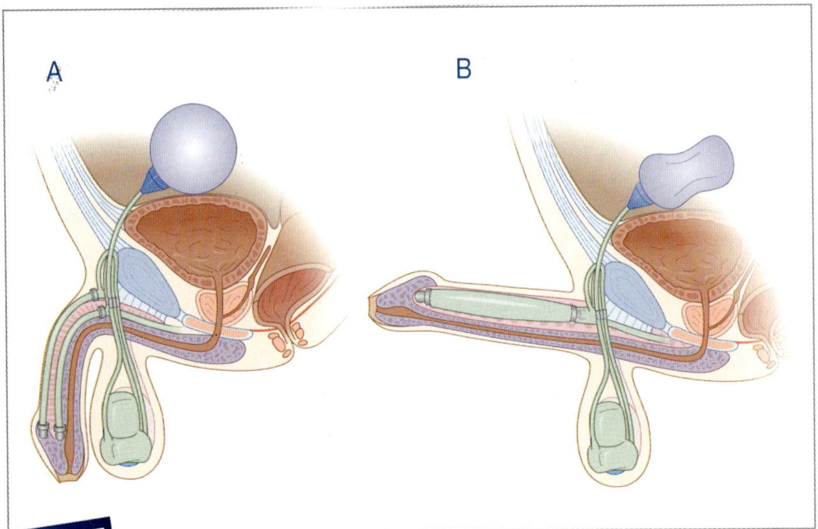

그림 3-27 A. 삽입한 세조각형 팽창성 음경보형물의 평상시 상태, B. 삽입한 세조각형 팽창성 음경보형물을 발기시킨 상태

동하여 말기 상태를 만들며, 펌프 아래 부위의 이완밸브를 누르면 음경해면체내로 들어갔던 생리식염수가 다시 저장소로 들어가 평상시 상태로 돌아간다(그림3-27). 세조각 팽창성 보형물은 평상시와 발기시의 모양이 가장 자연에 가깝다. 그 외 진공압축기나 선택적 환자에서 성치료, 혈관재건수술을 시행할 수 있다. 현재 전체 발기부전환자의 약 80%는 경구용 약물로, 10%는 주사요법으로 치료하고 있다.

Q&A

Q 01

36세 남자로 교통사고 후에 자녀가 출생하였는데 발기불능의 장해를 인정할 수 있는지 여부 및 만약 장해가 인정된다면 그 구체적인 이유는?

A. 기 발행된 진단서에 "환자의 발기부전의 일차적 원인은 외상후 스트레스장애와 인지장애 및 이를 치료하기 위한 정신과적 약물치료의 부작용에서 비롯되었다고 생각되며" 에서 언급되었듯이 본 환자의 발기부전은 신체적 이상이 있는 것이 아니므로 외상후 스트레스가 해소되고 인지장애를 치료하기 위한 정신과 약물복용을 중지하면 언제든지 발기력을 회복할 수 있을 것이다. 그러나 부인과의 사이에 아기가 출생한 것으로 발기력이 완전 회복되었다고 단정적으로 이야기할 수 없다. 그 이유는 발기부전은 정도에 따라 질내삽입이 전혀 불가능한 경우도 있지만 질내삽입은 가능하나 유지가 어려운 경우도 있으며 이런 경우에는 질내 사정이 이루어지면 임신이 가능하다. 뿐만아니라 발기부전이 항상 발생하는 것이 아니라 때에 따라서는 성관계가 가능할 정도의 발기부전이 발생할 수도 있다.

Q 02

26세 남자로 약물발기검사, 음경해면체동맥 복합초음파검사, 야간의 수면중 음경발기검사, 혈중남성호르몬검사, 구해면체반사지연시간검사, 외음부신경 체감각유발전위검사 등의 음경발기에 관련된 혈관 및 신경 정밀검사에서 이상소견을 발견할 수 없었으나 수상 후부터 계속해서 발기부전을 호소하고 있으며, 집중력 저하, 우울증, 의욕상실 등의 뇌진탕후 장애와 기질성 정신장애를 계속해서 호소하고 있는데 현 상태와 본 교통사고와의 상당인과관계 및 관여도는?

A. 음경의 발기 신경과 혈관에는 문제가 없더라도 집중력 저하, 우울증, 의욕상실 등 뇌진탕후 장애와 기질성 정신장애는 성욕감퇴와 집중력 저하에 의한 발기부전의 직접적 원인이 되므로 발기부전은 교통사고와 상당 인과관계가 있으며 관여도는 100%로 생각된다.

Q 03

골반골이나 생식기에 직접적인 손상 없이 발기부전 발생 가능한지?

A. 골반골이나 생식기에 직접적인 손상이 없었고 손상 후 바로 발기부전이 발생하지 않았다 하더라도 둔상은 나중에 동맥성

발기부전을 일으킬 위험요소가 될 수 있으며, 손상 당시 발견되지 않았거나 외관상 별 탈 없는 손상은 원인불명의 발기부전의 원인이 될 가능성이 있다. 회음부 둔상시 발기부전은 동맥 절단에서 비롯되는 것이 아니고 혈관내피세포의 손상에서 비롯되므로 손상당시에는 혈관 검사를 해도 이상을 발견할 수 없다.

Q 04

진단서상 정신적 원인의 발기부전으로 진단되었으며 현재 정신과 치료중인데 비뇨기과에서 본 사고로 인정가능한 발기부전의 적정 노동력 상실률 및 기간은?

A. 심인성 발기부전의 인정은 정신과에서 발급된 진단서에서 외상후 스트레스장애와 직접적인 관계가 있으므로 심인성 발기부전의 인정 여부를 비뇨기과적 검사결과로 판단할 수는 없다. 정신과적으로 외상후 스트레스장애가 인정된다면 심인성 발기부전도 함께 인정되어야 하며 기질성 발기부전이든 심인성 발기부전이든 발기장애가 있는 것은 마찬가지이므로 노동력 상실율은 맥브라이드 음경 IV-B의 15%에 해당하며, 인정기간은 스트레스장애의 인정기간에 따라 결정되어야 할 것이다.

Q 05

남자 25세로 방광파열에 대한 치료 후, 검사상 모두 정상으로 판명되었고 사정과 성교도 가능한데 발기정도가 사고 전과 비교하여 50% 수준이라고 하는데 심인성 발기부전으로 인정하여야 하는지?

A. 발기부전의 정의는 질내 삽입이 불가능하거나 발기가 되더라도 본인과 배우자 모두가 만족할 정도로 발기가 유지되지 않는 일이 전체 성교의 25% 이상 발생할 때를 의미하므로 성교와 사정이 가능하다면 발기부전으로 진단내리기 곤란하다고 생각된다. 발기력이 50% 감소했다는 것은 어디까지나 피해지 본인의 주관적인 이야기이며, 치료를 위해 스스로 병원을 찾는 일반 발기부전환자와 달리 배상문제로 신체감정의 경우 환자의 주관적 이야기를 액면 그대로 받아들이기 곤란하다고 생각되며, Rigiscan을 이용하여 야간의 수면중 발기검사나 시청각성자극 발기검사, 약물발기검사 등으로 발기 강직도를 확인할 필요가 있겠다.

Q 06-1

여성의 신경손상에서 비롯된 성기능장애를 확인할 수 있는 객관적인 검사와 치료방법, 호전 가능성 여부는?

A. 신경손상에 의한 여성 성기능장애의 진단을 위해 신경학적 검사(구해면체근 반사지연검사, 외성기 감각검사, 진동각측정 등)를 시행한다.

치료방법은 남성의 발기장애에 해당하는 여성의 질분비액 부족은 질윤활액을 이용하면 성관계가 가능할 수 있다. 그러나 남성에서 인위적 발기로 성관계가 가능하게 되었지만 감각 상실 내지 감소가 있으면 치료할 수 없듯이 여성도 이를 해결할 수 있는 방법은 없다.

호전 가능성은 남성의 신경인성 발기부전과 마찬가지로 호전 가능성은 신경손상의 자연 회복여부에 달려 있다. 신경손상의 회복은 거의 모두 수상후 2~3년 이내에 이루어지며 그 이후는 더 이상의 회복을 기대하기 어렵다.

Q 06-2

여성 성기능장해 인정과 동시에 남성의 발기유발과 관련된 향후 치료비를 산정할 수 있는지 여부는?

A. 여성 성기능장애에 대해 장해를 인정할 수 있으나 특별한 치료방법이 없는데도 불구하고 남성의 발기장애치료에 준하여 향후 치료비를 산정하는 것은 문제가 있다고 생각된다.

Q 06-3

인정 가능한 비뇨기과 장해 및 향후 치료비 추정

A. 남성 발기부전은 성관계 자체가 불가능하게 되지만 여성 성기능장애는 질윤활액을 이용하면 성관계 자체가 불가능한 것은 아니므로 맥브라이드 음경 IV-B 15%의 2/3인 10%를 인정하는 것이 적절할 것으로 생각된다.

치료비는 여성의 신경인성, 혈관성 성기능장애에 대한 치료방법이 없으나 질분비장애에 대해서는 질윤활액의 비용을 산정할 수 있을 것이다.

2. 사정장애

사정장애에는 완전 사정불능으로부터 지루증, 조루증, 역사정, 사정량 감소에 이르기까지 다양하게 있다.

사정장애의 원인으로 척수의 손상과 질환, 말초 교감신경의 손상, 당뇨병 등이 있으며, 이는 지루증/사정불능을 일으킬 수 있다. 아편 등의 최면제, 알콜 등의 진정제, 항남성홀몬제, 교감신경차단제, 항정신병약물, 항우울제, 신경안정제 등의 약물도 자루증을 일으킬 수 있다. 지루증은 또 외상후 스트레스, 불안감, 죄책감 등의 정신적 원인으로도 발생할 수 있다. 고혈압이나 증상적 전립선비대증 치료를 위해 이용되는 알파 아드레날린성 수용체 차단제는 역사정을 일으킬 수 있으며, 전립선비대증 치료제인 5알파 환원효소 길항제는 사정량을 감소시킬 수 있다.

■ 척수손상과 사정장애

척수가 손상되면 다친 부위에 따라 정도의 차이는 있지만 약 85~97%의 환자는 사정능력을 잃게 된다. Zeitlin 등(1958)은 100명의 환자를 대상으로 면접에 의한 조사결과, 64%에서 완전발기가 가능했으나 사정은 3%에서만 가능했다고 보고했다. 1960년 Bors와 Comarr는 529명의 척수손상환자를 대상으로 성기능에 대해 조사하였던 바, 발기능력은 불완전 하부운동신경원 손상에서 가장 흔히 유지되었고, 완전 척수손상 중에서는 완전 하부운동신경원 손상보다 완전 상부운동신경원 손상에서 흔히 유지되었다. 그러나 사정능력은 완전 상부운동신경원 손상(〈5%)보다 완전 하부운동신경원 손상(15%)에서 흔히 유지되었고, 불완전 하부운동신경원 손상의 경우에는

70%에서 가능하였다. 국내 보고로는 1990년 김 등이 사정은 31%에서 가능하였고 불완전 하부운동신경원 손상(66%)에서 가장 높았으며, 완전 상부운동신경원 손상(14%)에서 가장 낮게 나타나 구미의 보고에 비해 사정 가능성이 다소 높았다.

사정장애의 진단을 위한 검사로 음경의 감각평가와 구음경해면체반사검사를 실시하며, 진동각측정기를 이용한 음경의 신경학적 검사는 신경인성 사정장애를 증명하는데 도움이 될 수 있다. 역사정의 진단을 위해서는 사정 후 소변검사를 하여 정자의 출현을 확인하며, 사정관 폐쇄가 의심되면 경직장 초음파검사가 필요하다.

사정장애의 치료는 그 원인이 약물복용이나 기질적 질병에 있다면 이런 원인요소를 제거하면 된다. 그러나 정신적 원인에 기인한 지루증은 불안감과 죄책감을 극복하고 성적 흥분을 감소시키는 정신적 산만함을 제거해야 한다.

Q&A

Q 01

직장탈출증 수술로 인하여 발기부전과 사정장애가 발생할 수 있는지?

A. 발기에 관여하는 부교감신경과 사정에 관여하는 교감신경은 척수의 발기중추(천수 2-4번)와 사정중추(흉수 11번-요수 2번)로부터 나와 직장의 측연을 따라 주행하므로 직장을 광범위하게 박리하는 과정에서 이들 신경이 손상을 받으면 발기부전 및/또는 사정장애(역사정)이 발생할 수 있다.

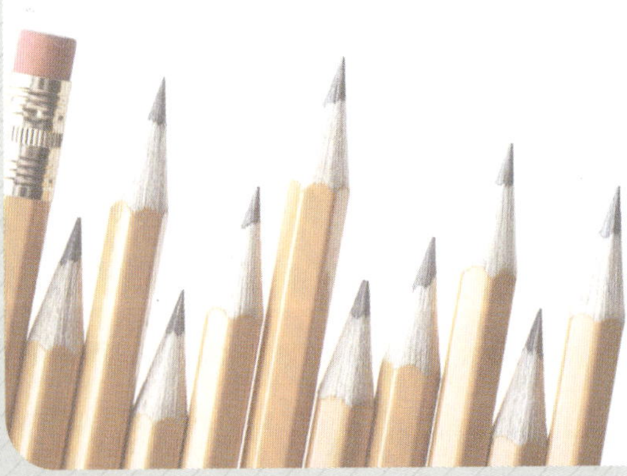

Ⅲ. 남성 불임증

불임증은 가임연령의 정상 부부가 피임을 하지 않고 정기적으로 성관계를 가졌음에도 불구하고 1년이 지나도록 임신이 되지 않는 경우를 말하며, 불임의 원인은 1/3은 여성에, 1/3은 남성에, 나머지 1/3은 남녀 모두에 있다.

남성불임증의 원인으로는 고환 자체에는 문제가 없으나 고환에서 정자생산을 조정하는 상부기관인 시상하부(예; 칼만증후군)나 뇌하수체(예; 프로락틴-분비 종양)의 결함으로 성선자극호르몬(GnRH)의 분비장애가 있거나 갑상선 및 부신의 각종 내분비질환이 성선자극호르몬 대사를 방해하여 불임을 초래한다. 고환 자체의 병변으로 불임을 일으키는 원인에는 염색체 이상(예; 성염색체가 47XXY로 선천적으로 하나 더 많은 클라인펠터증후군), 정세포형성결여증(지주세포증후군), 정계정맥류, 정류고환, 음낭수종, 고환염(예; 유행성 이하선염의 합병증, 매독 또는 결핵성 고환염), 고환발달장애, 전신질환(예; 신부전, 간질환, 당뇨 등), 성선독성물(항암제, 방사선, 흡연, 알콜중독, 각종 약물-케토코나졸[곰팡이감염 치료제], 씨메티딘[위궤양치료제], 습관성 마약-마리화나, 헤로인, 내분비교란물질(예; 다이옥신, DDT, 비스페놀) 등이 있다. 또 정자의 생산에는 문제가 없으나 부고환, 정관, 사정관 등 정자의 수송로(정로)의 폐색(예; 부고환염, 선천성 정관형성부전, 사정관낭종)이 있거나 정로의 폐색이 없어도 정액이 방광내로 역사정되거나 사정된 정자의 운동장애(예; 항정자항체 생산), 사정불능(예; 약물, 하반신마비, 광범위한 골반강 수술, 후복막림프절절제술 후 정로의 연동운동 또는 경련성 수축운동의 장애)도 불임의 원인이 된다.

손상 후 발생하는 불임증의 원인에는 발기장애/사정불능을 제외하면 주로 고환/부고환 파열 및/또는 고환/부고환염, 요도파열에 동반된 사정관 손상, 탈장수술 중 정관손상 등이 있지만 양측 모두 손상을 받은 경우에만 발생한다.

남성불임의 진단에 가장 중요한 기본적 검사는 정액검사이다. 그러나 정액검사는 정액이 체외로 나오는 여건과 과정의 변수가 많아서 결과가 항상 일정할 수 없으므로 이상소견이 나타나면 한번의 검사결과로 단정적인 평가를 하여서는 안되며 적어도 한번 더 반복 검사하여 종합적으로 판단하여야 하고, 새로운 정자가 생산되는데 약 3일이 소요되므로 적어도 3일은 금욕 후 검사하여야 한다. 정액검사 결과 비정상 소견이 나타나면 정밀검사를 선택적으로 시행한다.

남성불임의 치료에는 내과적 치료와 외과적 치료가 있으나 외상 후 발생한 남성 불임증은 대부분 폐쇄성 불임증이므로 외과적 치료의 대상이 된다. 내외과적 치료에 적응증이 되지 않거나 치료에 실패하면 보조생식수정술을 시도한다.

Ⅳ. 신부전

신부전은 어떤 원인으로서든지 신기능 이상으로 질소 대사산물, 수분, 전해질의 축적으로 각종 증상이 나타나는 임상증후군으로 고질소혈증이 특징이다. 신부전에는 급성과 만성이 있다.

1. 급성 신부전

급성 신부전은 신부전이 수시간 내지 수주 내에 급격히 발생하고 회복 가능성이 있을 때를 말하며, 평소에 혈중 크레아티닌치가 3.0 mg/dL 이하인 경우에는 0.5 mg/dL 이상 증가하거나, 3.0 mg/dL 이상인 경우에는 1.0 mg/dL 이상 증가하며, 대개 하루 소변량이 400 mL 이하이지만 신독성 항생제(예; 아미노글리코사이드)의 오남용에 의한 급성 신부전의 경우에는 소변량이 400 mL 이상이다.

급성 신부전은 신장 자체에는 병변이 없으나 순환혈액과 심박출량의 감소(예; 울혈성 심부전, 패혈증, 갑작스런 다량의 출혈)에 의하여 사구체기능부전에서 비롯될 수 있으며, 폐쇄성 요로병변(예; 결석, 종양, 후복막 질환, 전립선비대증)에 의해서도 발생할 수 있나. 신실환에 의한 신부전은 급성 세뇨관괴사에 의한 경우가 60~70%이다. 급성 신부전이 발생한 환자의 약 60%는 수술 또는 외상에 의하여, 20~30%는 내과적 원인, 10%는 산부인과적 원인에 의하여 발생한다.

급성 신부전은 대개 10~14일 지속되며 짧게는 수일 길게는 수주간 지속된다. 임상증상으로는 소변량 감소 이외에 안면부종, 체중증가, 폐부종 등이 있으며, 혈청요소질소(BUN) 및 크레아티닌치가 지속적으로 상승하고 저나트륨혈증, 고칼륨혈증, 저칼슘혈증, 대사성산증, 고인산혈증, 고요산혈증 등이 나타나며 시간이 경과함에 따라 요독증상이 나타난다.

급성 신부전의 치료는 교정 가능한 원인제거, 더 이상의 신손상 예방, 소변량 증가에 역점을 둔다.

2. 만성 신부전

만성 신부전은 신기능의 저하가 3개월 이상 지속되는 경우를 말하며, 주요 원인에는 당뇨병성신증, 만성 사구체신염, 고혈압성 신경화증이 있다.

만성 신부전은 진행 경과에 따라 4병기로 분류되며, 제1기는 사구체여과율(glomerular filteration rate, GFR)이 50% 미만으로 임상증상도 전혀 없는 상태이며, 제2기는 사구체여과율이 25~50%, 제3기는 사구체여과율이 10~25%, 제4기는 사구체여과율이 5~10%로 전신장기에 중독증상을 나타내며 투석치료나 신이식을 받지 않으면 생명을 유지할 수 없는 말기 신부전 상태이다.

말기 신부전의 임상증상은 심혈관계장애, 수분전해질이상, 산염기대사이상, 생화학적이상, 소화기증상, 호흡기증상, 피부이상, 시력장애, 각종 대사장애, 내분비장애, 요독증성 뇌증 등의 중추신경 증상에서 말초신경장애에 이르기까지 전신적 장기의 장애에서 유래하는 매우 다양한 증상 및 증후가 나타난다.

만성 신부전의 치료는 신부전을 악화시키는 요인들을 치료하고, 요독증에 의한 합병증을 치료하는 것이다. 말기 신부전은 복막투석 또는 혈액투석을 시행하고 궁극적으로는 신이식술을 시행한다. 미국신장학회에서 발표한 만성 신부전환자의 평균여명은 부록에 표기하였다.

Q&A

Q 01

신장이 하나 밖에 없는 경우, 양측 모두 있는 경우보다 급성 신부전의 위험성이 더 높은가?

A. 신부전을 일으키는 대부분의 내과적 질환의 경우, 단일신이나 양측신이 동일한 조건으로 침범 당한다. 따라서 건측 신장에 해부학적 이상이 없고 기능적으로도 이상이 없다면, 단일신이 양측신보다 신부전의 위험성이 높다고 보기 힘들고, 그런 의학적 근거도 없다. 그러나 신장이 하나 밖에 없으면 보상성 신비대가 일어나 신장이 양측 모두 있는 경우와 기능상 차이가 없으나, 내과적 질환이 아니고 손상에 의해 갑작스럽게 다량의 출혈이 발생한 경우에 허혈성 사구체기능부전의 위험은 높을 수 있을 것으로 생각된다.

04
장기별 손상과 Q&A

비뇨생식기 손상의 가장 흔한 원인은 교통사고이며, 이어서 추락, 타박상 등이 가장 흔하다. 장기별로는 신장 손상이 가장 많고, 이어서 요도, 방광, 외부생식기, 요관의 순이나 최근에는 요도손상의 빈도가 신상손상보다 증가하는 추세이다.

1. 신손상

신손상의 발생빈도는 전체 손상발생의 1~5%로 보고되었지만 비뇨생식계 손상의 30%를 차지하며, 남녀의 비는 약 3:1이다. 신장손상의 원인으로는 교통사고, 추락사고, 상해, 운동 중 손상이 있으며, 이 중 교통사고가 가장 많은 빈도를 차지한다. 둔상에 의한 신손상은 늑골 및/또는 복벽이 직접 신장을 강타하거나 충격에 의해 신장이 흔들리면서 인접해 있는 경고한 구조물인 척추나 등근육에 부딪히면서 일어난다. 안전벨트 착용 여부가 신손상 발생빈도에 중요한 영향을 미치는 것으로 보고되었다.

신장은 복강내 있지 않고 후복막강에 위치하므로 복부 전면에서 충격을 받을 경우 신장이 홀로 손상을 받는 경우보다 신장 앞에 위치한 간, 대장, 비장 등의 장기손상을 동반하는 경우가 많으며(타장기 동반손상률; 20~94%), 반대로 등 쪽에서 충격을 받아 신장 손상이 일어나는 경우에는 늑골 골절을 동반하는 경우가 많다(그림 4-1).

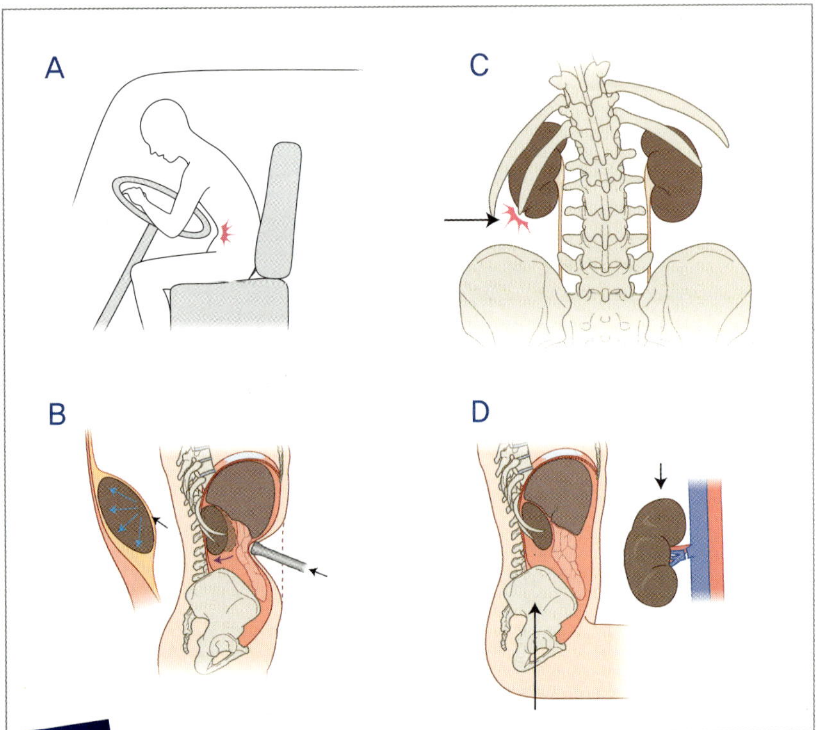

그림 4-1 A. 교통사고에 의한 충돌시 운전자가 핸들에 복부충격을 당하면서 신손상이 일어난다. B. 복부 전면에서 충격을 받을 경우 신손상과 함께 신장 앞에 위치한 간, 대장, 비장 등의 손상이 동반되는 경우가 많다. C. 등 쪽에서 충격을 받아 신손상이 일어나는 경우에는 늑골 골절을 동반하는 경우가 많다. D. 추락사고에 의한 갑작스런 복압의 증가로 일어나는 신혈관(정맥)의 파열

신장에 종양, 결석, 수신증, 낭종 등의 질병이 있거나 신장의 위치이상이 있을 경우에 정상 신장보다 손상받기 쉽다. 신손상을 받은 경우 기왕증의 신이상이 발견되는 확률은 4.4~19%로 보고되었다. 그러므로 신장 손상을 받았을 경우 신장의 기왕증 질병 유무를 확인하는 것은 손상의 기여도를 평가하는데 중요한 단서가 된다.

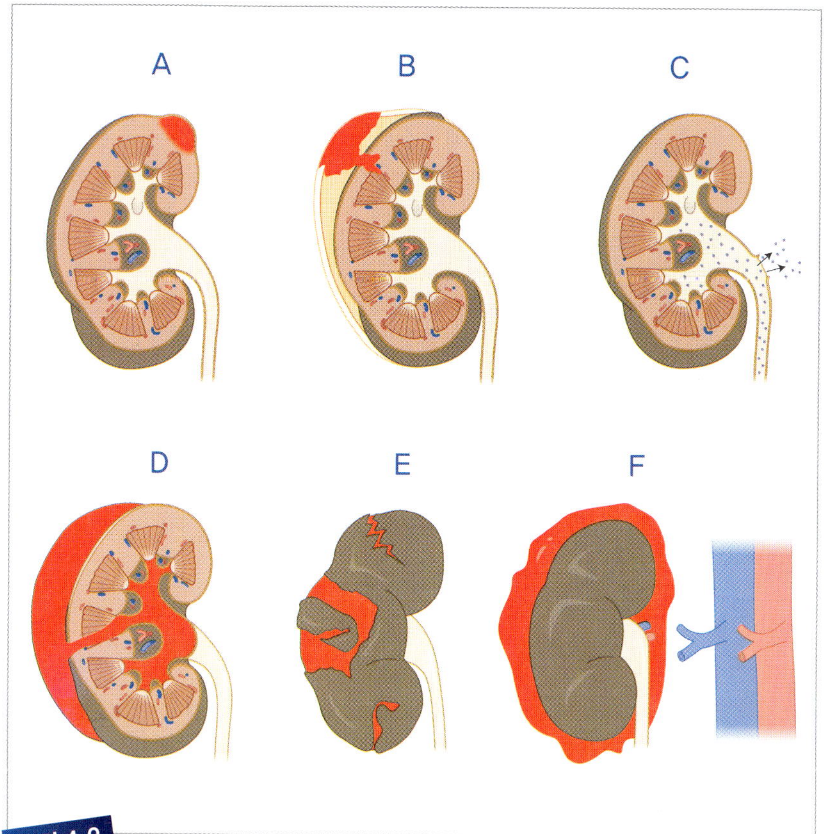

그림 4-2 신손상의 유형; A. 등급 I, B. 등급 II, C. 등급 III, D. 등급 IV, E,F. 등급 V

1) 손상의 분류

전산화단층촬영소견을 바탕으로 한 미국외상수술학회의 장기손상척도에 의한 신손상의 분류에 의하면 표 4-1, 그림 4-2와 같이 5등급의 유형이 있다.

신손상은 둔상에 의한 경우가 82%, 관통상에 의한 경우가 18%이며, 대부분(82.5%)은 등급 I의 경한 손상이다.

2) 증상

신장은 혈관이 많은 실질(實質, parenchyma) 장기이므로 신손상을 받았을 때에는 생명의 위협을 주는 비뇨기계 응급질환이 될 수 있다. 신손상의 가장 흔한 증상은 혈뇨(75~95%)이지만 혈뇨가 없다고 해서 신손상을 배제할 수 없다. 후복막강의 출혈로 인한 복부 팽만과 오심, 구토가 동반될 수 있다.

표 4-1 신손상의 유형별 분류

등급*	유 형	기 술
1	타박상	현미경적 또는 육안적 혈뇨, 비뇨기계 검사상 정상소견
	혈종	신실질의 열상이 동반되지 않은 신피막하 혈종
2	혈종	복막뒤 공간 (후복막강)에 국한된 신주위 혈종
	찢긴 상처 (열상)	소변누출이 없고, 깊이가 1 cm 미만의 신피질 열상
3	찢긴 상처	집합계의 손상이나 소변누출이 없는 깊이가 1 cm 이상의 신피질 열상
4	찢긴 상처	신피질, 수질과 집합계에 이르는 신 열상
	혈관	신 주동맥 또는 주정맥의 손상으로 제한적인 출혈
5	찢긴 상처	완전한 다발성 신 열상
	혈관	신문(腎門; renal hilum)의 완전 열상으로 신 혈류 불가능

* 등급3까지는 양측 신손상일 경우 한 등급씩 상향된다.

3) 진단

영상의학적 검사가 주된 진단방법으로 ① 신손상의 정도(유형)를 정확히 알아내고, ② 기왕증의 신질환 유무를 확인하며, ③ 반대측 신장 기능을 확인하고, ④ 타장기의 동반손상 유무를 확인하는데 목적이 있다. 전산단층촬영은 신손상의 진단 및 정도를 확인하는데 95~100%의 정확도를 보이는 가장 효과적인 진단방법이며(그림 4-3), 최근 나선전산단층촬영은 신동정맥의 손상 유무까지 확인할 수 있어 혈관조영술의 기능도 일부 대신한다. 때문에

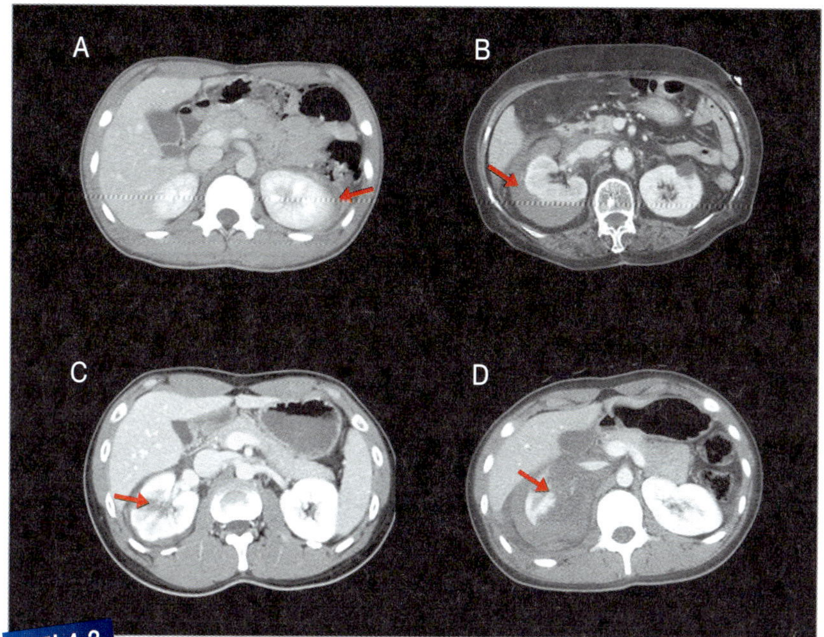

그림 4-3 신손상의 전산단층촬영 소견

A. 신실질의 열상이 동반되지 않은 신피막하 혈종(화살표)(등급 I)
B. 후복막강에 국한된 신주위 혈종(화살표)(등급 II)
C. 신피질, 수질과 집합계에 이르는 신 열상(화살표)(등급 IV)
D. 완전한 다발성 신 열상(화살표)(등급 V)

전산단층촬영보다 훨씬 침해적인 신동맥조영술은 다른 영상방법으로는 진단이 불확실한 경우에만 시행한다. 과거 전산단층촬영법이 개발되기 전에는 배설성 요로조영술이 신손상의 주된 영상의학적 진단법으로 이용되었으나 정확도가 떨어져 경미한 신손상은 놓칠 수 있고, 타장기의 동반손상을 확인할 수 없으므로 지금은 거의 이용되지 않고 있다.

4)치료

1~2등급에 해당하는 경증의 손상에 대해서는 안정, 항생제 및 수액요법 등의 보존적 요법으로 대부분 특별한 합병증 없이 완치된다. 그러나 4등급 이상의 손상, 조영되지 않는 신장 조각이 전체 신 실질의 25~50% 차지할 경우, 조절되지 않는 실혈, 실혈에 의해 혈압이 불안정한 경우, 신장의 주된 혈관 손상, 관통상, 심한 소변누출이 지속되는 경우, 신장 주위 농양(고름집)이 발생한 경우에는 수술적 치료의 적응증이 된다. 수술적 치료는 신절제술, 신실질 봉합술, 신부분절제술, 단순 배액, 혈관 복원술 등이 있다. 최근에는 소변종(후복막강의 신 주위로 소변이 새어나와 다량 고여있는 상태)이나 혈종의 발생시 경피적 접근법으로 배액시키고, 소변누출시 요관부목을 유치하며, 지속적 출혈에 대해서는 선택적 신혈관조영술을 이용한 색전술을 시행하는 등 가급적이면 수술적 개복을 피하고 신 실질을 보존하는 방법을 우선 시도하는 추세이다.

손상 후 4주 이내에 발생할 수 있는 조기 합병증으로는 지연출혈, 신주위 농양, 패혈증과 동반되는 요누출이 있고, 후기 합병증으로는 고혈압, 수신증, 동정맥루, 신우신염, 위축 신, 결석 등이 있다(그림 4-4).

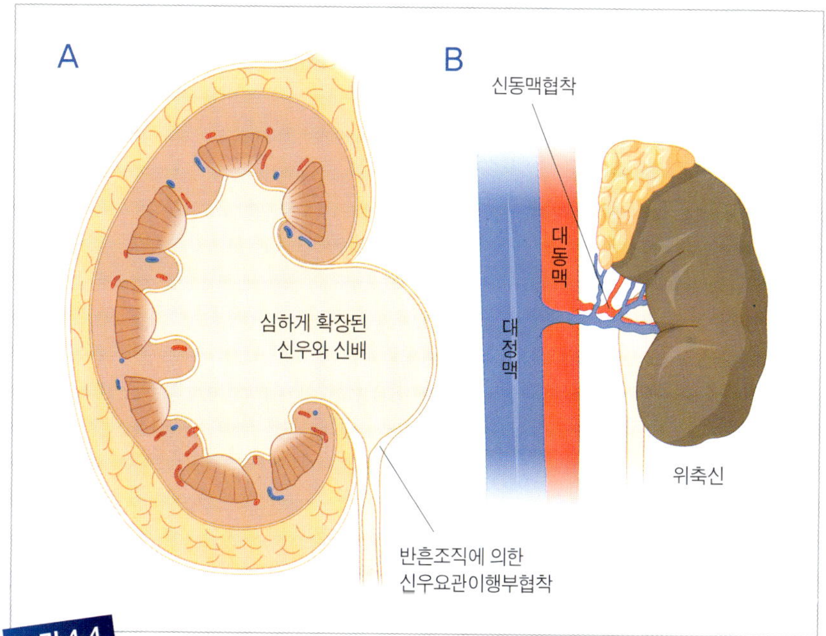

그림 4-4 신손상의 후기 합병증
A. 신우-요관 이행부에 반흔조직에 의한 협착증으로 발생한 수신증
B. 신동맥 주위의 반흔조직에 의한 신동맥의 협착증으로 발생한 신위축

Q&A

Q 01

남자 57세 : 버스 추락사고로 신손상을 받은 후 3주간 입원하여 보존적 치료를 받고 퇴원 후 3개월이 경과한 환자로, 지금은 합병증이 없는 상태인데 사고 당시 안전벨트 착용하지 않은 것은 신손상과 인과관계가 없는지?

A. 안전벨트 착용여부는 신손상 발생에 중요한 영향을 미칠 수 있다고 보고되었으므로*(참고문헌; Heyns CF, et al. J Urol 1983;130:228-231)* 인과관계가 있다고 생각된다.

Q 02

고속도로에서 과속(130 km/hr)으로 질주하다가 급정지와 함께 앞차와 충돌하면서 신손상을 받은 경우 과속은 신손상의 발생위험을 증가시키지 않는지?

A. 속도를 증가할수록 신손상을 받을 위험은 증가하므로*(참고문헌; Schmidlin FR, et al. J Trauma, 1996;40:791-796)* 피해자의 과실이 관여도에 반영되어야 할 것으로 생각된다.

Q 03

신손상 후 추적검사에서 전산단층촬영은 반드시 필요한지?

A. 등급 I, II의 신손상과 등급 III의 신손상이라도 혈압이 안정되있고 활력이 소실된 신조각이 없으면 흔히 합병증을 일으키지 않기 때문에 영상의학적 추적검사 없이 관찰만 해도 좋다*(참고문헌; Santucci RA, et al. BJU Int 2004;94:937-954)*.

Q 04

신손상 후 2년이 경과하여 신초음파검사에서 발견된 콩팥주위 소변종은 신손상과 상당관계가 있는지?

A. 요누출에 의한 콩팥주위 소변종은 모르는 사이에 진행할 수 있으며, 손상일로부터 증상이나 증세가 나타날 때까지의 기간은 3주에서부터 34년까지 보고되었다*(참고문헌; Thompson IM, et al. Am Assoc Genitourin Surg 1976;68:128-131)*. 그러므로 상당관계가 있다고 보아야 하겠다.

Q 05

등급 III의 신손상을 받고 4주간 입원하여 보존적 치료를 받은 후 더 이상의 육안적 혈뇨가 없고 활력징후에도 이상이 없어 퇴원하였는데, 퇴원 3일 후 심한 육안적 혈뇨로 응급실을 내원하여 선택적 신동맥색전술을 시행받은 경우, 재출혈은 본 교통사고와 상관관계가 있는지?

A. 지연출혈 또는 2차성 출혈은 신실질의 깊은 열상이 있을 때 흔히 볼 수 있는 합병증으로 신손상과 2차성 출혈이 발생하기까지의 기간은 2~36일로 보고되었다*(참고문헌; Heyns CF, Van Vollenhoven P. Br J Urol 1992;69:351-357)*. 등급 III 또는 IV의 신손상에서 지연출혈이 발생할 확률은 13~25%이며, 대부분에서 선택적 신동맥색전술로 성공적으로 치료된다. 지연출혈이 발생하는 것은 신실질 손상 당시 큰 신혈관 파열이 함께 발생했을 때, 신혈관은 출혈로 후복막강 내 가득 고인 핏덩어리로 압박되어 지혈효과가 나타나지만, 시간이 경과함에 따라 핏덩어리가 용해되고 흡수되면 압박지혈 효과가 약해지면서 재출혈과 혈뇨가 일어나는 것이다. 그러므로 재출혈은 본 교통사고와 상관관계가 있다고 보아야 할 것이다.

Q 06

신손상 후 2년이 경과한 시점에서 발생한 고혈압을 신손상과 연관지을 수 있는지?

A. 신손상의 합병증으로 고혈압(신혈관성 고혈압)이 발생할 가능성은 5.2% (0.6~33%)로 보고되었으며, 손상 후 고혈압이 발생하는 시기는 평균 34개월로 짧게는 37일부터 길게는 수십년에 이르기까지 매우 다양하게 보고되었다. 신손상 후 신혈관성 고혈압이 발생하는 기전은 신동맥 혈전증, 신주위 섬유화 또는 혈괴에 의한 신실질의 압박으로 발생한 신허혈과 신동정맥루 형성 등에서 비롯된다.

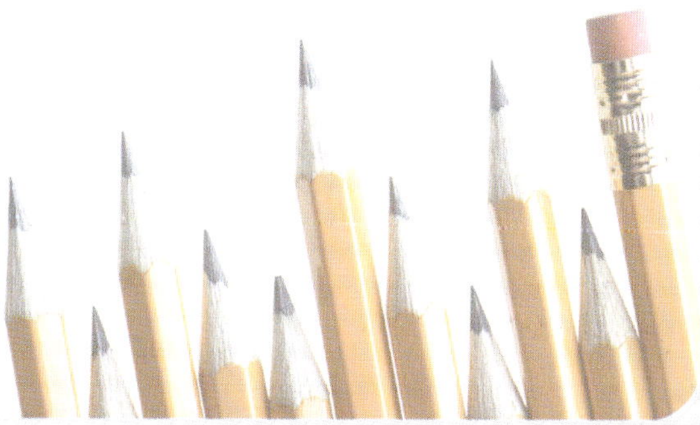

2. 요관손상

요관손상에는 외상에 의한 손상과 수술 중 의사의 과오로 발생하는 의인성 손상이 있다. 외상에 의한 요관손상은 신손상과 같이 교통사고, 추락에 의한 손상이 주된 원인이다. 의인성 손상은 자궁절제술이나 난소종양 또는 골반내 종양 제거술 도중에 출혈이 심한 경우 수술시야가 좋지 않아 지혈하는 과정에서 의사의 과오로 자궁혈관에 인접하여 통과하는 요관을 결찰하거나 절단하는 경우가 대부분을 차지한다(그림 4-5). 최근에는 복강경수술을 비롯하여 요관경을 이용한 요관의 기계적 조작의 급격한 증가에 따라 의인성 손상의 빈도가 증가하는 추세로 요관손상의 75%는 의인성에서 비롯된다.

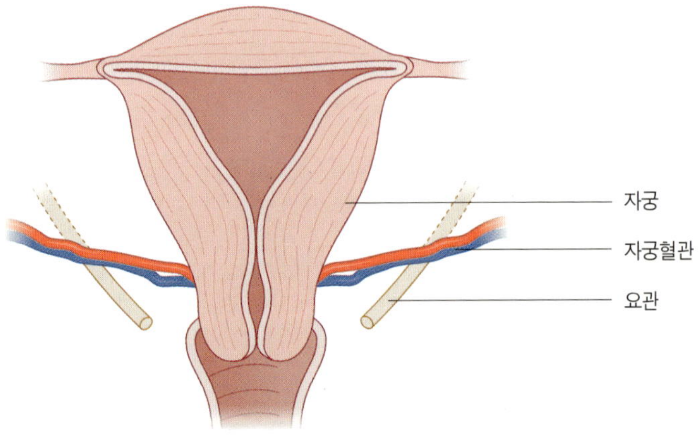

그림 4-5 자궁 가까이에서 자궁혈관과 교차하여 지나가는 요관

미국외상수술학회는 요관손상을 손상의 정도에 따라 1등급부터 5등급으로 분류하였다. 1등급은 혈종, 타박상만 있는 경우, 2등급은 요관둘레의 50% 미만 열상, 3등급은 요관둘레의 50% 이상 열상, 4등급은 요관이 회생 불가능할 정도로 완전 파열된 길이가 2 cm 미만인 경우, 5등급은 요관이 회생 불가능할 정도로 완전 파열된 길이가 2 cm 이상인 경우이다.

배설성 요로조영술, 역행성 요로조영술로 쉽게 진단이 가능하다(그림 4-6). 수술 후 피부 절개부위나 질로의 소변누출이 의심스러운 경우에는 누출된 액체의 크레아티닌 농도를 측정하거나 푸른색의 인디고카르민을 정맥주사하여 질로 출현하는지 관찰하여 소변누출을 확인한다.

요관손상의 정도에 따라 내시경을 이용하여 요관부목설치술이나 신피부루설치술(피부를 통해 신장에 카테터를 삽입하여 소변이 손상된 요관 부위

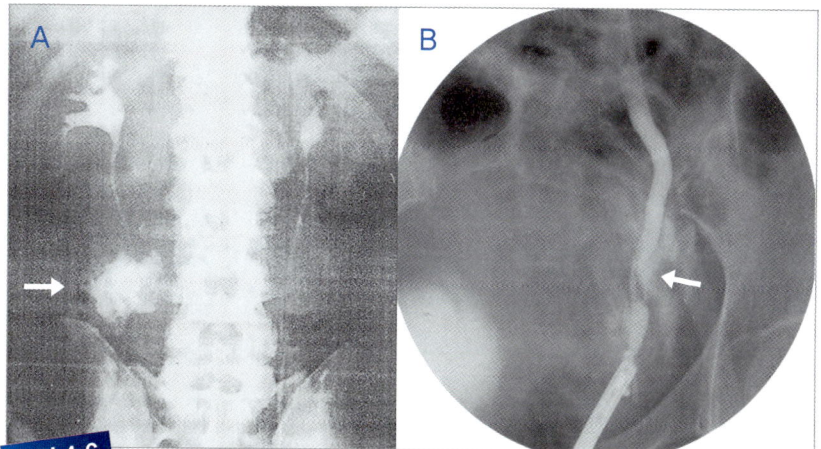

그림 4-6 A. 배설성 요도조영상에서 요관손상에 의한 조영제의 누출(화살표), B. 역행성 요로조영상에서 자궁절제술 중 요관의 부분 손상으로 나타난 조영제의 누출(화살표)

를 통과하지 않고 카테터를 통해 배출되도록 하는 처치)을 시행하고 자연 치유되기를 기다린다. 후유증으로 요관협착이 발생하면 확장 또는 내시경 하에 절개술을 시행한다. 그러나 심한 경우에는 수술적 치료가 필요하다. 수술중 발견되었거나 수술후 7~10일 안에 발견되고 합병증이 동반되지 않은 경우에는 즉시 수술로 교정하지만 그렇지 않은 경우에는 일반적으로 3~6개월 후에 근치적 치료를 시도한다.

조기에 발견하여 치료하면 예후가 좋으나 진단이 지연된 경우에는 예후가 좋지 않을 수 있다.

Q&A

Q 01

거대 자궁근종으로 복강경하 자궁적출술시 자궁동맥의 결찰 상태가 충분치 못하여 심한 출혈이 발생하였고, 이에 응급 개복술로 전환하여 출혈 동맥을 찾으려 했지만 심한 출혈로 시야가 확보되지 않은 상태에서 출혈 동맥을 결찰하는 과정에서 이웃하여 지나가는 요관을 손상시킨 경우, 적절한 치료방법 및 일반적으로 예상되는 치료기간과 장해발생 가능성은?

A. 1) 치료방법 : 요관손상의 정도, 요누출의 여부 및 누출 정도, 요누출 부위의 감염여부 등에 따라 다양한 방법이 있다. ① 가장 많이 이용되는 방법은 절단된 요관을 다시 방광에 이어주는 요관방광이음술(ureteroneocystostomy)이며, ② 요관이 완전히 결찰 또는 절단되지 않은 부분적 손상에 대해서는 요관부목 설치를 시도해 볼 수 있고, ③ 요관이 완전 절단 또는 결찰된 경우에는 절단된 요관 또는 결찰된 요관의 주위를 절단하고 요관의 절단면을 서로 이어주는 요관단단문합술을 시행하며, ④ 손상된 요관주위로 요누출이 심하고 감염이 있으면 손상된 요관의 끝을 반대편 요관에 이어주는 요관사이건너이음술(transureteroureterostomy)을 시행할 수 있다.

2) **치료기간** : 치료기간은 치료방법, 손상부위의 감염 여부와 감염 정도 등에 따라 다르지만 요관방광이음술의 경우 수술 후 약 4주가 소요된다(단, 요로감염 등의 합병증이 없는 경우).

3) **장해발생 가능성** : 요관손상은 조기에 진단되고 신속하고 적절한 치료가 이루어지면 예후는 탁월하다. 그러나 진단이 지연되면 감염, 수신증, 농양, 요루형성 등의 합병증 때문에 예후가 나쁠 수 있다.

Q 02

요관 손상으로 인해 발생할 수 있는 합병증에는 어떤 것이 있으며, 수진자가 주장하는 걷지 못하는 증상을 요관손상에 대한 합병증으로 볼 수 있는지? 요관 손상과 걷지 못하는 증상과의 인과관계 여부는?

A. 요관손상을 조기에 진단, 치료하지 않으면 농양, 수신증, 신기능 소실 등의 합병증을 초래할 수 있다. 수진자가 호소하는 걷지 못하는 증상은 요관손상의 합병증으로 볼 수 없으며, 수진자가 소아마비로 근력이 약한 상태에서 오랜 침상생활로 근력이 더욱 약화하여 발생한 것으로 생각된다.

3. 방광손상

방광은 골반 내 깊숙한 곳에 위치하여 보호받고 있으나 충만되면 골반 위로 올라와 하복부 충격과 함께 파열될 수 있으며(그림 4-7A), 충만 상태가 아니더라도 골반골(치골) 골절이 발생한 경우 골절조각이 방광을 찔러 파열이 발생할 수 있다(그림 4-7B).

방광은 앞쪽에는 골반골과 복벽, 뒤쪽에는 직장, 아래쪽에는 전립선이 보호하고 있으나 위쪽은 복막에 의해 복강과 경계하고 있으므로 소변이 충만한 상태에서 하복벽에 심한 충격을 받으면 가장 약한 부위인 방광의 천정이 파열된다(그림 4-7A). 방광천정이 파열되면 방광천정에 붙어 있는 복막이 함께 찢어지므로 방광 내에 있던 소변이 복강 내로 흘러 들어가 소변의 화

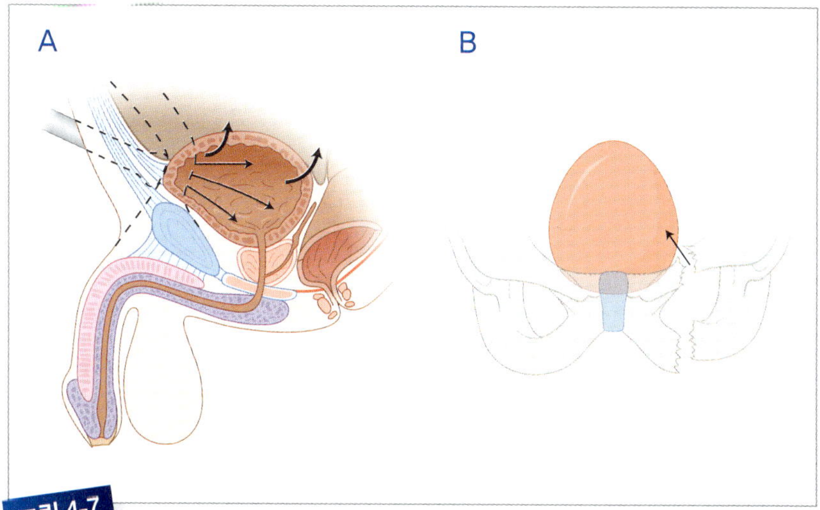

그림 4-7 A. 하복부 충격에 의한 복강내 방광파열, B. 치골 골절의 골조각에 의해 방광이 찔려 발생하는 복막외 방광파열

학성분이나 세균이 복막염을 일으키므로 응급수술을 요한다.

방광파열이 있으면 대부분 소변을 잘 볼 수 없으며, 육안적으로 혈뇨가 관찰된다. 가장 신뢰할 수 있는 진단방법은 역행성 방광조영술이다. 복막내 파열이 있으면 조영제가 복강 내로 누출되는 소견을 보이며(그림 4-8A), 복막외 파열이 있으면 조영제가 방광 주위로 누출된 소견을 보인다(그림 4-8B).

미국외상수술학회는 방광손상을 손상의 정도에 따라 1등급부터 5등급으로 분류하였다. 1등급은 혈종, 타박상만 있는 경우 또는 방광벽의 불완전 열상, 2등급은 2 cm 미만의 복막외 방광벽 열상, 3등급은 2 cm 이상의 복막외 방광벽 열상 또는 2 cm 미만의 복막내 방광벽 열상, 4등급은 2 cm 이상의 복막내 방광벽 열상, 5등급은 방광경부 또는 요관구(방광삼각대)로까지 연장된 복막내 또는 복막외 방광벽 열상이다.

복막내 파열은 수술적 교정을 필요로 하고, 복막외 파열의 경우 10일 정

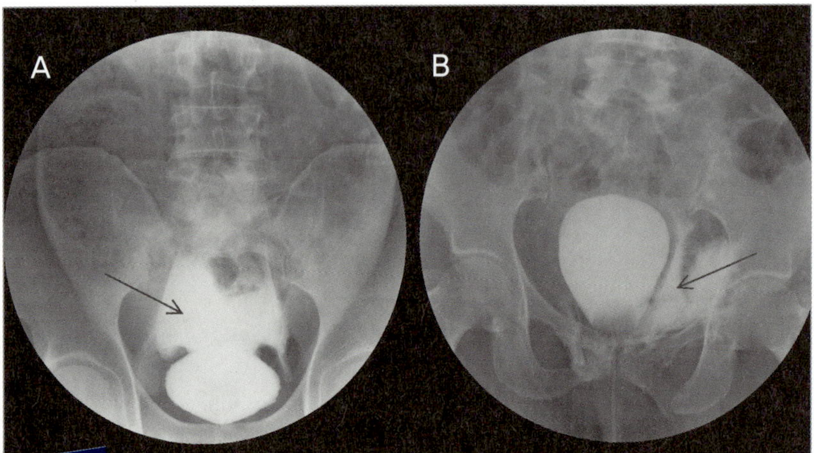

그림 4-8 역행성 방광조영상; A. 복강내 방광파열 - 조영제가 복강내 출현(화살표), B. 복강외 방광파열 - 조영제가 방광 주위에 출현(화살표)

도의 요도카테터 유치만으로 치료할 수 있으나, 방광 내에 거대한 핏덩이가 형성된 경우나 방광경부 손상이 동반된 경우, 자연치유를 기대하기 어려울 정도로 파열이 크면 응급으로 파열부위의 봉합수술을 필요로 한다. 방광경부에 열상이 있어 내요도괄약근에 손상을 받았거나 방광경부 주위 혈종이 흡수되는 과정에서 반흔조직이 발생하여 방광경부를 외측으로 당겨 방광 출구의 폐쇄기능을 방해하면 복압성 요실금이 올 수 있지만(그림 4-9), 그렇지 않은 경우에는 일반적으로 특별한 합병증을 남기지 않으며 예후는 탁월하다.

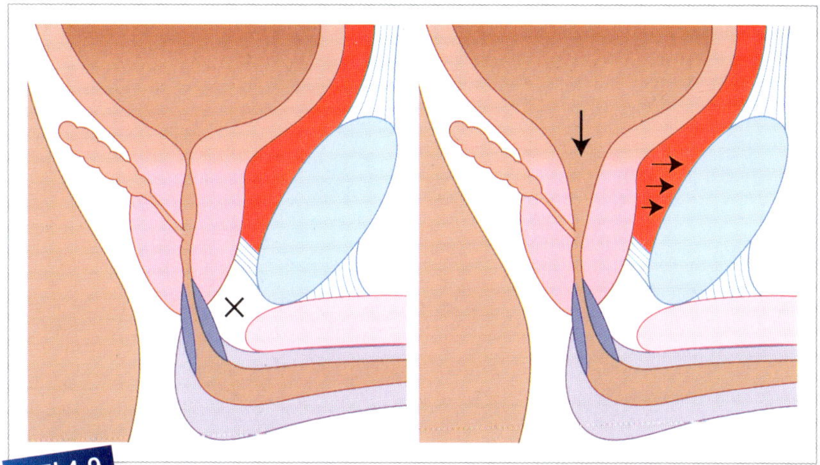

그림 4-9 방광주위 혈종이 흡수되면서 형성된 반흔조직이 방광경부를 외측으로 당겨 방광경부가 열리면서 복압성 요실금의 원인이 된다.

Q&A

Q 01

복막외 방광파열 후 무반사성 신경인성방광이 올 수 있는지?

A. 피해자는 "요의는 느끼나 소변보는데 힘을 많이 주어야 하며, 시간도 오래 걸리고 잔뇨감이 있으며 요실금도 있다"고 호소하며, 방광기능검사에서 무반사성 신경인성방광으로 추정되고 있으나 복막외 방광파열이 수술을 하지 않아도 될 정도로 경미하며, 손상부위(골반골 골절의 부위와 정도, 요부염좌)를 고려하면 신경손상에 의한 신경인성방광이 발생할 가능성은 없다고 생각된다. 피해자의 배뇨장애 증상과 방광기능검사 소견은 거동불편, 복용약물의 부작용 등에서 비롯된 것으로 추정되므로 모든 관련약제를 중단하고 재검사해 보아야 할 것으로 생각된다.

4. 요도손상

남성요도는 비뇨생식격막을 기준으로 원위부의 전부요도와 근위부의 후부요도로 나뉘어 진다. 요도손상의 원인은 주로 교통사고, 추락, 둔기외상 등이며, 요도내 기계조작 등의 의인성 요인이나 장기간의 요도카테터 유치 등이 원인이 될 수 있다. 부위별로 전부요도손상은 추락에 의해 말안장에 걸쳐 앉듯이 회음부 둔상에 의해(63%) 일어난다(그림 4-10A). 전부요도손상시 출혈에 의한 핏덩어리는 윗쪽의 요생식격막을 벽으로 하여 아랫 부분인 음낭과 회음부에 국한되어 모인다(그림 4-10B). 후부요도손상은 교통사고가 주원인이며 골반골골절과 동반하여 발생하는 경우가 많다(68%). 골반골 골절과 함께 요도손상이 일어나는 가장 흔한 원인은 골절과 함께 치골이

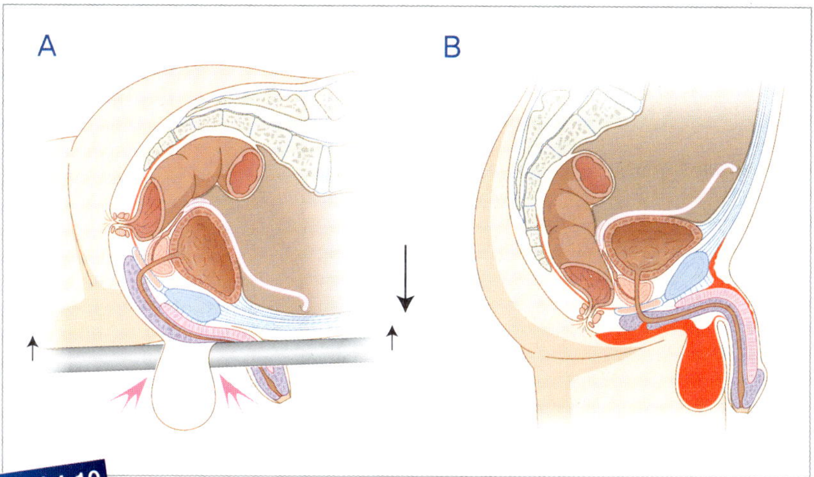

그림 4-10 A. 철봉에 걸터 앉으면서 일어난 전부요도파열, B. 전부요도파열시 출혈에 의한 핏덩어리는 요생식격막을 벽으로 하여 회음부, 음낭에 국한된다.

위로 이동하면서 치골전립선 인대가 파열되고 요도가 잡아 당겨지면서 찢어지는 것이다(그림 4-11). 두 번째 흔한 원인은 양측 치골의 상하지 골절이 일어나면서 골절편이 후하방으로 이동하면 요생식격막이 갑작스럽게 후퇴하면서 요도에 단두대와 같은 역할을 하여 요도파열이 발생한다. 후부요도 파열시 출혈에 의한 핏덩어리는 아래쪽의 요생식격막을 벽으로 하여 위쪽으로 방광주위에 모인다(그림 4-12). 전부요도손상과 후부요도손상의 발생 빈도는 1:3이며, 손상 부위에 따라 원인, 정도, 치료방법, 예후가 다르다.

요도파열이 있으면 방광에 소변이 충만되어도 소변을 보지 못하고 외요도구멍에 출혈(95%)이 보인다. 요도손상이 의심되면 역행성 요도조영술을 시행하여 요도손상 부위와 정도를 확인할 수 있다(그림 4-13). 미국외상수술학회에서는 방광손상의 정도에 따라 표 4-2와 같이 1등급부터 5등급으로 분류하였다.

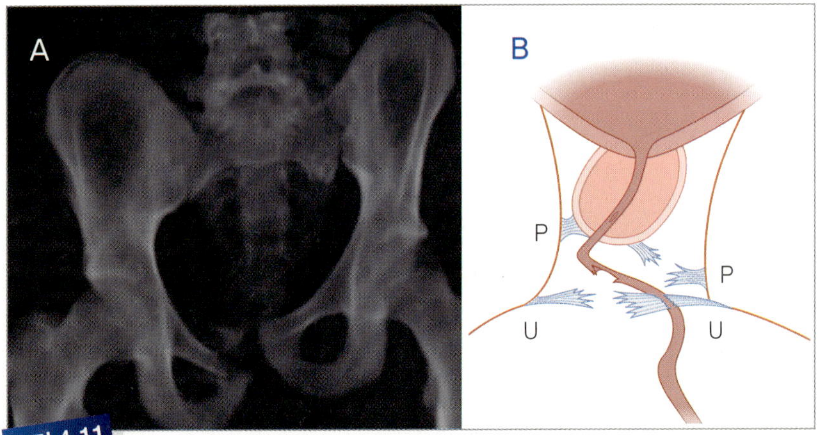

그림 4-11 골절과 함께 치골이 위로 이동하면서(A) 치골전립선인대(P)가 파열되고 요도가 잡아 당겨지면서 찢어지는 모습(B)

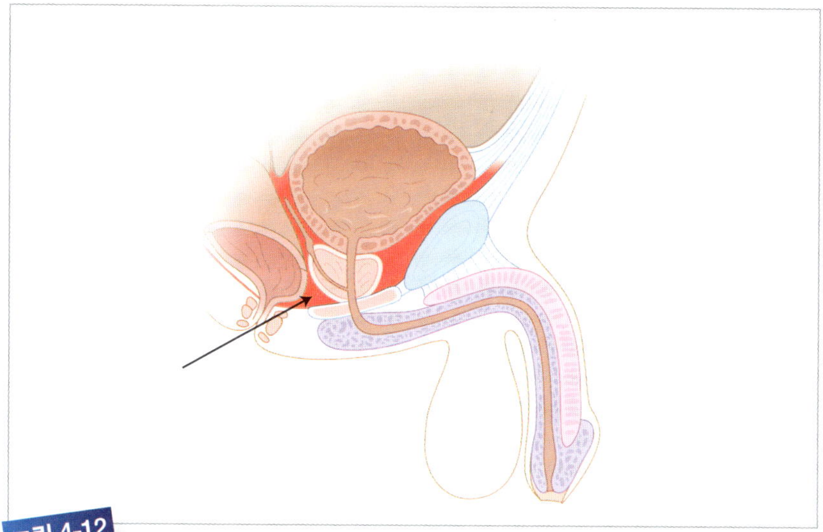

그림 4-12 후부요도파열시 출혈에 의한 핏덩어리(화살표)는 아래쪽의 요생식격막을 벽으로 하여 윗쪽으로 방광주위에 모인다.

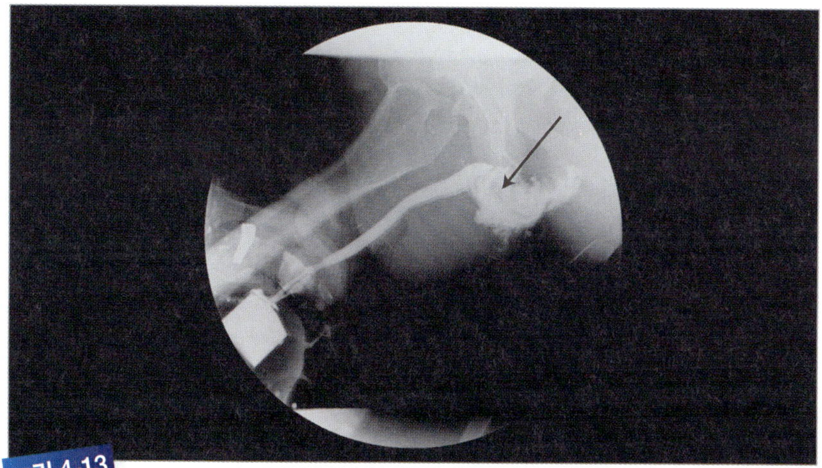

그림 4-13 역행성 요도조영상에서 구부요도파열에 의해 조영제의 누출(화살표)이 관찰된다.

표 4-2 요도손상의 손상정도에 따른 분류

등급	내 용
1	타박상만 있는 경우; 외요도구에 출혈이 보이지만 요도조영상에서 정상 소견
2	요도가 당겨 늘어졌지만 요도조영상에서 조영제 누출이 없는 경우
3	부분파열; 요도조영상에서 손상부위에 조영제누출이 있지만 방광내 조영제가 출현하는 경우
4	완전파열(2 cm 미만의 요도분리); 요도조영상에서 손상부위에 조영제 누출이 있으면서 방광내로 조영제가 유입되지 않는 경우
5	완전파열; 2 cm 이상의 요도분리를 동반한 완전 절단 또는 손상이 전립선 또는 질까지 연장된 경우

최근 Goldman 등*(참고문헌; J Urol 1997;157:85-89)*은 요도손상의 치료방침과 치료결과를 비교하기 위한 방법으로 요도손상을 분류한 것을 소개하면 표 4-3과 같다.

표 4-3 요도손상의 분류(Goldman 등)

유형	내 용
1	치골전립선인대 파열이 있고, 후부요도가 전립선주위 혈종에 의해 잡아당기듯이 늘이져 있지만 파열은 없는 경우(그림 4-14A)
2	요생식격막 상부의 전립선 막양부요도파열, 역행성 요도조영상에서 조영제가 요생식격막 위에서 누출(그림 4-14B)
3	요생식격막 파열과 전부 및 후부 요도의 파열, 역행성 요도조영상에서 조영제가 골반 내와 회음부로 누출(그림 4-14C)
4	요도로 이어진 방광경부 파열
4a	후부요도손상과 비슷하게 요도주위로 조영제가 누출되는 방광기저부 손상
5	전부요도손상

요도손상시에는 치유과정에서 섬유화조직이 형성된 후 섬유조직이 수축되어 요도내경이 좁아지므로 요도협착이 정도의 차이는 있지만 모든 경우에 발생한다. 요도조영술에서 전부요도손상이 확인되면 상치골 방광피부루설치술(치골상부 방광루설치술, 두덩위방광창냄술, suprapubic cystostomy)을 시행하여야 하며, 손상이 경미한 경우는 7일 후, 심한 경우에는 2~3주 후에 요도조영술을 시행하여 요도협착 유무와 정도를 확인한다. 후부요도손상의 경우에는 상치골 방광피부루설치술을 시행하고 요도손상 주위의 혈종이 흡수되고 방광과 전립선이 제자리로 돌아오도록 3개월 정도 기다린 후

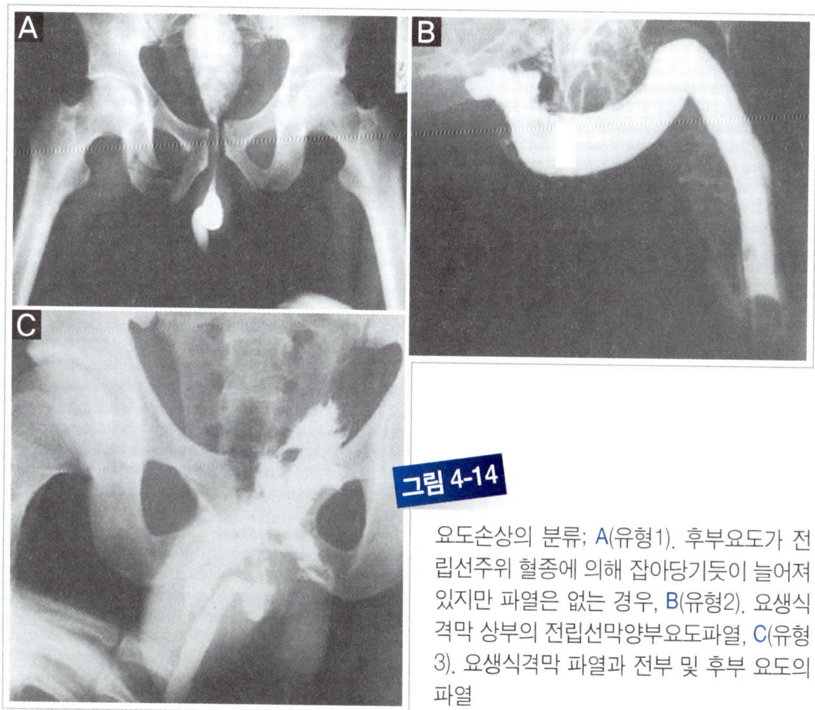

그림 4-14

요도손상의 분류; A(유형1). 후부요도가 전립선주위 혈종에 의해 잡아당기듯이 늘어져 있지만 파열은 없는 경우, B(유형2). 요생식격막 상부의 전립선막양부요도파열, C(유형3). 요생식격막 파열과 전부 및 후부 요도의 파열

손상 부위의 요도협착에 대한 교정술을 시행한다. 요도협착에 대한 수술전 상치골 방광피부루를 통한 방광조영술과 역행성 요도조영술을 동시에 시행하여 협착부위의 정확한 길이를 측정하는데(그림 4-15), 협착의 길이는 대개 1~2 cm이다. 요도성형술은 협착부위를 제거하고 전립선요도와 구부요도를 직접 연결시키는 요도단단문합술을 시행한다. 최근에는 요도조영상에서 완전 요도파열이 아니고 요도의 연결이 있으면 응급으로 내시경을 통해 요도부목을 삽입하는 일차정렬수술(primary realignment)이 시도되

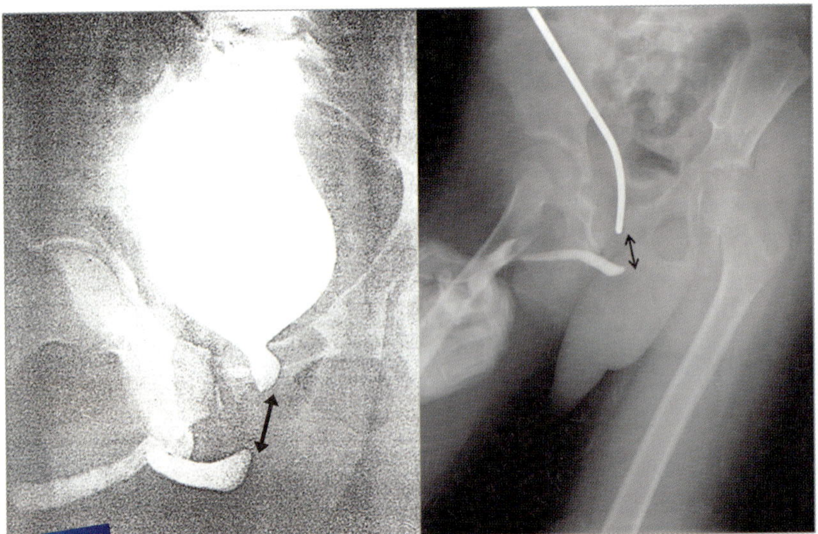

그림 4-15 A. 상치골 방광피부루를 통해 조영제를 넣고 자가배뇨를 시키면서 방광조영술을 시행하고 동시에 역행성 요도조영술을 시행하여 요도협착부위의 길이(화살표)를 측정, B. 상치골 방광피부루를 통해 조영제를 넣고 자가배뇨를 시도하였지만 배뇨가 불가능한 경우에는 금속 사운드를 상치골 방광피부루를 통해 방광 내로 넣고 다시 방광경부를 통해 후부요도로 요도협착이 시작하는 부위까지 넣었을 때, 역행성 요도조영상에서 나타나는 요도출현부위까지의 요도결손부위(화살표)가 요도협착의 길이가 된다.

고 있다(그림 4-16).

요도손상의 협병증에는 요도협착, 요도샛길, 요실금, 발기부전 등이 있으며 치료방법에 따라 많은 차이를 보인다. 전부요도손상의 경우 요실금, 발기부전의 합병증은 드물며, 후부요도손상의 경우 발기부전은 10~80%, 요실금은 5~30%로 다양한 빈도로 발생한다. 요도협착, 발기부전 및 요실금에 대한 치료는 제3장에서 설명되었다.

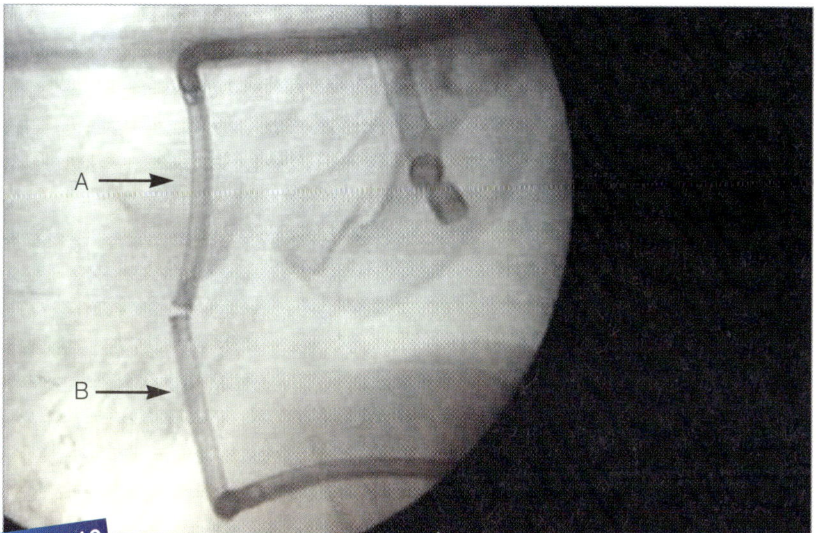

그림 4-16 두개의 연성(flexible) 방광경을 이용해 요도파열에 대한 일차 정렬수술 모습; 상치골 방광피부루를 통해 연성 방광경(화살표 A)을 방광내로 넣은 다음 방광경부를 통해 요도파열 부위까지 접근시킨 다음, 외요도구멍을 통해 또 다른 방광경(화살표 B)을 넣어 요도파열 부위까지 접근시켜 방광경의 불빛을 보면서 양측 방광경이 만나게 되면 내시경을 통해 유도철사를 손상부위를 통과시켜 방광으로 넣고 이 유도철사를 따라 요도부목을 설치하게 된다.

Q&A

Q 01

요도손상이 있을 경우 왜 바로 교정수술을 하지 않고 상치골 방광피부루를 통해 카테터를 유치해 놓고 3개월이나 기다린 후 시행하는지?

A. 전부요도손상의 경우, 혈종, 부종 등으로 손상부위를 정확히 교정하는 것이 기술적으로 어렵기 때문에, 관통상으로 단순한 요도봉합이 간단하다고 판단되는 경우에만 손상 즉시 교정수술을 한다. 후부요도손상의 경우에는 손상 후 바로 교정수술을 하면 혈종, 부종 등으로 시야가 좋지 않은 상황에서 손상부위를 찾아내려고 박리하는 과정에서 더욱 손상을 가해 요도협착, 요실금, 발기부전의 발생빈도가 더 높기 때문이다. 보고에 의하면 손상 즉시 일차 정렬수술(realignment)한 경우 요도협착, 요실금, 발기부전 발생률이 각각 53%, 5%, 36%이며, 일차봉합수술(요도단단문합술)을 한 경우는 각각 49%, 21%, 56%이었던 것에 비해 상치골 방광피부루 설치술을 시행하고 3개월 후 지연수술을 한 경우에는 97%, 4%, 19%로 요도협착의 발생률은 더 높으나 요실금과 발기부전의 발생 빈도는 더 낮았다*(참고문헌; Koraitim MM. J Urol 1996;156:1288-1291)*.

Q 02

요도파열은 대부분은 3개월 기다린 후 요도손상에 대한 적절한 교정수술을 해주는 것으로 알고 있는데 최근에는 손상 후 즉시 내시경수술로 교정하는 시도가 이루어지고 있는데 어떤 경우에 이같은 시도를 하는지?

A. 내시경을 통해 손상부위를 들여다보면서 유도철사를 손상부위를 통과시켜 방광으로 넣고 이 유도철사를 따라 요도카테터를 손상부위를 통과시켜 유치시키는 내시경적 정렬수술은 원리가 개복적 정렬수술과 다를 바 없다. 내시경적 정렬수술은 후부요도의 완전 파열과 전부요도손상에 이용된다. 내시경적 정렬수술은 개복적 수술보다 덜 침습적이라는 장점이 있지만 상당한 이환율의 위험이 있고 장기적 성적(협착이 발생하는 않는)이 대체로 실망적이다.

Q 03

요도손상 치료후 결과를 판정하기 위하여 흔히 이용되는 검사방법은?

A. 요속검사, 역행성 요도조영술, 내시경검사가 이용된다.

Q 04

요도손상에 대한 치료방법이 의사마다 많은 차이를 보이는 이유는?

A. 먼저 같은 요도손상이지만 손상의 유형이 너무 다양하고, 동반손상 유무에 따라 달라질 수 있으며, 치료의 선택사항도 다양하고, 다른 장기손상에 비해 발생빈도가 비교적 적으므로 대부분의 비뇨기과의사들에서 경험이 부족하기 때문이다. 특히 요도손상은 담당의사의 관심과 경험이 예후에 중요한 역할을 끼친다.

Q 05

요도손상의 합병증으로 발생한 요도협착에 대해 여러번의 요도성형술과 요도절개술, 요도확장술을 시행하였지만 완전 요도협착이 되풀이되어 결국 상치골 방광피부루를 통해 카테터를 평생 유치시켜야 한다는 진단이 나왔는데 실제로 다른 방도가 없는지?

A. 어떤 경우라도 요도손상의 치료를 포기하고 영구적으로 카테터를 유치하는 것은 옳지 않은 것으로 되어 있다*(참고문헌; Chapple C, et al. BJU Int 2004;93:1195-1202)*(증거정도를 1~5단계로 분류하였을 때 3단계에 해당; 후향적 연구 결과에 근거한 증거).

5. 음경손상

음경손상은 거의 모두 발기된 상태에서 음경이 무리하게 구부러지면서 발기조직인 음경해면체를 둘러싸고 있는 백막이 파열되어 일어나는데 일명 음경골절이라고 한다. 진단은 음경해면체조영술이나 초음파검사로 가능하며 요도손상이 의심되면 역행성 요도조영술을 시행한다.

미국외상수술학회는 음경손상의 정도에 따라 표 4-4와 같이 요도손상을 1등급부터 5등급으로 분류하였다. 치료는 파열된 백막을 봉합하고 요도손상이 있으면 여느 요도손상과 같이 그 정도에 합당한 치료를 동시에 시행한다. 음경이 절단된 경우에는 절단된 음경을 현미경적 미세혈관복원수술을 시행하여 해면체조직과 요도를 복원시킨다.

표 4-4 음경손상의 손상정도에 따른 분류

등급	내 용
1	음경피부 열상 또는 타박상
2	Buck근막 열상이 있으나 조직손실은 없는 경우
3	귀두, 외요도구, 음경해면체의 열상 또는 2 cm 미만 길이의 요도 결손
4	2 cm 이상 길이의 음경해면체 또는 요도 결손, 또는 음경이 일부 절단된 경우
5	음경전체가 절단된 경우

6. 음낭손상

미국외상수술학회는 음낭손상의 정도에 따라 1등급; 타박상, 2등급; 음낭열상이 음낭둘레의 25% 미만, 3등급; 음낭열상이 음낭둘레의 25% 이상, 4등급; 음낭의 벗겨진 상처(avulsion)가 50% 미만, 5등급; 음낭의 벗겨진 상처가 50% 이상으로 분류하였다.

경한 국소적 혈종은 항생제, 냉온습포 및 음낭거상 등의 보존적 치료로 쉽게 치료할 수 있다. 음낭혈종이 커지는 경우에는 수술로써 지혈하고 혈종 제거, 배액 등을 시행한다. 음낭피부 전체가 소실된 경우에는 피부이식수술을 해야 한다.

7. 고환손상

고환이 손상되면 고환이 매우 커지고 압통이 심하며 오심, 구토 등이 따른다. 미국외상수술학회는 고환손상의 정도에 따라 표 4-5와 같이 1~5등급으로 분류하였다.

초음파가 고환손상의 진단에 유용하고, 고환파열이 확인되거나 의심되면 조기에 수술하여 혈종을 제거하고 파열된 고환을 복구하여야 하며, 손상이 심하면 고환절제술을 시행하기도 한다.

표 4-5 고환손상의 정도에 따른 분류

등급	내 용
1	타박상 또는 혈종만 있는 경우
2	백막열상이 있지만 임상적 증상/증세가 없는 경우
3	백막열상과 함께 고환조직의 손실이 있으나 50% 미만인 경우
4	심한 백막열상과 함께 고환조직의 손실이 50% 이상인 경우
5	고환이 완전 파괴되었거나 손실된 경우

Q&A

Q 01

고환손상으로 일측 고환을 절제한 경우, 수정능력은?

A. 미국의 연구보고에 의하면 고환손상을 받고 일측의 고환절제술을 시행받은 7명의 환자를 장기 추적관찰한 결과 모두 정자수와 정자 운동성은 정상 범위이었지만 수태력이 정상인 사람에 비해서는 정자수가 의미 있게 감소하였고, 혈청 성선자극호르몬(FSH, LH) 농도가 유의하게 증가하였다. 그러나 고환교정술을 받은 환자는 1명을 제외하고 정자수와 혈청 FSH, LH 농도가 모두 정상이었다 *(참고문헌; Lin WW, et al. J Urol 1998;159:841-843)*. 또 다른 연구에 의하면 8명의 환자 중 6명이 혈중호르몬치는 정상이었으나 정액검사상 수정능력이 저하되었고 9명 중 5명은 고환 위축이 동반되었다*(참고문헌; Kukadia AN, et al. J Urol 1996;156:1643-1646)*. 일본의 연구보고에 의하면 고환절제술 후 150-300일 경과하여 2명은 정자수가 정상범위로 회복되었으나 나머지 2명은 아직 비정상 수준이었고, 3명은 정자 운동성이 정상으로 회복되었으나 1명은 비정상이었다*(참고문헌; Tomomasa H, et al. Arch Androl 1992;29:59-63)*.

Q 02

23세 남자로 우측 음낭 열상에 의한 우측 고환의 노출 및 타박상, 음경 피부열상이 있어 우측 고환을 음낭내 정위치로 고정시키는 수술과 음경 피부열상 봉합술을 시행한 상태로서 음낭 초음파촬영에서 우측 및 좌측 고환에는 특별한 이상 소견이 없었다. 손상후 약 3주가 경과한 시점에서 시행한 정액검사상 정액량은 정상(3 mL)이며, 정자수는 1 mL 당 1,800만으로 약간 감소되어 있으나, 정자의 운동성(80%)과 형태(정상 형태 85%)는 모두 정상이었다. 이상 소견과 당사고와의 관여도 및 환자 상태, 연령 등을 감안시 향후 개선될 가능성이 있는지와 호전을 위해 필요한 치료방법은?

A. 초음파검사에서 양측 고환 모두 정상이나 정액검사에서 정자수가 약간 감소된 소견은 고환 충격에 의한 일시적 현상으로 생각된다. 그러므로 정자수의 감소는 당사고와 직접적인 관계가 있는 것으로 생각되며, 환자의 상태, 연령 등을 감안할 때 향후 완전 회복될 것으로 예상되지만 장기 추적관찰이 필요하며, 호전을 위해 특별히 치료할 필요는 없을 것으로 사료된다.

Q 03

맥브라이드 후유장해 평가에 고환 양측 상실의 인정장해는 있으나 일측 상실시 장해 인정여부는?

A. 정자생산 기능과 남성의 성기능을 위한 남성호르몬 생산 기능을 갖고 있는 고환이 양측 상실되었을 때는 성기능과 생식기능을 모두 상실하기 때문에 장해를 인정하고 있으나 일측 고환을 상실하였을 때는 반대측 고환에 문제가 없는 한 성기능과 생식기능이 보존되므로 맥브라이드 후유장해 평가에서는 장해를 인정하지 않고 있다. 그러나 01에 대한 답에서 같이 수정능력이 떨어질 수가 있으므로 이 항목에 대해서는 수정보완이 필요하리라 본다.

Q 04

남자 53세로 현재 좌측 부고환절제술 시행한 상태인데 장해 인정 여부와 미용목적의 수술 비용 인정 가능 여부는?

A. 부고환의 일측 상실은 장해 해당사항이 아니다. 고환절제술 후에는 미용목적으로 인공고환을 삽입할 수 있으나 부고환절제 후에는 미용목적의 수술이 필요 없으며 미용수술법이 있지도 않고 시행되지도 않는다.

05
의료심사 사례별 Q&A

의료와 관련된 문제가 제기 되었을 때 이를 감정하는 데는 진료심의와 장애평가가 있다. 진료심의는 진료의 적정성, 주의의무나 설명의무 이행여부, 의료사고의 인과관계, 기왕증이나 특정행위의 관여도 등을 심사하는 일을 말한다. 장애평가란 질병이나 손상의 결과로 남은 신체적(기능적) 또는 정신적 손실 여부와 정도를 평가하는 것을 말한다. 의료감정은 의료분쟁의 대상인 적정진료 여부, 인과관계, 장애정도, 불법의료 등을 평가하는데 필요하고, 자동차보험과 같은 손해보험, 산재보험 또는 생명보험과 관련하여 장애평가와 인과관계 규명, 업무상 상병 여부, 개호감정, 여명감정, 재요양 여부에 대한 평가에도 필요하다. 또한 각종 연금이나 장애복지와 관련된 장애평가나 인과관계 규명에도 필요하고, 건강보험 심사평가원의 적정진료 여부에 대한 평가에도 필요하다.

의료인들은 의학분야에서는 전문가이지만 법적인 상식이 없으므로 법적 용어에 생소하여 장해진단서를 발급할 때 혼란을 겪을 때가 적지 않으며 몇 가지 대표적인 예를 설명하면 다음과 같다.

1. 배상(賠償)과 보상(補償)

배상이란 과실이나 불법행위와 같이 위법에 의해 발생한 손해를 전보(塡補) 함을 말한다.

일반적으로 손해를 배상할 때는 ① 상당인과관계(相當因果關係), ② 손익상계(損益相計), ③ 과실상계(過失相計)의 원칙이 있다. 상당인과관계란 배상을 하기 위해서는 원인과 결과 사이에 상응하는 인과관계가 있어야 함을 말한다. 손익상계란 원인으로 말미암은 손해만큼 배상하며, 배상이 손해보다 커서 이익이 발생하는 경우에는 그 이익을 제(除)함을 말한다. 과실상계란 피해자의 잘못이 관여한 손해는 피해자의 잘못 만큼을 배상에서 제외함을 말한다.

배상을 공정하게 하기 위해서는 우선 신체상의 손해를 객관적으로 평가할 수 있는 기준과 원인, 결과 사이의 상당인과관계를 규명하고 그 정도를 측정할 수 있는 기준이 있어야 한다. 장애정도의 판정과 상당인과관계의 규명은 배상의학적 판단의 핵심이라고 할 수 있다. 배상의 대상인 손해란 적극적 손해, 소극적 손해, 정신적 손해로 나눌 수 있으며, 적극적 손해란 기존재산의 손실을 말하고, 소극적 손해란 앞으로 발생할 이익을 얻지 못하는 기대수익의 상실을 말하며, 정신적 손해란 위자료를 말한다.

보상이란 행위가 적법하더라도 손해를 전보함을 뜻하는 무과실책임주의로서 복지 또는 사회보장의 성격이 강하다. 산재보험이나 손해보험 또는 연금 등이 보상에 해당한다. 이 경우에는 약관 또는 법률에 보상 받을 수 있는 사유가 규정되어 있고, 이 사유는 가입자와 보험회사간의 약속에 해당한다.

2. 장애(障碍)와 장해(障害)

장해와 장애가 혼용되고 있으나 장해보다는 장애가 적절한 것으로 본다. 임광세에 의하면 우리말로는 장애라는 말만 사용해 왔으나 일본말이 들어오면서 법조계에서 장해란 용어를 그대로 인용함으로써 거의 대부분의 서식에 장해란 용어가 쓰이게 되었다고 하며, 이에 근거하여 이경석은 장애란 질병이나 손상을 치료하더라도 남는 기능저하 또는 형태변화를 의미하는 의학적 개념이며, 장해란 이를 법적으로 일컫는 말이라고 풀이하면서, 의학적으로는 손상이라고 하고, 법적으로는 상해라고 하는 것과 같은 맥락이라고 하였다.

3. 장해정도의 판정

장애정도는 개개인의 연령, 성별, 직업에 따라 다를 것이나 지금까지 여러 조건을 다 충족시키는 기준은 없으므로 기존의 방법을 준용할 수밖에 없다.

1) 맥브라이드 장해평가방법의 모순과 보완책

'맥브라이드 장해평가방법' 은 미국 오클라호마 의과대학 정형외과의 맥브라이드(1891~1975) 교수가 저술한 '노동능력상실 평가와 배상 기능 손상의 치료원칙' (1963) 중 노동능력상실 평가에 관한 내용을 통칭하는 것이다. '맥브라이드 장해평가방법' 은 신체장해의 유형별 장해율과 피평가자의 직업에 따른 장해율(손상변수에 따른 직업계수표)을 기술하고 있어 비교적 합리적 평가방법으로 인정되어 그 동안 우리나라에서도 법원과 자동차보험약관에서 일관되게 적용하여 왔다. 그러나 정형외과의사가 개발하여 정형외과 분야의 장해는 유형별 직업별로 상세히 분류되어 있으나 타과 분야는 적용분야가 아예 없거나 모호하고 분류도 적절치 않아 '발에 맞는 크기의 신발이 없어 억지로 발을 신발에 맞추어야 하는 식' 으로 장해평가분류에 억지로 맞추어야 하므로 과학성, 객관성, 합리성이 부족할 수밖에 없을 뿐만 아니라, 원저 장해평가표의 장해율 수치 중에는 명백한 오류들이 지적되었고 *(참고문헌; 임광세: '배상의학의 기초' 제4판)*, 평가방법으로 개발된지도 오래되어 하루가 다르게 발전하고 있는 현대의학적 관점에서 볼 때 내용이 시의적절하지 못한 점도 나타나고 있다. 자동차보험진료수가분쟁심의회에서는 2005년 6월 '맥브라이드 장해평가방법 가이드' 를 출판하였으며, 원저의 본래 수치와 수정된 수치를 비교할 수 있도록 별도로 표시하였고, 원저에 없는 내용이나 실무상의 경향을 반영하여 '미국의사협회의 장해평가지침' 과 국가배상법상의 장해평가방법을 수록 설명하고 있다(부록).

현재 우리나라의 장해평가기준은 장애인복지법에서 규정하는 장애등급표, 산업재해보상보험법에서의 장해등급기준표, 자동차손해배상보장법에서 규정하는 후유장해구분의 세 가지로 나뉘어 있으며, 법원에서는 맥브라이드 장해평가방법이 이용되고 있다. 의학적 장애가 곧 당사자의 장애등급이 되는 장애인복지법과는 달리 장해율은 단순히 신체장해율만을 의미하며, 이를 다른 보상 등의 목적으로 이용할 때에는 직업이나 능력 등 사회경제적 요소를 고려한 전환계수를 이용하여 산출하여야 한다. 미국의사협회발행 장해율 적용 지침서를 보면 같은 장애라도 환자의 나이에 따라 노화에 의해 자연적으로 발생할 수 있는 장애 가능성을 고려하여 장해율이 책정되어 있지만 우리나라 장해진단서를 보면 연령을 고려하지 않고 일률적으로 적용하는 사례를 많이 볼 수 있다. 같은 장애라도 직업에 따라 심각성은 전혀 다를 수 있다. 예를 들면 손가락 하나를 잃어 버렸을 때 연주가라면 치명적이라 할 수 있지만 아나운서라면 심각성이 크게 떨어진다. 비뇨생식기장애에 의한 장해율 정도는 대체로 직업의 종류에 크게 영향 받지않는 범주에 속한다고 생각된다. 장애는 주관적이고, 사회적이며 문화의 영향까지 받기 때문에 나라마다 장애범주가 다르고 그 정도를 평가하는 기준이 다르다. 장애평가기준은 겉으로 보기엔 자연과학인 것처럼 보이지만 국민들의 정서나 인식과 같은 공감이 합해진 사회적 약속이기 때문이다. 이에 정부에서는 2007년 대한의학회에 의뢰하여 미국의사협회 기준을 모델로 하여 우리나라 실정에 맞는 새로운 장해평가기준을 과학성, 객관성, 합리성, 편이성 및 현실성의 다섯 가지 원칙에 따라 개발하고 있다. 새로이 대한의학회에서 마련하고 있는 비뇨기과영역의 장해평가기준은 '하부요로계장애' 와 '남성생식계장애' 로 나누어져 있으며 앞으로 관련 기관이나 업계와의 협의와 모의적용사업을 거쳐 불원간 발표될 것으로 예상되며, 새로운 기준은 현재 사용되고 있는 여러 기준들에 비해 훨씬 업그레이드되고 객관적이며 우리나라 현실에 맞는 장해평가방법이 될 것으로 기대된다*(참고문헌; 이종복. 2009년도 제61차 대한비뇨기과학술대회 비뇨기과영역의 장애평가 기준. 대한의학회 장애평가 기준)*.

2) 중복장애 장해율

하나의 장해로부터 다른 장해가 파생된 경우에는 그 중 높은 장해만을 인정한다. 복합장해는 다음과 같은 방법으로 산정한다.

① 장해율 A와 B를 병합하는 방법: 병합 장해율 = A + (100 - A) × B,

② 장해율 A, B, C를 병합하는 방법: 병합 장해율 = [A + (100 - A) × B] + [{100 - [A + (100 - A) × B]} × C],

③ 장해율 A, B, C 중 B가 기존의 다른 장해인 경우의 병합 및 공제 방법: [A + (100 - A) × B] + [{100 - [A +(100 - A) × B]} × C] - B. 장해율은 소수점 이하 첫째 자리까지 표시하되 소수점 이하 둘째 자리에서 반올림한다.

예시 1) 장해율 A + B의 병합: 50 + (100 - 50) × 30% = 65%

예시 2) 장해율 A, B, C의 병합: 65 + (100 - 65) × 10% = 68.5%

3) 치료비 인정시 장해율

발기부전과 같이 기능성 장애의 경우 치료비를 인정하여 성관계가 가능하게 되었을 경우 치료비를 인정하고 장해율은 치료전의 상태에서 책정하면 장해율 과다산정이 된다. 치료비를 인정하지 않으면 몰라도 치료비를 인정하여 성관계가 가능하게 되었다면 이를 고려한 장해율 산정이 되어야 한다. 그러므로 발기부전의 경우 치료비를 인정할 경우에는 성관계가 가능하게 되었으므로 맥브라이드장해율 평가표 음경 IV-B에 적용하여 15% 장해율을 모두 인정하는 것은 부적절할 것이다. 그러나 치료로 성관계가 가능하게 되었다손 치더라도 인위적 발기이며, 약물복용이나 자가주사요법의 불편함, 부작용, 번거러움 등을 고려하거나 음경보형물삽입술을 받은 경우 고장이 나면 교체하여야 하는 어려움 등을 고려하면 치료비를 인정하여 성관계가 가능하다고 하여 장해율을 전혀 인정하지 않는 것도 부적절할 것이다.

4. 장해 평가시기

치료란 '손상이나 질병을 원상으로 회복하게 하는 행위' 를 말하는 만큼, 치료기간은 '증상이 완전히 소실될 때까지의 기간이 아니라 치료를 통해 증상의 소실 또는 개선이 가능한 시기' 를 말한다. 즉, 비록 심한 증상이 남아 있다고 하더라도 치료를 통해 전혀 개선할 수 없는 증상은 장애로 판단하며 치료는 종결되었다고 본다. 즉, '치료종료' 란 의학상 일반적으로 승인된 치료방법을 사용하여도 더 이상의 호전효과를 기대할 수 없는 상태 또는 시간이 경과하여 자연적으로 도달할 것이라고 인정되는 최종 상태(고정상태)를 말한다. 그러므로 장애를 진단하는 전문의는 장애의 원인(외상)에 따른 충분한 치료를 하여 상태가 고착되었음을 진단서, 소견서, 진료기록 등으로 확인하여야 하며, 그 기준 시기는 장애내역에 따라 다소 차이가 있으므로 항목별 세부내역을 참조하여야 한다.

장해란 치료가 종료되었음에도 불구하고 정신적 또는 육체적 훼손 상태가 계속 치료를 하더라도 장래에 더 이상의 호전을 기대할 수 없는 영구적으로 존재하여 생기는 노동능력의 손실 또는 감소를 말한다. 이 기준에서 말하는 장해율이란 노동능력상실률을 의미한다.

장해평가는 치료가 종료된 때에 증상이 고정된 상태에서 시행한다. 향후 수술 또는 치료로 기능이 회복될 수 있다고 판단되는 경우에는 장애진단을 치료 후로 유보하여야 한다. 다만 ① 통상적인 적정 치료기간이 충분히 지났음에도 증상이 고정되지 아니한 경우에는 고정된 것으로 인정되는 증상을 기준으로 평가하며, ② 증상이 고정될 수 없음이 의학적으로 인정되는 경우에는 치료가 종료되는 때에 장차 고정될 것으로 인정되는 증상을 기준으로 평가한다. ③ 여러 가지 원인으로 치료가 종료되기 전에 부득이하게 장해진단서나 향후치료비추정서를 발급해야 하는 경우에는 예외로 하되, 필요한 시기를 지정하여 재판정을 받도록 하여야 한다. 재판정이 필요한 경우, 장애를 평가하는 전문의는 장애진단서에 그 시기와 필요성을 구체적으로 명시하여야 한다. 예를 들면 신경인성방광은 신경손상 정도에 따라 수상 후 2~3년까지 자연 회복될 가능성을 배제할 수 없으므로 수상 후 3년이 경과한 시점에서 정밀검사 후 장해를 평가한다. 단, 부득이하여 현시점에서 장해를 평가해야 하는 경우에는 장해를 한시적(2~3년)으로 인정하고 추후 재검사하여 재평가하여야 함을 명시하여야 한다.

5. 장해인정기간

장애가 영구적일 것으로 판단될 경우 향후 치료비 산정시 치료기간을 장애의 종류와 정도를 고려하여 산정하여야 하는데 일률적으로 일반인의 여명기간을 적용하는 것은 부적절하다. 예를 들면 노화와 함께 성관계 빈도가 감소하며 성관계를 중단하는 남녀의 평균 나이가 있는데 이를 전혀 고려치 않고 손상 당시의 연령에 합당한 성관계 빈도를 여명기간으로 일률적으로 환산하여 치료비를 산정하거나, 신부전이나 척수손상의 경우 여명기간이 단축될 것인데 일반인의 여명기간으로 환산하여 치료비를 추정하거나, 불임증은 통상적 가임 연령이 있는데 여명기간으로 환산하는 것은 부적절하다. 또 요도협착은 치료를 하더라도 어느 정도는 영구적으로 남아 있을 수 있지만 치료를 계속함에 따라 개선될 것이므로 장해정도나 치료방법을 현재의 수준에 맞추어 평생토록 일률적으로 적용할 수 없을 것이다.

■ 여명

여명이란 생명표를 이용하여 어떤 연령의 사람이 앞으로 평균 몇 년 더 살 수 있을 지를 산출한 기대값, 즉 평균여명을 의미한다. 평균수명이란 그 시대에 갓 태어난 아이가 앞으로 살 수 있는 평균기간을 말한다. 평균여명은 어떤 연령에서의 생존자 중 다음 해에는 몇 사람이 살아남는가를 연령별 사망률을 이용하여 산출하고 이러한 계산을 차례로 연령마다 반복하여 모두 사망할 때까지 계속한 후, 각 연령에서의 생존자수의 총합을 처음 연령의 생존자수로 나눈 것이 그 연령의 평균여명이 된다. 다시 말해 평균수명에서 단순히 현재의 나이를 뺀 것이 평균여명이 아니다. 우리나라에서는 통계청에서 1964년에 생명표를 처음 작성한 이래 3~5년 간격으로 생명표를 작성하여 발표해 오고 있다(부록).

특정 신체장애를 가진 사람의 여명이 단축되리라 추정하기 위해서는 똑같거나 적어도 비슷한 신체장애를 가진 사람들의 여명이 단축됨을 밝힌 객관적 근거나 자료가 있어야 한다. 악성종양처럼 진행성이고 불치 내지 난치병인 경우 여명단축의 증거가 명백하다고 할 수 있다. 또한 간질환, 신장질환, 대사성질환은 정상 일반인에 비해 여명이 짧음을 밝힌 문헌들이 많다. 한편 손상에 의한 후유장애는 질병과는 조금 다른 부분이 있다. 아무런 후유증을 남기지 않고 질병이 회복된 경우 정상인과 기대여명이 다르다고 하기 어렵다. 손상에 의한 후유증은 거의 대부분 그 정도가 악화하여 사망할 위험을 초래하지 않으며, 고정된 경우가 많고, 후유장애가 남았다는 사실만으로 여명이 단축된다고 할 수 없다. 그러나 뇌손상 환자는 호흡기나 피부,

근골격계, 그리고 영양과 소화에 이르기까지 수많은 합병증 발생 위험이 상존하기 때문에 여명단축이 명백하다. 외상 후 간질이 남은 사람도 발작이 생겼을 때 정신을 잃어버리기 때문에 사고 위험이 많으며 이로 인해 생명을 잃을 수 있다. 척수손상에 의한 척수마비환자도 욕창이나 요로감염 등을 비롯한 다양한 합병증으로 인해 사망위험이 크다. 그러므로 뇌손상이나 척수손상으로 발생한 신경인성방광이나 신손상에 의한 신부전 환자에서 치료비추정서를 발급할 때 이들 환자의 여명기간은 일반인의 평균여명과는 달리 고려되어야 할 것이다. 참고로 우리나라 두부외상 및 척수손상환자의 여명과 미국신장데이터시스템에서 발행한 신부전환자의 여명을 부록에 수록하였다. 비뇨기과의사가 신경인성방광이나 신부전증 환자의 치료비추정서를 발급할 때에 기 발표된 참고문헌을 인용해야 하겠지만 환자 개개인에 따라 변수가 많으므로 이들 환자의 여명기간에 관한한 신경외과 전문의나 신장내과 전문의의 자문을 구하는 것이 현명할 것으로 생각된다.

6. 인과관계(기왕증)와 관여도

손해를 배상할 때는 상당인과관계에 따라 인과관계가 있을 경우, 손해를 본 만큼만 배상하며, 이 중에서도 원인이 관여한 만큼만 지게 함이 원칙이다. 그러므로 인과관계는 관여도로 표기한다.

(1) 관여도의 의미

어떤 질병(결과)이 어떤 특정 원인에 의해 발생되었다고 판정하기 위해서는 원인과 결과 사이에 합당한 인과관계가 성립되어야 한다. '그럴 수도 있겠다' 는 추측만으로 인과관계를 설정하는 것은 정황으로 보아 얼마든지 있을 수 있는 일이라 해도 아무런 증거도 없으면서 용의자를 죄인으로 다루는 것과 같다.

손상이란 외부적 원인이 인체에 작용하여 형태적 변화 또는 기능적 장애를 초래한 것을 말하므로 통상적 질병과 그 개념이 명확히 구분된다. 그러나 질병이 있는 사람에게 손상이 가해진 경우에는 손상의 결과로 나타난 '건강하지 않은 상태' 를 손상(원인)과 인과관계를 규명하는 것은 쉽지 않다. 건강하지 않은 사람은 건강한 사람에 비해 손상을 받기 쉽다. 예를 들면 똑같은 충격을 받더라도 수신증이나 정류고환은 정상의 신장이나 고환에 비해 쉽게 터져버린다. 즉 외부의 원인만으로 발생하기보다는 상응하는 내부 원인과 어우러져 손상이 발생한 것이다. 손상의 결과에 의한 장애정도를 10이라고 하였을 때 이미 9 만큼의 장애를 갖고 있었는데 손상으로 1의 장애가 추가되어 10이 된 경우와 1의 장애밖에 없었는데 손상으로 9의 잘못이 추가되어 10이 된 경우 똑같은 책임을 지게 할 수 없다. 그러므로 손상의 결과에 대한 원인(손상)의 관여도를 따질 때는 외인과 내인을 함께 생각하여야 한다.

인과관계가 전혀 없거나 전적으로 관계있는 경우에는 문제가 될 수 없겠으나 모호한 경우에는 이를 가능한 객관화하기 하기 위해서 관여도를 이용한다. 관여도에는 두가지 의미가 있다. 하나는 손상의 결과에 대한 여러 가지 원인들 중 각 원인의 관여도로서 예를 들면 A, B, C, 3개의 원인이 있을 때 각 원인이 차지하는 비율을 말한다. 다른 하나는 손상의 결과에 대해 특정 원인을 지목하였을 때 원인일 확률로서 예를 들면 A, B, C의 원인 중 A가

원인일 확률을 말한다.

관여도는 이미 발생한 질병이나 손상이지만 환자 스스로 할 수 있는 치료나 예방을 게을리 하였을 때, 이 책임을 부분적으로 환자에게 묻도록 하고 있다*(참고문헌; 1994.4.20 동아일보)*. 이 사례는 고혈압을 앓던 환자가 규칙적인 치료를 받지 않고 술과 담배를 많이 하여 근무 중 사망한 예로 질병 치료를 성실히 하지 않은 본인의 책임을 물어 50%만 보상하도록 판정하였다.

(2) 관여도의 판단

① 어떤 질병이 어떤 특정 원인이 있기 전에는 없었고, ② 그 질병이 다른 원인에 의해서는 거의 발생되지 않으며, ③ 원인이 가해진 시기와 질병의 발생시기가 상당관계가 있다면, 그 원인은 그 질병의 원인이 확실하다고 할 수 있다(관여도 100%). 반대로 ❶ 어떤 질병이 이미 원인이 가해지기도 전에 있었거나, ❷ 의학적으로 그 질병이 그러한 원인으로 발생될 수 없음이 확고하고, ❸ 원인이 가해진 시기와 질병의 발생시기가 타당하지 않은 경우에는 그 질병의 원인이 아님이 확실하다(관여도 0%). 관여도 0%부터 100%까지는 하나의 스펙트럼으로 볼 수 있고 이를 인위적으로 몇 개의 단계로 구분할 수 있다.

장해 평가자(해당 전문과목의 전문의)는 외상과 장해 사이의 인과관계에 대하여 의학적 근거를 제시하여야 하고, 평가대상 장해가 외상 이외의 다른 원인과 병합하여 확대되었다고 인정되는 경우에는 외상 이외의 다른 원인의 관여도를 참작하여 평가하되 관여도의 비율은 0%, 25%, 50%, 75%, 100% 중 하나로 표시한다. 이는 통증 정도를 비교할 때 환자가 느끼는 정도에 따라 0~10점으로 표시하는 것과 같이 단계가 많을수록 단계의 구분이 모

표 5-1 임광세의 관여도 판정기준

단계	내 용	사고의 관여도
A	외상과의 상당 인과관계가 전혀 인정되지 않는 경우	0%
B	외상과의 상당 인과관계가 어느 정도 인정은 되나 타 원인에 기인되었을 가능성이 높은 비율로 인정되는 경우	25%* (20% 또는 30%)
C	외상과의 상당 인과관계가 있을 수 있는 가능성과 없을 수 있는 가능성이 반반인 경우	50%
D	외상 이외의 원인에 기인되었을 가능성이 어느 정도는 인정되나 외상에 기인되었을 가능성이 높은 비율로 인정되는 경우	75%* (70% 또는 80%)
E	외상과의 상당 인과관계가 확실하게 인정되는 경우	100%

* 25%나 75%처럼 5%단위를 따지는 것 보다는 관여도를 고려하여 25%는 20% 또는 30%로, 75%는 70% 또는 80%로 평가함.

호할 수 있다. 다소 단순한 감은 있지만 비교적 구체적으로 구분할 수 있어 현재 유용하게 이용하고 있는 임광세의 관여도 판정기준을 소개하면 다음과 같다(표 5-1).

7. 향후치료비 추정

향후치료비에는 진찰료, 검사료, 처치료, 수술료(수술기구료 포함), 마취료, 입원료, 투약료, 보조기구 비용, 교통비(보행이 불가능한 경우), 개호비 등이 포함된다. 신경인성방광과 같이 평생동안 주기적으로 진찰과 검사를 요하거나 입원해야 할 가능성은 있으나 구체적으로 그 기간과 횟수를 명시하기 어려운 경우에는 1년을 단위로 하여 비용을 산출하고 여명기간을 곱하여 산출한다. 1년에 한번이 아니라 수년에 한번 입원할 가능성이 있는 경우에는 1년 단위로 산출할 수 있는 내용만 산출한 후, 여명기간 동안 입원할 횟수와 기간을 산출하여 합한다.

(1) 치료방법 선택

향후치료비는 앞으로 지불할 추정 치료비로서 진료수가가 다양하고 비용 산출방법에 따라 커다란 차이가 생길 수 있고, 의사에 따라 치료방법이 다를 수 있으며 서로 다른 비용을 제시하므로 산출된 비용의 정확성을 객관적으로 평가하기란 여간 어려운 일이 아니다. 그러나 모든 질병에는 상식적이며 통상적인 표준 진단법과 치료법이 있으므로 이에 준하여 추정할 수 밖에 없다. 문제는 이들 치료법을 총 동원해도 치료효과를 얻기 어려운 경우가 있는 것이 현실이며 이 때문에 새로운 치료법이 개발되어 긍정적인 결과가 발표되므로 의사들은 아직 학계의 공식적인 인정을 받기도 전에 선두적으로 시도해보기도 하고 학계의 인정을 받았다손 치더라도 보건당국의 공식적인 인가를 받기도 전에 시도하여 치료비 인정에 어려움을 격기도 한다. 이 때문에 서울고법판결문(2007.7.11)은 "한정된 재정으로 운영되고 있는 건강보험제도에 있어 가장 경제적이고 비용효과적인 적정한 진료방법이 선택되어야 한다"고 하여 향후치료비 산정에 기준을 정하고 있다.

■ 치료를 종결하고 합의 후 발생한 합병증, 후유증의 치료

치료를 종결하고 피해자가 가해자(보험회사)와 합의를 한 뒤에라도 지금의 외상으로 인해 예기치 못한 합병증이나 후유증이 뒤늦게 발생하였다면 가해자는 이에 대한 배상책임이 있다*(1994.8.22 조선일보; 서울민사지법 66단독)*.

• 개호(介護)와 간호(看護)

법먹기, 대소변가리기, 거동 등 생존에 필요한 기본적인 활동을 다른 사람이 도와주지 않으면 할 수 없는 경우에 개호가 필요하다. 일상적으로 환자를 돌보는 일을 모두 간호라 하나, 법률적 해석을 히자면, 긴호란 간호사 노는 간호조무사 등의 상응하는 자격이 있는 사람이 의학적 지식을 이용하여 환자를 돌보는 일을 말하며, 개호는 자격이 없는 사람도 할 수 있는 정도의 환자를 돌보는 일을 말한다. 실제로 개호란 용어는 일상생활에서는 거의 쓰이지 않으며 손해배상을 판정할 때에 주로 사용하기 때문에 법률용어에 가깝다.

Q&A

1) 기왕증과 관여도

Q 01-1

남자 21세 : 좌측 치골골절환자로서 양측고환의 직접적 손상병력 없이 손상 후 2년이 경과한 시점에서 시행한 고환조직검사상 생식세포 무형성증 소견으로 본 소견과 사고와의 인과관계 여부는?

A. '생식세포 무형성증' (germinal cell aplasia)은 이름 그대로 고환조직 검사상 고환 내 생식세포가 전혀 발견되지 않고 지주세포만 있는 질환으로 '지주세포 유일 증후군' (Sertoli-cell-only syndrome)이라고도 하는데, 증후군이란 용어를 사용하는 것은 방사선치료, 항암요법, 이하선염에 병발한 고환염도 생식세포 위축을 초래하지만 원인이 될 만한 상해가 없는 경우도 있기 때문이다. 피해자의 경우 양측 고환의 직접적 손상병력이 없으면서 양측 고환의 위축이 있고(양측 고환 모두 용적이 8 mL로서 정상인 평균용적 19 mL 보다 작고, 용적의 정상범위 하한치인 13 mL 보다 작음), 손상 후 7개월이 경과한 시점에서 두차례 시행한 정액검사상 무정자증이 발견되었으며, 손상 후 1년 2개월이 경과한 시점에서 시행한 고환조직

검사에서 생식세포 무형성증으로 진단되었고, 생식세포 무형성증은 양측 고환의 질환이란 점을 종합하면 피해자의 생식세포 무형성증은 기왕증에서 비롯되었고 사고와는 인과관계가 희박할 것으로 생각된다. 성염색체검사와 유전자검사 등보다 정밀검사가 필요하다.

Q 01-2

상기 소견 종합할 때 후유장해진단서상 25% 장해율을 여명 기간 적용의 적정성 여부 및 만약 부적정하다면 적정한 장해율과 장해인정 기간은?

A. 고환은 생식을 위한 정자생산과 성기능을 포함하여 남성적 활동을 위한 남성호르몬 생산의 2가지 기능이 있다. 양측 고환의 '생식세포 무형성증' 은 고환의 정자생성기능이 없다는 의미이며, 남성호르몬생산기능마저 없다는 이야기는 아니다(피해자의 경우 혈중 남성호르몬 농도는 3.83 ng/mL로 정상소견(2.4~8.3 ng/mL)을 보인다). 그러므로 맥브라이드 장해평가표 고환 V-D '양측성 고환기능상실' 에 적용하여 25% 장해율 인정은 적절하지 않다고 생각되며, 양측 고환상실 장해율(25%)의 70% 장해율을 통상적 자녀 생산기간인 50세에서 예외적인 경우를 고려하여 10년을 추가한 60세까지 인정하는 것이 적절하다고 생각된다.

Q 02-1

남자 48세 : 주 증상인 음낭궤양이 2002년 발병한 베체트병에 의한 것인지, 교통사고에 의한 증상인지?

A. 베체트병은 구내염을 주 증상으로 하며, 피부, 성기, 눈, 관절, 위장관, 심혈관, 뇌신경 등에 침범하는 특이한 질병으로 주로 20~40세의 남자에서 발생한다. 증상은 처음에는 대개(80% 이상) 혀, 잇몸, 점막, 입천장, 편도선, 인후부 등 입안의 염증으로 시작되며, 병이 진행되면 성기에도 궤양증상이 나타나기도 하고, 심하면 남자는 음낭부위까지 번지기도 한다.

베체트병의 정확한 원인은 밝혀지지 않았으나, 구강내의 세균이나 바이러스 감염설, 환경오염에 따른 중금속 중독설, 알러지설, 인종이나 지역적 특성과 관련된 자가면역성 질환설 등이 가능한 원인으로 제시되고 있으며, 이 외에도 결핵, 빈혈, 당뇨병 등 만성질환과 과로, 불면, 심한 외상이나 감기, 생리 등이 악화요인인 것으로 보인다. 이상의 소견에 근거하면, 환자의 주 증상인 음낭궤양은 2002년 발병한 베체트병이 악화된 것으로서 교통사고는 악화의 원인이 된 것으로 판단된다.

Q 02-2

만약 교통사고로 인한 증상이라면 사고 관여도는?

A. 음낭궤양의 발생에 교통사고의 관여도를 명확히 규정하기 어려우나 약 30%로 추정된다.

Q 02-3

현재 입원 치료비에 대해 당사의 책임 비율은?

A. 음낭궤양에 대한 치료비는 교통사고 후 기왕증의 베체트병이 악화하여 음낭궤양이 발생하였다면 음낭궤양 치료를 하는 동안에 한정해서 당사에서 50% 책임이 있다고 생각되지만, 교통사고 이전에 이미 음낭궤양이 있었다면 음낭궤양이 교통사고전 수준으로 회복되는 기간 동안으로 한정해서 치료비의 30%를 책임지는 것이 적절할 것으로 생각된다.

Q 02-4

향후 예상 치료방법 및 향후 예상 치료비는? 예상 치료비에 대해 당사 책임 부분은?

A. 일단 베체트병으로 진단되면 주로 소염진통제를 장기투약하는 방법으로 치료를 하나 합병증을 막기 위해 면역억제제(사이클로스포린, 아자치오프린)나 부신피질호르몬제(스테로이드), 항혈전제(아스피린), 콜키신이 이용되기도 한다. 그러나 베체트병 치료는 환자의 증상, 면역 상태에 따라 차이가 있을 수 있으며, 일시적인 치료보다는 장기적인 치료가 필요하며, 치료과정을 통하여 증상이 더 이상 나타나지 않을 정도로 크게 호전될 경우는 환자의 상태에 따라 치료 없이 정기적인 경과 관찰만을 하기도 한다. 치료하는 동안 병의 진행상태, 치료반응 및 약에 대한 부작용 유무 등을 확인하기 위해 최소한 3~4개월 간격으로 정기적인 혈액검사와 소변 검사 등이 필요하다. 이상과 같이 베체트병의 치료방법은 질병 자체가 개인에 따라서, 같은 환자에서도 사정에 따라 변수가 많지만 상기 치료방법의 범주를 벗어나지는 않을 것으로 예상된다. 예상 치료비는 치료약을 어떻게 사용하느냐에 따라 달라지므로 단정적으로 산출하는데 어려움이 있으며, 예상 치료비에 대한 당사 책임 부분은 〈02-3〉에서 언급된 것처럼 30~50%가 적절할 것으로 생각된다.

Q 03

남자 62세 : '야간의 수면중 발기검사에서 비교적 양호한 발기반응이 관찰되지만 부분적 발기장애의 가능성을 배제할 수 없다' 고 하는데 불완전 발기부전이 외상성 출혈과 인과관계 있는지? 가령성 및 기왕증의 영향으로 나타난 것은 아닌지?

A. 65세 당뇨병환자에서 발기부전이 발생할 가능성은 95%까지 되고, 고혈압 환자에서 발기부전의 발생 가능성은 정상 혈압인에 비해 약 2배 높으며, 발기부전 유병률은 20~50%이다. 피해자는 연령이 62세이고, 발기부전의 가장 중요한 혈관성 위험인자인 당뇨병과 고혈압을 기왕증으로 갖고 있었으므로 발기부전의 기왕증 가능성은 적어도 80%로 추정되며, 본 사고의 관여도(지주막하 출혈 등 뇌손상)는 최대 20% 정도로 생각된다.

Q 04

남자 61세 : 수년째 방광내 치골상부 카테터(supra-pubic catheter) 거치 중이던 환자로 금번 사고 후 급성 신부전 상태로 혈액투석 시행한 바 신장 문제의 기왕증 여부 및 사고와의 인과관계 여부

A. 피해자는 기왕증으로 20년전 교통사고에 의한 신경손상으로 대소변 조절이 안되는 상태로 7년전 양측 신장의 심한 수신증과 요관 확장 진단 하에 양측 신루설치술을 시행받고 주기적으로 신장내 유치 카테터를 교환해 왔다. 양측 신장의 심한 수신증과 양측 요관의 심한 확장은 양측 요관 하단의 폐쇄를 의미하며 이는 신경손상으로 대소변 조절이 안되는 점을 고려하면 신경인성방광에 의한 배뇨근 비후에 의한 요관폐쇄에서 비롯된 것으로 생각되며, 손상 전에 이미 신기능은 상당히 감소해 있었던 것으로 판단된다. 양측 신루설치술을 통해 신장내 카테터를 장기간 유치하면 신장의 세균 감염을 피할 수 없고, 신기능이 이미 저하된 상태에서 교통사고로 면역상태가 급격히 떨어져 기존의 세균감염이 패혈증으로 발전되어 급성 신부전이 발생하였으며 혈액투석을 할 수 밖에 없었던 상황으로 추정된다.

요약하면, 피해자는 기왕증으로 혈액투석을 받아야 할 정도는 아니지만 만성 신부전을 갖고 있었고, 신장 감염이 있고 신기능이 저하된 상태에서 금번 사고로 패혈증이 발생하여 급성 신부전으로 발전하였으며 혈액투석을 받은 것으로 판단되므로 사고의 관여도는 약 25%로 생각된다.

Q 05

여성 54세 : 7년 전의 타 병원 진료기록부에 의하면 '수년전부터 치골상부 불편감, 빈뇨, 절박뇨, 야간뇨(3~4회), 잔뇨감을 주 증상으로 내원하였으며, 내원 10년전 자궁적출술을 받은 기왕증이 있는 환자' 로 '본 사고 후 소변이 잘 나오지 않아 힘을 주면서 배뇨하고, 소변을 자주 보며, 잔뇨량이 많아 자가도뇨로 방뇨하기도 한다' 고 호소하고 있는데, 이 환자의 현 배뇨장애 증상은 기왕증의 자궁적출술과 상관관계가 있지 않은지?

A. 본 사고의 부위와 정도(경추염좌)를 고려할 때 피해자의 현재 배뇨장애증상은 자궁적출술시 받은 말초신경손상에 의한 배뇨근수축장애(이완성 신경인성방광)에서 비롯되었으며, 기왕증의 당뇨병에 의한 말초신경병이 배뇨근수축장애에 기여하였을 가능성을 배제할 수 없다. 그러나 사고에 의한 통증으로 진통제/진정제 등을 복용하면 배뇨근수축을 억제하여 증상 악화의 원인이 될 수 있으므로 본 사고의 기여도는 '임광세의 관여도 판정기준' 에 따라 20%가 적절한 것으로 생각된다.

Q 06

남자 47세 : 음경손상후 발기부전과 음경만곡증(페이로니 질환)을 호소하는 환자로 기왕증(당뇨병, 뇌하수체 선종절제술)과의 인과관계는?

A. 초진시 음경 혈종은 없었으며, 의무기록지에 의하면 '원래부터 좌측으로 음경이 약간 휘어진 상태' 였다. 음경초음파검사에서 발기음경의 좌측 만곡이 있으면서 좌측 음경해면체의 협소화와 협소부위에 일치해서 백막의 비후가 있고 혈류 감소가 동반되어 있으며, 음경해면체조영상에서 양측 음경해면체 모두 섬유화가 진행되고 있으며 특히 좌측 해면체가 좁아져 있고, 백막 손상 부위는 없으며, 발기시 좌측으로 음경전위가 심하다.

음경만곡증(페이로니씨 질환)은 음경 백막의 섬유성 경결로 발생하는 것으로 손상이 원인의 하나로 알려져 있으나 손상으로부터 경결이 발생할 때까지는 통상적으로 상당 기간이 경과하여야 한다. 그러나 피해자는 초진시 음경혈종이 없었고, 영상의학적 검사에서도 백막의 손상을 확인할 수 없었으며, 손상일로부터 불과 1주일 밖에 경과하지 않았는데 심한 음경만곡증을 호소하였다. 반면에, 양측 음경해면체가 모두 섬유화가 진행되고 있으며 특히 좌측 해면체가 좁아져 있고 혈류가 감소하였는데 이 같은 소견은 지병인 당뇨병의 합병증으로 생각되므로 피해자가 호소하는 발기부전과 음경만곡증도 당뇨병에 의한 음경해면체의 심한 섬유화에서 비롯된 것으로 생각되며, 제출된 의무기록에서도 피해자는 '원래 음경이 좌측으로 휘어진 상태' 였던 것으로 나타나 있다. 또 제출된 의무기록에는 혈중 성호르몬(남성호르몬, 프로락틴, 성선자극호르몬) 측정치가 없으나 뇌하수체 선종절제술을 받았으면 저성선자극호르몬성 성선기능저하증으로 성욕 감퇴, 발기부전의 원인이 될 수 있다. 이상의 소견을 종합하면 피해자의 발기부전과 음경만곡증은 손상과 직접적 관계가 없는 것으로 생각된다.

Q 07

여자 75세 : 당뇨병과 자궁탈출증을 지병으로 갖고 있는 환자로 흉추 8번 압박골절 후 요의를 느끼지 못하고 요실금과 회음부 감각이상 등을 호소한다. 요역동학검사에서 배뇨량 97 mL, 최고요속 초당 14 mL, 잔뇨량 190 mL, 배뇨시 방광 최고내압 24 cmH_2O로 배뇨근 수축력 저하의 소견을 보이며, 최고 요도폐쇄압이 40 cmH_2O, 기능적 요도길이가 9.9 mm로 요도괄약근의 기능저하와 이완성 신경인성방광의 소견을 보인다. 이 환자에서 흉추8번 압박골절과 신경인성방광의 상당 인과관계는?

A. 당뇨병의 합병증으로 발생하는 말초신경병에 의한 이완성 신경인성방광은 큰 방광용적, 수의적 배뇨근수축의 감소, 낮은 방광내압, 경도의 방광벽 비후, 외요도괄약근의 긴장 감소 등의 형태를 보인다. 말초신경병은 당뇨병을 오랫동안 앓았거나 혈당치 조절을 소홀히 하는 중년 그리고 노인에서 발생하는 경향이 있다. 당뇨병환자에서 신경인성방광의 정확한 발생빈도는 불명확하나 5~50%에서 배뇨장애 증상을 호소한다. 이상의 소견과 피해자는 기왕증으로 요추 1번 분쇄골절에 의한 척수(배뇨중추 부위) 압박 소견과 당뇨병을 갖고 있었고, 금번 사고에 의해 흉추 8번 압박골절이 있어도 척수손상의 소견은 없다는 점을 종합하면 피해자의 배뇨장애 증상은 기왕증에서 비롯되었다고 보아야 하겠다. 그러나 본 사고가 기왕증의 배뇨장애를 악화시켰을 가능성은 완전 배제하기 어려우며, 최고 20%까지의 관련성은 인정할 수 있을 것으로 생각된다.

Q 08-1

남자 50세 : 골반골절이나 요도파열 등 동반손상 없이 발생한 전부요도의 다발성 협착의 원인은 무엇으로 볼 수 있는지?

A. 전부(음경부)요도 전반에 걸쳐 발생한 요도협착(다발성)은 요도 카테터를 장기간 유치하였거나 요도내에 기계적 조작(도뇨, 요도경 검사 등)을 하는 과정에서 발생할 수 있다. 교통사고 자체에 의해 요도손상을 받았더라도 음경부요도 전반에 걸쳐 다발성 요도협착이 일어나기는 어렵다. 그러므로 피해자의 경우, 교통사고 후 요도내 카테터를 장기간(3주) 유치하는 과정(거동장애, 의식불분명, 수술 등의 이유로 자가배뇨가 어려운 상태)에서 후유증으로 발생하였을 것으로 생각된다.

Q 08-2

요도협착과 당 사고와의 인과관계 여부, 관여도 정도는?

A. 교통사고가 요도협착의 직접적인 원인은 아니나 교통사고 후 요도내 카테터를 장기간(3주) 유치할 수 밖에 없는 상황(거동장애, 의식불분명, 수술 등의 이유로 자가배뇨가 어려운 상태)에서 후유증으로 발생하였으며, 피해자가 요도카테터를 장기간 유치하였을 때, 요도협착의 후유증을 일으킬 수 있는 기왕증(요도직경이 특

별히 작은 선천성 이상으로 요도카테터를 장기간 유치하였을 때 요도점막의 허혈의 위험이 있거나 심한 당뇨병 또는 심한 내음부동맥경화증 등으로 요도점막의 허혈을 일으킬 수 있는 질병 등)이 없었다면 전적으로 당 사고에서 비롯된 것으로 생각할 수 있다.

Q 08-3

사고로 장해가 예상되는지 여부 및 예상 장해 정도는?

A. 전부요도협착이 다발성이며, 수상 약 2개월 후에 내시경하 요도절개술을 시행하였고, 약 1개월 후 다시 내시경하 요도절개술을 시행하였던 점을 고려하면 요도협착의 재발 가능성은 매우 높을 것으로 예상되지만 요도협착에 대한 방사선학적 검사와 요속검사 등 배뇨장애의 정도를 알 수 있는 객관적 검사소견이 없으며, 요도협착 발생 후 지금까지의 치료경과기간이 짧아 장해를 예상하기 어려운 실정이므로 장해를 예상하려면 약 2년간 경과를 추적관찰한 후 가능할 것으로 판단된다.

Q 09

남자 49세 : 23년전 방광파열에 대한 수술을 받은 기왕증과 현재의 요도협착 및 방광게실과의 인과관계 여부?

A. 치골골절의 흔적이 있고 구부요도-막양부요도 이행부에 걸쳐 협착이 있는 것으로 보아 치골골절 당시에 방광파열과 요도의 부분파열이 함께 있었던 것으로 추정되며 그 후유증으로 구부요도-막양부요도 이행부의 협착이 발생한 것으로 생각된다. 또 당시에 요도카테터를 장기간 유치시켰기 때문에 그 후유증으로 전부요도에도 협착이 병발된 것으로 추정된다. 당시에 요도파열이 없었다손 치더라도 골반골절과 방광파열로 요도카테터를 장기간 유치시켰을 때의 후유증으로 요도에 다발성 협착이 발생한 것으로 생각되므로 이번 사고와는 인과관계가 없는 것으로 생각된다. 뿐만아니라 요도협착이 장기간(수년간) 지속되는 경우에 일차적으로 방광근육의 육주형성이 일어나고 더욱 진행되면 방광봉와(saccules)와 방광게실이 나타나므로 방광게실이 있다는 사실은 요도협착이 상당히 오래도록 지속되었다는 것을 의미하며, 요도협착이 이번 사고와 관계없다는 것을 강력히 시사해주고 있다.

Q 10

남자 52세 : 제6~7번 경추 추간판탈출증, 제4~5번 요추 추간판탈출증 진단받았으며 발기부전을 호소하여 실시한 (1) 야간의 수면중 발기검사 중 3일째 검사에서 정상 발기반응이 나타났고, (2) 구해면체반사지연검사, 음부신경 체감각유발전위검사, 근전도검사에서 전기생리학적 이상소견을 관찰할 수 없었으며, (3) 음경진동각측정에서 음경귀두부와 음경간 피부의 진동감각의 둔화 소견 보였고, (4) 배뇨시 방광내압측정에서 방광용적, 방광수축력, 최고요속 등에서 정상소견을 보였으며, (5) 혈중지질치검사에서 중성지방이 364 mg/dL(정상치; 28~160), 저밀도-콜레스테롤이 153 mg/dL(정상치; 150 이하)로 증가하여 고지혈증을 보였고, (6) 갑상선기능항진증으로 진단되었다. 이 피해자가 호소하는 발기부전의 원인이 되는 기왕증이 있었는지 여부, 있다면 그 내용 및 기여 정도는?

A.

발기부전의 원인이 되는 갑상선기능항진증과 고지혈증을 갖고 있고, 흡연자(3일에 2갑; 고지혈증환자가 흡연을 하면 발기부전의 가능성이 더욱 높아짐), 연령(52세에서 발기부전이 자연발생적으로 일어날 가능성이 약 40%) 등의 병력과 수면중 발기검사, 음경의 신경학적 검사, 요역동학검사 소견을 참고로 하였을 때 발기부전의 70%는 기왕증에서 비롯된 것으로 생각된다.

Q 11

남자 35세 : (1) 음부신경 체감각유발전위검사, 구해면체반사지연검사에서 전기생리학적 이상소견을 보이며, (2) 야간의 수면중 발기검사에서 비교적 불량한 발기반응을 보이고, (3) 음경해면체동맥 복합초음파촬영에서 동맥성 및 정맥성 부전의 소견을 보인다. 진료기록 및 검사결과지를 근거로 할 때 발기부전 증상에 합당한 소견인지?

A.

상기 소견은 기질성 발기부전과 합당한 소견이나 피해자는 피해부위(늑골골절)가 신경인성 발기부전이나 혈관성 발기부전의 원인이 되기에는 합당치 않다. 지병으로 앓고 있는 당뇨병의 합병증으로 발생한 말초신경병과 동맥경화증의 소견에 일치하며 신경정신과 복용약물도 발기부전을 일으킬 수 있다. 그러므로 본 피해자의 발기부전은 교통사고보다 당뇨병과 약물부작용에 의한 발기부전일 가능성이 많은 것으로 생각된다.

Q 12

남자 45세 : 발기부전과 교통사고(요추 4~5번 추간반팽윤)의 인과관계 및 기여도는?

A. 당뇨병과 고혈압을 함께 갖고 있을 때 발기부전이 올 가능성은 80% 이상이다. 본 피해자의 경우 초기 임상기록 중 "뇌진탕이나 기질성 정신장애를 시사할 만한 뇌손상 및 뇌기능부전에 관한 임상적 증상 및 객관적 검사소견의 이상은 물론 정신병리증상도 발견할 수 없었던 점을 고려할 때 발기부전의 주된 원인은 당뇨병과 고혈압에서 비롯된 것으로 생각되며, 이에 정신장애를 치료하기 위해 사용하는 약물이 성기능장애를 심화시켰을 것으로 생각되며, 요추 4~5번 추간반팽윤은 발기부전을 일으키기 어려울 것으로 판단된다. 그러므로 본 환자에서 교통사고에 의한 발기부전의 관여도는 20% 이하로 생각된다.

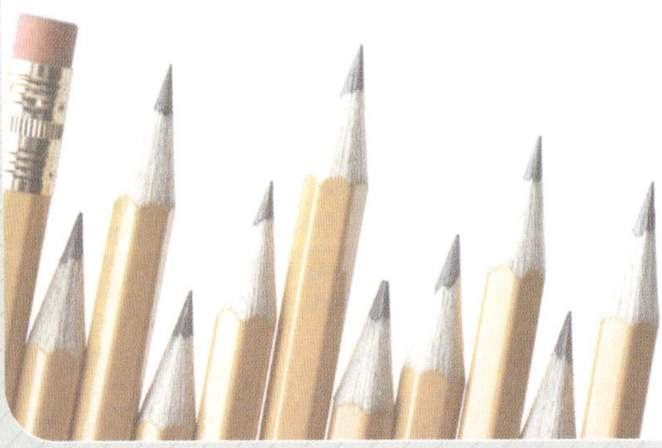

Q 13-1

여자 44세 : 과거력상 산부인과에서 '질출혈, 배뇨곤란' 으로 치료받았고, 보험가입 10일 전에는 비뇨기과에서 '배뇨곤란, 혈뇨' 로 '만성 방광염' 과 관련된 치료를 받았으며, 보험가입 이후 배뇨곤란과 혈뇨로 조직검사 결과 '방광암' 으로 진단받은 바, 보험가입 이전부터 나타난 증상(배뇨곤란, 혈뇨 등)과 보험가입 이후 발견된 방광암과의 인과관계 여부는?

A.

배뇨곤란, 혈뇨는 만성 방광염이 있을 때 흔히 나타나는 소견이지만, 방광암이 있어도 나타날 수 있는 소견이다. 그러나 여성에서 만성 방광염은 방광암보다 비교가 안될 정도로 훨씬 많이 발생하므로 배뇨곤란의 증상이 있다고 해서 방광암의 진단을 위해 모두 방광경검사를 통상적으로 실시하지는 않으며, 일단 항생제 및/또는 방광진정제 등으로 약물요법을 해보고 증상의 호전이 없으면 영상의학적검사, 방광경검사 등으로 정밀검사를 시행하는 것이 통상적인 접근방법이다. 정밀검사는 환자의 나이와 과거력, 증상의 정도와 기간, 그 동안의 치료에 대한 반응 등을 고려하여 시행 여부를 결정한다.

본 환자에서 진단된 방광암이 언제부터 있었는지는 방광암의 악성도에 따라 진행속도가 다르므로 예측할 수 없으나 일반적으로 방광암이 단기일에 빠른 속도로 진행되지 않는 점을 고려할 때 보험가입 10일 전의 배뇨곤란, 혈뇨는 보험가입 5개월 후에 발견된 방광암과 관계있다고 생각된다.

Q 13-2

보험가입 후 5개월 지난 후 방광암이 진단되어 수술 시행하였고, 보험가입 이전에 여러 차례 비뇨기과적 치료를 받은 바, 병원측의 치료과실은 없었는지 여부(확진이 지연된 책임)는?

A. 보험가입 이전에 여러 차례 비뇨기과적 치료를 받았다면 그 동안 치료가 어떻게 진행되었으며, 어떤 검사가 이루어졌는지가 중요한 단서가 될 것이다. 본 환자의 퇴원 요약지와 외래 병록지를 보면 환자가 수술받기 1년 전에 배뇨곤란(배뇨 마지막 무렵에 배뇨통)이 있어 산부인과에서 치료를 받고 좋아졌으며, 6개월 후 다시 배뇨곤란 증상이 재발하여 비뇨기과에서 소변검사 결과 현미경적 혈뇨와 농뇨가 있어 만성 방광염 의심 하에 1개월간 약물치료를 한 후 증상이 없어졌고 소변검사도 정상이었다고 기술되어 있으며, 더 이상의 외래 방문이 없었다. 5개월 후 배뇨곤란, 혈뇨가 재발하여 비뇨기과 외래를 방문, X선 검사(배설성요로조영술)를 시행하여 방광의 음영결손부위가 관찰되었고 방광경검사로 방광종양이 확인되었던 것으로 비뇨기과에서의 치료과정에는 문제가 없었던 것으로 생각된다.

Q 14-1

남자 43세 : 추간판탈출증 수술 후 호소하는 발기부전, 배뇨장애 증상들이 본 사고와 인과관계가 있는지?

A. 피해자는 요추 추간판 탈출증(L5-S1), 경추 추간판 탈출증(C4-5)이 있었는데 이들은 신경인성 발기부전이나 배뇨장애를 일으키지 않는 것이 통례이다. 그러나 피해자의 배뇨장애 및 발기장애 증상이 수술 후에 발생한 것이라면 수술이 천수의 발기중추와 배뇨중추에서 나오는 말초신경에 손상을 주어 이들 장애가 발생하였을 가능성을 배제할 수 없을 것으로 생각된다.

Q 14-2

본 피해자에서 좌측 요관협착의 원인 및 교통사고와 인과관계가 있는지?

A. 배설성 요로조영술에서 좌측 하부요관에 결석과 함께 수신증의 소견이 있었고, 1개월 후 촬영한 배설성 요로조영상에서 결석이 나타나지 않으며, 역행성 신우조영상에서 요관 카테터가 요관구로부터 1.5 cm 상방에서 더 이상 올라가지 않고, 요관경검사상 요관구로부터 1 cm 상방에 흰색의 섬유성 밴드가 있는 것으로 보아 좌측 요관협착은 하부 요관결석이 자연 배출되는 과정에서 요관손상을 입혀 발생한 것으로 추정되며, 요관협착의 부위를 고려할 때 교통사고와는 인과관계가 없는 것으로 생각된다.

Q 15

남자 83세 : 정형외과 수술 및 마취, 소변줄(요도카테터) 삽입 등으로 인해 양성 전립선비대증이 악화되어 수술이 필요할 수 있는지?

A. 정형외과 수술, 마취, 소변줄 삽입에 의해 전립선비대증 자체가 악화될 수 없다. 그러나 수술이나 마취 후 신체기능이 정상으로 회복되지 않은 경우나 수술후 신경안정제, 진통제 등 방광기능을 약화시킬 수 있는 약물을 복용하는 경우 전립선비대증에 의한 배뇨장애가 악화될 수 있지만 이는 신체기능 회복, 약물투여 중지로 회복될 수 있는 일시적인 현상이다. 본 환자에서 요폐가 발생한 것도 전립선비대증 자체가 악화된 것이 아니라 수술후 전반적인 신체기능 약화 및/또는 약물 부작용에 의한 것으로 생각되며, 경요도적 전립선절제술을 시행한 것은 요폐의 근원이 되는 전립선비대증을 해결한 것으로 본 사고와 인과관계가 없다.

Q 16

남자 38세 : 수상 약 5개월이 경과한 시점에 요관결석 진단하에 체외충격파쇄석술 받은 바, 요관결석이 수상 5개월 만에 발생할 수 있는지 여부, 수상후 혈뇨의 원인이 요관결석으로 인한 것인지?

A. 요관결석은 처음부터 요관에 결석이 발생하는 것이 아니며 신장에서 발생하여 요관으로 내려온 것이다. 신장에 결석이 처음 발생하였을 때는 아무런 증상을 일으키지 않으므로 환자 자신은 상당 기간 모르고 지내게 되고 결석이 요관으로 내려오면 비로소 측복통, 혈뇨, 빈뇨, 소화불량, 오심 등의 증상이 나타나 병원을 찾게 된다. 그러므로 피해자의 요관결석은 수상후 5개월에 발견되었지만 오래전부터 신장에 결석이 있었을 것이며 이것이 요관으로 내려온 것이다. 수상후 혈뇨의 원인은 신좌상으로도 발생할 수 있지만 요관결석으로도 발생할 수 있다.

Q 17

남자 78세 : 수술 전에는 없었던 요실금이 경요도적 전립선 절제술 후에 나타났다면 요실금 증상과 관련하여 A병원의 과실로 인한 기여도, 카테터 제조사의 기여도 및 피해자측의 기여도는?

A. 피해자는 수술 전에도 밤에 잠들면 요실금이 있었던 것으로 보아 뇌중추신경의 배뇨근수축 억제기능 또는 외요도괄약근 기능이 약했던 상태에서 수술로 균형이 깨어져 요실금이 발생하게 되었고(통상적인 경우에는 수술 후에 요실금이 발생하지 않았을 터인데) 여기에 감염이 병발하여 요실금 증상이 더욱 현저하게 나타난

것으로 추정된다.

수술 전에 수면중 요실금이 있었고 임상적 추정진단에서 '신경인성방광이 의심된다' 고 생각하였으면 요역동학검사를 실시하여 수술의 적응증이 되는지 확인하고, 수술 전에 환자에게 요실금 발생 가능성에 대한 설명과 동의서를 받았어야 하는데 이에 대한 기록이 없고, 또 전립선조직 절제량을 포함하여 수술소견에 대한 기록이 없으며, 더욱 중요한 기록인 재수술 당시의 요도방광경소견과 수술소견이 없어 환자의 요실금에 대한 정확한 판단이 어려우므로 A병원의 과실 여부와 과실이 있는 경우 그 기여도를 판단할 수 없다. 만약 수술 전에 요역동학 검사를 비롯한 신경학적 이상에 대한 특수검사를 실시하지 않았으면 A병원의 과실을 배제할 수 없을 것으로 생각된다.

카테터는 공신력이 있는 Bard 회사 제품이며, 어떠한 제품의 요도 카테터를 유치하더라도 요로감염은 발생할 수 있으므로 카테터 제조사에는 책임이 없다고 생각된다.

피해자는 고령이고 수술 전의 과활동성 방광과 요도괄약근 기능저하가 수술 후 요실금 발생에 기여하였다고 생각되며, 기여도는 자료가 불충분하여 정확한 판단이 불가능하다고 생각된다.

Q 18

남자 54세 : 발기부전이 피해자의 기왕증인 폐암, 폐결핵과 관련이 있는지 여부는?

A. 폐암과 폐결핵이 발기부전의 원인이 될 수 없으나 폐암으로 항암제 치료를 하였으면 발기부전이 발생할 수 있다. 피해자의 경우, 항암제 치료에 대한 기술은 없으나 고혈압성 심장질환을 갖고 있는 것으로 기술되어 있는데 고혈압성 심장질환은 발기부전의 동반 가능성을 강력히 시사한다.

Q 19-1

남자 58세 : 진단받은 발기부전(혈관성 추정)의 원인 및 진단의 객관적 근거는 무엇인지?

A. 좌측 음경해면체동맥 최고 혈류속도의 비정상적 감소에 근거하여 혈관성 발기부전으로 진단하였으나 대퇴부 손상은 그 반대편인 우측이며, 우측 음경해면체동맥의 최고 혈류속도는 정상 또는 정상의 경계치를 보이고 있으므로 좌측 음경해면체동맥의 혈류 감소는 노화에 의한 동맥경화증의 소견으로 추정된다. 기질성 발기부전의 가장 흔한 원인은 노화로서 30대에 발기부전의 가능성을 1로 하였을 때, 40대는 3.7배, 50대는 5.2배로 증가하며, 우리나라 남성 40대의 26%, 50대의 37%가 발기장애를 갖고 있다. 그러므로 피해자의 혈관성 발기부전은 당 사고와 상관관계를 설정하기 어려운 것으로 생각된다. 그러나 피해자는 우울증, 불안 등의 스트레스 증후군과 신경정신과 약물치료의 약물 부작용으로도 발기부전이 발생 내지 악화될 수 있다.

Q 19-2

기 발급받은 장해진단서의 내용이 적정한지? 적정하지 않다면 적정한 장해율 및 장해 인정기간은 어느 정도인지?

A. 환자의 나이, 복합초음파검사소견, 사고 후 경과기간 등을 고려치 않고 맥브라이드 비뇨생식기질환 음경 IV-B의 장해율 15%를 그대로 인정한 것은 부적정하다고 생각된다. 피해자의 나이, 복합초음파검사소견, 정신과소견, 정신과 약물치료 등을 종합하였을 때 교통사고의 발기부전 발생 내지 악화 관여도는 약 30%로 보는 것이 적절할 것으로 생각된다.

Q 20-1

남자 42세 : 신결핵으로 요관협착(기왕증)이 합병되어 항결핵요법과 요관부목(stent)을 유치시킨 상태에서 사고를 당한 후 육안적 혈뇨와 우측 측복통이 발생하였고 사고후 요관부목을 교체하고 항결핵요법을 계속하고 있는 상태로서 요관부목은 어떤 경우에 유치하며, 사고가 부목의 교체이유가 되는지? 부목교체시 '부목이 whitish material로 막혀 있는 것으로 생각됨' 으로 기술되어 있는데 'whitish material '로 추측할 수 있는 것은 무엇인지? 이는 사고로 발생할 수 있는지? 발생할 수 있다면 그 이유는 무엇인지?

A. 요관부목을 삽입하는 경우는 요관경수술, 요관성형술, 신결석에 대한 체외충격파쇄석술 후에 빠른 치유나 요관폐색을 예방할 목적으로 시행되거나, 결핵이나 감염 등의 원인으로 요관협착이 있는 경우 요관확장술 후 요관협착을 예방할 목적으로 시행된다.

요관부목은 오랫동안 유치시키면 칼슘 결정체의 침착으로 내강이 막히거나 부목 주변에 칼슘 결정체의 침착으로 부목 교체에 어려움이 있으므로 일반적으로 적어도 3개월마다 교체시킨다.

사고후 우측 측복통과 육안적 혈뇨가 있어 신손상을 의심케 하지만 복부 CT 촬영과 초음파검사에서 우측 신낭종(기왕증)이 발견되나 혈종은 관찰되지 않은 것으로 보아 경미한 신 손상이 있었던 것으로 추정된다. 신손상으로 혈뇨가 발생하면 혈괴가 부목을 폐쇄시킬 가능성은 있으나 혈괴가 부목을 막았더라도 소변은 부목 주위로 흘러 내려가며 육안적 혈뇨가 지속되지 않는 한 혈괴는 용해되어 빠져 내려가므로 일반적으로 문제를 일으키지 않는다. 필경 부목이 혈괴로 폐쇄되어 문제를 일으킨다 하더라도 부목을 교환해주면 쉽게 해결된다. 교체시 부목이 'whitish material로 막혀 있다'는 것은 부목을 장기 유치시킬 때 필연적으로 발생하는 칼슘 결정체의 침착일 가능성이 가장 많으며, 혈괴가 오래 경과하면 변색되어 whitish material로 보일 수도 있다. 기록에 의하면 피해자는 부목을 유치한 후 사고가 발생하기까지 약 50일 경과한 상태이므로 whitish material이 침착물일 가능성이 제일 많으나 잔존한 혈괴에 의한 것일 수도 있으며 양자가 함께 있을 가능성도 있다.

Q 20-2

사고가 발생하지 않았으면 부목을 교체하지 않아도 되는 상황이었는지?

A. 결핵에 의한 요관협착은 요관확장술 후 요관부목을 장기간 유치시키더라도 재발이 잘 되므로 지속적인 비뇨기과적 치료가 필요할 것으로 생각되며, 이는 사고와 무관하게 필요하다. 부목 교체는 부목의 기능에 따라 결정되는 것이므로 부목이 막혔다면 교체하여야 하는 것이다. 만약 부목 폐쇄가 침착물(whitish material)에 의한 것이라면 사고와 관계없이 교환해야 하는 것이며, 혈괴에 의한 것이라면 사고로 교체하게 된 것으로 생각할 수 있다. 부목 삽입기간이 3개월 경과하면 원인에 관계없이 정기적으로 교환해주어야 한다.

Q 20-3

피해자의 상태가 사고로 악화된 부분은 어떠한 지와 본 사고가 책임져야 할 부분은 어느 정도까지인지?

A. 피해자의 경우 부목이 혈괴에 의해 막혀 조기(삽입 후 3개월이 경과하기도 전에)에 교환하였다면 그 부분만(1회에 한하여) 사고에 의한 것이므로 본 사고가 전적으로 책임져야 할 것으로 생각된다(본 피해자는 정기적 교환시기보다 약 1개월 앞당겨 교환

하였음). 그러나 교환 이후 추후로 정기적으로 교환하는 부분은 본 사고와 관계가 없으므로 사고가 책임져야 할 부분이 아닌 것으로 판단된다.

Q 21

남자 72세 : 침윤성 방광암으로 근치적 방광적출술과 회장을 이용한 요로전환술을 시행하고 항암요법을 받던 중 상해를 당하였으며 상해 당시 방광암의 골 전이가 발견되었다. 본 건의 사고로 대퇴골절이 발생하였는데 피해자의 사망과 관련된 원인들은 무엇이며 본 사고와 피해자의 사망과의 인과관계 및 그 관여도 정도는 어떠한지?

A. 사망의 직접적 원인은 치료되지 않는 감염에 의한 패혈증, 저혈량성 쇼크, 등을 생각할 수 있으며, 그 이유는 당뇨병, 말기암, 항암요법, 등으로 면역상태가 극도로 나쁜 상태에서 개방성 골절상과 감염을 받아 치료가 되지 않은 것에 있다고 판단된다.

피해자는 말기의 방광암 환자로서 통상적 판단에 따르면 사고를 당하지 않았더라도 생존 가능한 기간이 6개월 이내로 추정되지만 사고로 수명이 앞당겨진 것으로 생각되므로 본 사고는 피해자의 사망과 인과관계가 있다고 판단된다. 그러나 사고의 관여도를 단정적으로 얘기하기는 어렵지만 20% 정도로 생각된다.

Q 22

남자 55세 : 피해자는 하복부 둔상 후 빈뇨 특히 야간빈뇨를 호소하는데 당 사고와 배뇨장애증상의 인과관계 여부는?

A. 피해자의 배뇨일지를 보면 하루 총 배뇨횟수는 10회(야간 배뇨횟수; 3회)로 빈뇨 증상을 보이며, 최고요속은 배뇨량 160 mL에 초당 14 mL로 약간 감소한 소견을 보이나 잔뇨는 없었으며. 야간 배뇨량은 하루 총 배뇨량의 44%~50%를 차지하여 야간 다뇨증을 보이고 있다. 야간다뇨는 수면중 생성되는 소변량, 즉 야간뇨량이 하루 전체 소변량의 33%를 넘는 경우로, 그 원인은 노화에 의한 항이뇨 호르몬 생산감소, 폐색성 수면중 무호흡증, 울혈성 심부전, 하지정맥류, 염분의 과다섭취, 저알부민혈증, 신증후군, 당뇨, 등으로 피해자의 빈뇨, 야간다뇨증은 본 사고와 관계 없는 것으로 판단된다.

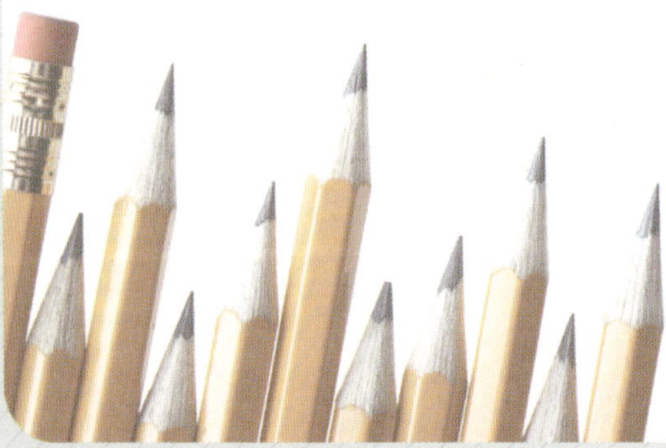

Q 23

여자 42세 : 신이식 수술을 받고 약 6개월이 지난 시기에 손상을 받고 3일 경과 후 오한과 발열을 주소로 A병원에서 응급처치 후 당일 밤 B병원 응급실을 통해 입원하였으나 당시 체온은 섭씨 37.2도였으며, 그 이후에 고열의 병력은 기록상 없었다. B병원에서 검사한 초음파검사에서 이식신은 손상 후에 특별한 변화가 없는 것으로 보였다. 피해자는 신이식후 요관부목이 유치된 상태였다. 제출된 진료기록 중 사고 후 시행한 신초음파검사상 사고 이전의 초음파검사소견과 비교하여 변화가 없다는 소견이나 피해자는 금번 사고로 인하여 요로감염이 발생하였다고 주장하고 있는데 수상으로 인하여 요로감염이 발생가능한지 여부는? 가능하다면 사고 관여도는?

A. 피해자는 손상 당시 요관부목(스텐트)을 유치한 상태였으며, 이 상태에서는 복압이 증가하면(예; 배뇨시 아랫 배에 힘을 주는 행위) 방광의 소변이 신장으로 역류하는 현상이 발생하는데 이때 방광에 세균이 있으면 소변과 함께 역류하여, 특히 신이식으로 면역이 저하된 상태에서는 신우염을 쉽게 일으킬 수 있다. 피해자의 경우 손상 당시에 아랫배에 충격을 받았으면 복압상승으로 소변의 역류는 쉽게 일어날 수 있었을 것으로 생각된다. 그러나 손상 당시에 소변의 감염이 없는 무균상태였다면 소변의 역류만으로 발열을 동반한 신우염을 일으키기는 어려우며, 요로감염의 중요한 원인이 될 수

있는 도뇨 또는 폴리 카테터를 유치한 기록이 없고, 요로감염 유무를 확인할 수 있는 발열 당시의 소변검사 결과지도 제출되지 않아 발열이 요로감염에 의한 것인지 정확히 알 수 없다. 만약 피해자에게 요로감염이 손상 이전부터 있었다면 신우염은 손상 이전에도 발생하였을 것으로 생각된다.

발열이 감염된 소변의 역류에 의한 신우염에서 비롯되었다면, 감염된 소변(요로감염)은 복부 충격에 의한 복압상승으로 신우염을 일으킬 수 있는 조건(기존의 방광내 감염소변의 역류)을 제공하였으므로 사고 관여도가 50% 정도일 것으로 생각된다.

Q 24

여자 50세 : 골반골 골절에 동반한 방광파열로 교정수술을 받았으나 빈뇨와 급박뇨, 요실금을 호소하여 약물치료하던 중 복압성 요실금에 대한 수술(슬링 수술)을 받았으나 현재 빈뇨, 급박뇨, 요실금을 지속적으로 호소하고 있는 상태로서 기 발급된 진단서의 '위축방광' 과 본 교통사고와의 상당 인과관계 및 기왕증 여부는?

A. 반복 시행한 요역동학검사(방광내압측정, 요속검사, 요도압측정)에서 방광을 56 mL, 25 mL, 28 mL 충만하였을 때 요누출이 일어났으며, 방광최대용적은 63 mL, 29 mL, 34 mL로 심하게 감소된 소견을 보이고, 배뇨시 배뇨근 수축압은 21 cmH_2O로 약간 감소한 소견을 보인다. 최고요속은 초당 9 mL로 심하게 감소된 소견을 보이나 방광용적 저하에 따른 배뇨량의 감소에서 비롯된 것으로 판단된다. 요도압측정에서 최대요도폐쇄압은 33 cmH_2O(정상: 90~100 cmH_2O)로 저하되어 있으며, 기능적 요도길이도 10.8 mm(정상: 40 mm)로 짧아진 상태이다.

방광파열 봉합술 후 특별한 합병증이 없었다면 방광용적이 심하게 감소된 것은 방광의 섬유화 등에 의해 실제로 방광용적이 감소된 것으로 볼 수 없으며 배뇨근 과활동성(과민성 방광)에서 비롯된 것으로 판단되며, 급박뇨와 절박성 요실금도 배뇨근 과활동성으로 방광이 충분히 충만되기도 전에 불수의적으로 일어나는 배뇨근 수축과 요도폐쇄압의 감소에서 비롯된 것으로 판단된다. 그러나 방광용적의 감소가 실제로 해부학적 방광위축에 의한 것인지 과민성 방광에 의한 기능성 위축인지를 감별하기 위해서 마취하에 방광 내로 수액을 주입하여 방광용적을 확인하는 절차가 필요하리라 생각된다. 기 제출된 자료에서 기왕증을 확인할 수 없으나 보고된 여성 요실금의 발생빈도와 피해자의 연령을 고려할 때 기왕증의 가능성은 약 30%로 판단된다.

Q 25

남자 55세 : 발기부전 장해진단과 관련하여 피해자는 당 사고 전에 이미 A병원에서 양성 전립선비대증 및 발기부전으로 진단받고 약물치료 중에 있었으며, 복부 초음파검사 및 CT 촬영 등의 검사결과, 좌측 신장에 신결석 및 7.1 × 6.7 cm 크기의 신 낭종의 기왕증이 확인된 상태였다. 다시 B병원에 입원하여 시행된 전립선절제술과 관련한 부분에 대하여 병원 측에서 기왕증으로 분리하여 건강보험처리되었던바, B병원에서 발급된 후유장해진단서 상의 발기부전관련 장해발생은 타당한 것인지? 만약, 당 사고와 상당 인과관계가 있다면 그 관여도는 어느 정도인지?

A. 신결석, 신낭종, 전립선비대증은 발기부전의 직접적 원인이 될 수 없으며, 본 사고 전에 이미 발기부전으로 약물치료를 받고 있었다면 사고 후의 발기부전은 기왕증으로 밖에 볼 수 없다고 판단된다. 그러나 본 사고가 기왕증의 발기부전을 더욱 악화시켰을 가능성은 배제할 수 없을 것이다. 사고 전 발기부전에 대한 경구용 약물치료로 성관계가 가능했으며 손상 후에도 경구용 약물치료로 성관계가 가능하다면 당 사고의 관여도는 무시할 정도로 생각하며, 사고 전에는 경구용 약물로 성관계가 가능했지만 사고 후에 경구용 약물의 치료효과가 없어졌다면 사고의 관여도는 50%로 생각된다.

Q 26

여자 66세 : 빈뇨, 야간뇨, 요실금를 호소하고, 기왕증으로 당뇨병, 고혈압이 있다. 방광내압측정술에서 방광용적 305 mL, 최고요속 초당 6.8 mL, 잔뇨 90 mL 였으나 배뇨근의 명확한 불수의적 수축은 관찰할 수 없었다. 복압성 요실금의 진단을 위해 아랫배에 힘을 주면서 실시한 Vasalava leak point pressure도 방광내압 80 cmH_2O에서 요누출이 일어나지 않았고 요실금도 객관적 증거를 찾기 어려웠다. 상기 상태와 교통사고와의 인과관계 및 관여도는?

A. 빈뇨, 야간뇨는 과민성 방광에서 비롯된 것으로 생각되며, 그 원인은 당뇨병, 노화, 심리적 요인일 것이며, 손상은 배뇨장애 증상의 악화 원인이 될 수는 있을 것으로 생각되고 손상의 관여도는 30%로 보는 것이 적절한 것으로 생각된다.

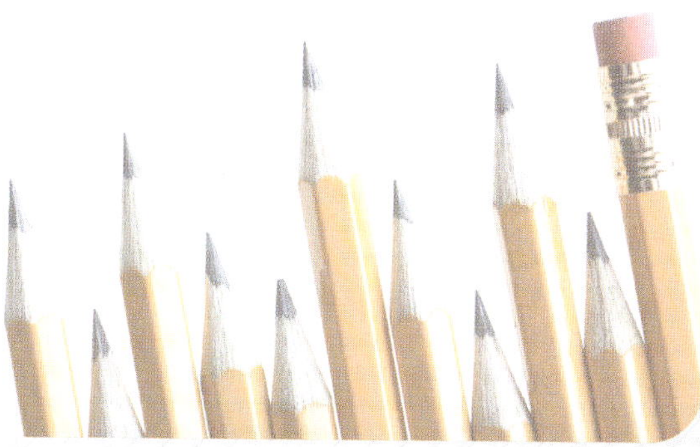

Q 27

8세 여아 : 교통사고와 요관결석의 인과관계는?

A. 소아에서 발생하는 결석은 선천성 대사성질환으로 재발의 가능성이 많으며, 본 환아의 경우도 대사성질환으로 생각되나 제출된 자료에는 요로결석에 대한 대사장애검사 결과가 없어 대사장애의 원인을 알 수 없다.

교통사고 3개월이 경과한 시점에서 요관결석에 의한 통증으로 응급실을 내원하였지만 요관결석은 당시에 생긴 것이 아니고 신장에 이미 있던 결석이 내려온 것으로 신장에 있을 때에는 증상이 없고 요관으로 내려올 때 심한 통증이 나타난다. 그러므로 요관결석이나 신장결석은 손상 후 응급실 내원까지의 짧은 기간 동안(3개월)에 발생할 수 없는 기왕증으로 '사고로 인한 장기간의 안정 가료' 를 원인으로 추정한 것은 부적절한 것으로 판단된다.

Q 28

남자 27세 : 후복막강 림프절과 폐에 전이를 일으킨 병기 III의 기형종과 태생암이 혼합된 혼합세포형 고환암(좌측)으로 좌측 고환적출술, 후복막강 림프절절제술 및 항암요법을 시행하였다. 정액검사결과 무정자증으로 진단되어 고환암으로 인한 장해율 맥브라이드 비뇨기계 V~D 25%는 타당한지?

A.

고환암으로 일측 고환적출술을 받아도 반대측 고환에서 정자가 생산되므로 무정자증이 될 수 없으나 본 환자의 경우 항암치료를 받았기 때문에 이로 인해 무정자증이 되었을 것으로 판단된다. 고환에 국한하여 발생한 병기 I, A에 해당하는 고환암으로 일측 고환을 적출하였을 경우의 장해율은 맥브라이드 고환 V~C에 해당하여 0%일 것이다. 그러나 환자는 27세로 생식을 위해서 정자생산이 절대적으로 필요한 연령이므로 반대측 고환의 정자생산 기능소실에 의한 무정자증은 맥브라이드 고환 V~D의 30세 일반 육체노무자에 적용하여 40%의 장해율을 인정하는 것이 타당할 것으로 생각된다.

Q 29-1

여자 75세 : 교통사고(좌측 대퇴골 골절) 후 호소하는 복압성 요실금 및 이완성 신경인성방광과 교통사고와의 인과관계는?

A. 신체검사상 방광류가 기왕증으로 있었다는 사실은 골반저근이 약하다는 것을 의미하므로 복압성 요실금은 기왕증으로 생각되며, 요역동학검사에서 나타난 경도의 배뇨근 저활동성은 피해자의 손상부위를 고려할 때 노화(75세), 골절에 의한 신체적 부자유와 진통제/안정제에 의한 약물 부작용에서 비롯되었을 것으로 생각된다.

Q 29-2

이완성 신경인성방광 진단 하에 25% 장해율의 적정성은?

A. 복압성 요실금은 수술로서 치료될 수 있는 질환이며, 배뇨근 저활동성도 요역동학검사 결과에 의하면 방광내압측정에서 방광용적 380 mL, 최고요속시 배뇨근수축압 30 cmH_2O, 잔뇨 20 mL, 요속검사에서 배뇨량 174 mL, 최고요속 초당 12 mL, 잔뇨 0 mL로 심한 정도는 아닌 것으로 판단되므로 25% 장해율은 과다평가된 것으로 생각된다.

Q 30

남자 52세 : 교통사고(요추 3번 방출성 골절) 당시 3주간의 요도 유치카테터 제거 후 대소변 배설능력은 정상이었으나 손상 후 5개월 경과한 시점부터 빈뇨, 잔뇨감(1차 배뇨장애)을 비롯하여 불안, 수면장애 발생하여 외상후 스트레스증후군 진단받고 정신과약물 복용하였다. 당시 전립선용적은 경직장 초음파검사상 15 mL로 정상소견이었다. 손상후 1년이 경과하여 시행한 척추나사못 고정수술 후에 좌측 하지 불완전마비가 발생하였고 자가배뇨가 불가능하여(2차 배뇨장애) 방광내 치골상부 카테터 설치하였다. 이 환자의 1, 2차 배뇨장애의 교통사고 관여도는?

A.

요추3번 방출성골절이 1차 배뇨장애의 직접적 원인이 되었다는 확정적인 증거는 찾기 어렵고, 정신과 약물 부작용과 외상후 스트레스장애 등 심리적 요인이 더 많이 작용하였을 가능성을 배제할 수 없다고 생각된다. 그러나 손상후 1년이 경과하여 시행한 척추수술 후 발생한 2차 배뇨장애 (자가배뇨 불능)은 수술이 직접적 원인이 되었다고 판단된다.

2) 진단, 장해율 적용

Q 01

자동차손해배상보장법 시행령(별표2) 제3조 제1항 제3호의 흉복부 장기의 기능장해에는 뚜렷한 장해가 남아 *항상* 보호를 받아야 하는 사람(1급 4항), 뚜렷한 장해가 남아 *수시로* 보호를 받아야 하는 사람(2급 6항), 뚜렷한 장해가 남아 *일생동안* 노무에 종사할 수 없는 사람(3급 4항), 뚜렷한 장해가 남아 *특별히 손쉬운* 노무 외에는 종사할 수 없는 사람(5급 8항), 장해가 남아 *손쉬운* 노무 외에는 종사할 수 없는 사람(7급 5항), 장해가 남아 노무가 *상당한 정도로 제한된* 사람(9급 16항), 장해가 남은 사람(11급 10항)으로 구분하고 있지만, 각 급에 따른 장해정도의 정의와 급과 급 사이의 경계가 모호하여 실제로 적용하는데 상당한 어려움이 있는데 세부 지침이 있는지? 없다면 맥브라이드 장해율을 적용하였을 때, 적절한 해당사항은?

Q&A

A. 법령으로 세부지침이 마련되어 있지는 않지만, 1급 4항의 "항상 보호를 받아야 하는 것" 이란 생명유지를 위한 일상생활의 기본동작(음식섭취, 배뇨, 배변 등)을 전적으로 타인의 돌봄에 의존하며, 이동동작의 제한 정도가 침상을 벗어나지 못하는 경우로서 맥브라이드 장해율 72% 이상(상시 개호)에 해당하는 장해, 2급 6항의 "수시로 보호를 받아야 하는 것" 이란 일상생활의 범주가 주로 침상에 있으나 타인의 돌봄을 받아 식사, 배뇨 및 배변, 근거리 내의 보행 등 상당시간 침상을 떠나는 것이 가능한 경우로서 맥브라이드 장해율 72% 이상(수시 개호), 3급 4항의 '일생동안 노무에 종사할 수 없는 것' 이란 생명유지에 필요한 일상생활의 처리동작은 가능하나 일생동안 노무에 종사할 수 없는 경우로서 맥브라이드 장해율 72% 이상(개호 없음), 5급 8항의 '특별히 손쉬운 노무 외에는 종사할 수 없는 것' 은 노동능력이 일반인의 4분의 1 정도만 남은 경우로서 맥브라이드 장해율 72% 미만, 7급 5항의 손쉬운 노무 외에는 종사할 수 없는 것' 은 중등도(中等度)의 흉복부 장기의 장애로 노동능력이 일반인의 2분의 1 정도만 남은 경우로서 맥브라이드 장해율 52%, 9급 16항의 '노무가 상당한 정도로 제한된 사람' 은 중등도의 흉복부 장기의 장애로 취업가능한 직종의 범위가 상당한 정도로 제한된 경우로서 맥브라이드 장해율 42% 미만, 11급 10항은 장해가 남았으나 취업에는 별 지장이 없는 경우로 맥브라이드 장해율 15%~22%에 해당하는 장해로 해석할 수 있을 것이다.

Q 02

요로 변경술 후 신루(腎屢), 신우루(腎盂屢), 요관피부문합, 요관장문합을 남긴 채로 치유상태에 달한 사람은 자동차손해배상보장법 시행령(별표2) 상 기능장해가 몇급 몇항에 해당하는지?

A. 손쉬운 노무 외에는 종사하지 못하는 사람이므로 7급 5항에 적용하는 것이 적절할 것으로 생각된다.

Q 03

신이식을 한 경우, 신이식을 하지 않고서는 생명유지가 불가능하여 혈액투석 등 의료처치를 평생토록 받아야 하는 경우, 방광기능이 완전히 없어진 경우에 자동차손해배상보장법 시행령(별표2) 상에서 적용할 수 있는 기능장해급수는?

A. 일생동안 노무에 종사할 수 없는 사람으로 3급 4항에 적용하는 것이 적절하다고 생각된다.

Q 04

요양의 종결단계에서 수회의 수술에도 불구하고 그대로 누공(요도누공, 방광누공)이 남아 일정한 기간 후 다시 수술이 필요하다고 인정되나 그 상태에서 일단 치유된 사람에게 자동차손해배상보장법 시행령(별표2) 상에서 적용할 수 있는 기능장해급수는?

A. 장해가 남았으나 취업에는 별 지장이 없는 경우로 11급 10항에 적용하는 것이 타당할 것으로 생각된다.

Q 05

요도괄약근의 변화에 의한 것이 명백한 요실금이 있는 사람에게 자동차손해배상보장법 시행령(별표2) 상에서 적용할 수 있는 기능장해급수는?

A. 노동능력이 어느 정도 남아 있으나 요실금으로 취업가능한 직종의 범위가 상당한 정도로 제한을 받으므로 9급 16항에 적용하는 것이 적절할 것으로 생각된다.

Q 06

방광기능이 완전 소실된 사람, 방광용적이 50 cc 이하의 위축방광인 사람에게 적용할 수 있는 자동차손해배상보장법 시행령(별표2) 상의 장해급수는?

A. 방광기능이 완전 소실된 사람은 요로전환술이 불가피할 것이므로 '요로 변경술 후 신루(腎屢), 신우루(腎盂屢), 요관피부문합, 요관장문합을 남긴 채로 치유상태에 달한 사람' 과 같이 손쉬운 노무 외에는 종사하지 못하는 사람이며, 방광용적이 50 cc 이하의 위축방광도 요로변경술이나 장을 이용한 인공방광술의 대상이 되므로 함께 7급 5항에 해당한다고 생각된다.

Q 07

항상 요류를 동반하는 경도의 방광기능부전 또는 방광경련으로 인한 지속성 배뇨통이 있는 사람에게 적용할 수 있는 자동차손해배상보장법 시행령(별표2) 상의 장해급수는?

A. 흉복부 장기의 기능에 장해가 남은 사람이므로 11급 10항을 적용할 수 있을 것으로 생각된다.

Q 08

요도협착으로 사상(絲狀)부지(filiform)를 필요로 하는 사람, 넬라톤 카테터 제11호가 겨우 통과하고 때때로 확장술을 하여야 할 필요가 있는 사람에게 적용할 수 있는 자동차손해배상보장법 시행령(별표2) 상의 장해급수는?

A. 사상(絲狀)부지(filiform)를 필요로 하는 사람은 흉복부 장기의 기능에 장해가 남은 사람으로 11급 10항, 넬라톤 카테터 제11호가 겨우 통과하고 때때로 확장술을 하여야 할 필요가 있는 사람은 14급 10항을 준용하는 것이 적절할 것으로 생각된다.

Q 09

요도협착으로 신기능 장해가 남은 사람은 자동차손해배상보장법상 요도협착에 의한 장해와 신장의 장해를 모두 인정할 수 있는지?

A. 한 가지 장애(요도협착)에 의해 다른 장애(신기능장애)가 합병증으로 발생된 것이므로 한가지의 장애만을 인정하되 장해급수가 높은 신장의 장해로 인정하는 것이 적절할 것으로 생각된다.

Q 10

남자 45세 : 요역동학검사결과와 음경초음파검사결과에 근거하여 무반사성 신경인성방광과 기질성 발기부전으로 진단하였는데 진단의 적정성과 교통사고와의 인과관계 및 관여도는?

A. 요속검사상 최고요속이 배뇨량 308 mL에 초당 23.1 mL, 잔뇨량 7 mL로 정상소견을 보였으며, 요역동학검사에서 방광을 생리식염수로 '500 mL 충만시킨 상태에서 배뇨근 수축이 일어나지 않고 자가배뇨가 불가능하였으나 카테터를 제거한 다음 자가배뇨 후 잔뇨는 남지 않았다' 고 기술한 점과 1주일 후 다시 시행한 요속검사상 배뇨량 500 mL에 최고요속이 17.4 mL, 잔뇨량 0 mL을 고려하면 요역동학검사 당시 배뇨근 수축이 일어나지 않고 자가배뇨가 불가능하였던 것은 정형외과 병용약물(안정제/진통제 등)의 부작용 또는 심인성 요인에서 비롯되었을 가능성이 많다고 생각되며, 필경 배뇨근 수축력이 떨어져있다고 해도 잔뇨가 없는 것으로 보아 그 정도가 매우 경미하다고 판단된다. 수면중 발기검사에서는 80~100%의 강직성 발기가 음경 기저부 및 원위부에서 20분 이상 지속되는 정상 발기반응을 보이고 있다. 신경학적 검사(구해면체반사검사 및 신체검사)에서 이상소견 관찰되지 않고, 음경해면체동맥 복합초음파검사상 정맥혈 누출의 소견이 있는 것으로 기록되어 있으나 검사결과 자료가 첨부되어 있지 않아 확인이 불가능하지만 수면 중 발기

검사가 정상소견을 보인 점을 고려하면 정맥혈 누출은 검사당시 초긴장에 의한 위양성의 가능성이 높을 것으로 추정된다.

이상의 소견을 참작해 볼때, 기 발급된 진단서의 '기타 방광의 신경근 기능장애'와 '기질성 원인의 발기불능'은 불명확하고, 배뇨장애와 발기장애를 인정하더라도 그 원인이 병용약물의 부작용 내지 심인성일 가능성이 더 많다고 생각되며, 교통사고와 직접적인 인과관계가 없다고 판단된다.

Q 11

남자 51세 : 음경해면체동맥 도플러초음파검사에서 '좌측 해면체동맥의 혈류가 거의 관찰되지 않아' 동맥성 발기부전으로 진단되었는데 진단의 적정성은?

A. 약물발기검사에서 완전 발기반응을 보인 것은 음경동맥의 정상 소견 또는 경도의 동맥성 발기부전을 의미한다. 그러나 손상에 의한 음경동맥 폐쇄라면 골반골 골절에 의한 것으로 생각되는데 제출된 의무기록에는 우측 골반골 골절이 있었으나 우측 음경동맥혈류는 정상소견을 보이고, 좌측 음경동맥 혈류는 폐쇄소견을 보이므로 일치하지 않는다. 또한 피해자는 고혈압의 기왕증이 있고 응급센터 내원 당시의 혈압도 230/100, 160/100, 170/140, 180/120 mmHg로 고혈압의 소견을 보였으며, 손상 후 중등도의 우울증을 보였다. 고혈압은 발기부전의 중요한 위험인자이고, 우울증은 심인성

발기부전의 중요한 원인이며, 항우울제 역시 발기부전을 일으킬 수 있으므로 기왕증(고혈압)에 의한 발기부전이 사고에 의한 우울증과 복용약물의 부작용으로 더 악화되었을 것으로 생각된다.

Q 12

남자 29세 : 요역동학검사결과에 근거하여 배뇨근 과반사로 진단되었는데 진단의 적정성은?

A. 요역동학검사결과에 의하면 방광최대용적이 512 mL이며 배뇨근 과반사가 있다고 하였으나 배뇨근 과반사의 전형적 증상인 빈뇨, 절박뇨, 절박성 요실금은 없다고 기술하고 있어 요역동학검사 소견과 피해자의 증상이 일치하지 않고 있다. 피해자는 오히려 소변이 바로 나오지 않고 지연된다고 호소하고 요역동학검사시 자가배뇨를 못하는 등 배뇨근 수축장애를 시사하고 있다. 피해자의 손상부위가 뇌손상임을 고려할 때 비억제성 신경인성방광의 가능성을 배제할 수 없으나 손상 자체에 의한 배뇨장애증상보다 심리적 작용, 약물 부작용 등에 의한 결과일 가능성이 더 많다고 판단된다. 그리고 하루 4~5회의 자가 배뇨를 하여 배뇨횟수가 정상인과 같은데 배뇨근 수축장애가 있다면 잔뇨가 있어 배뇨횟수가 더 많을 것으로 추정된다. 그러므로 피해자의 배뇨장애 원인을 밝히기 위해서는 모든 약물 복용을 중단한 상태에서 재검사가 필요하다고 생각된다.

Q 13-1

남자 41세 : 수면중 발기검사에서 1차 감정시에는 8분~12분 지속되는 60~79%의 강직도(음경 원위부), 3분-18분 지속되는 60~79%의 강직도(음경 근위부)를 보이는 비교적 양호한 발기반응을 보였으나 2차 감정시에는 불량한 발기반응을 보이며, 음경동맥초음파검사에서 최고 혈류속도가 초당 25 cm 이하로 동맥 폐쇄의 소견을 보이고, 근전도검사상 요수 5번-천수 1번 이상소견을 보인다. 본 검사의 신뢰도는?

A. 수면중 발기검사는 발기반응이 좋게 나타났을 때는 의미가 있으나 불량하게 나타났을 때는 참고사항에 불과하며, 음경동맥초음파검사와 약물발기검사에서 동맥폐쇄의 소견을 보이는 것은 검사중 긴장도가 증가하면 정상인에서도 비정상으로 나타날 수 있으므로 발기유도 약물의 양을 증가시켜(re-dosing) 계속 조사하여야 하는데 그렇게 한 기록이 없으므로 불완전 검사라고 할 수 있다. 더욱이 손상 부위(우측 L5-S1 신경근병증)를 고려하면 발기동맥의 폐쇄를 일으킬 수 없는 것으로 판단된다. 그러므로 실제로 동맥 폐쇄가 있다면 기왕증으로 밖에 생각할 수 없으며 발기장애도 기왕증으로 생각할 수밖에 없다고 생각된다.

Q 13-2

장해감정 병원은 우측 L5-S1 신경근병증으로 인하여 신경학적 원인에 의한 발기불능이라는 소견을 말하는 바 검사내용과 위의 의견이 일치하는지?

A. 근전도검사는 발기검사로는 비특이적 신경학적 검사이며 '우측 L5-S1 신경근병증' 소견으로 신경학적 원인에 의한 발기부전으로 단정할 수 없다. L5-S1 부위는 발기신경과 관계 없으며, 말초신경전도검사에서도 정상소견을 보이고, 더욱이 신경외과 의료심사소견에 의하면 가벼운 요추염좌 손상을 받은 정도에 불과하므로 손상에 의한 신경학적 발기불능의 발생 가능성은 희박할 것으로 생각된다.

Q 14

남자 61세 : 혈청 남성호르몬, 프로락틴 농도가 정상이며, 야간의 수면중 발기검사는 특이소견 없고, 혈관계 검사(음경해면체동맥 도플러초음파검사)도 정상 소견 보이며, 신경학적 검사로 음경진동각측정은 특이소견 없고, 구해면체반사지연검사에서 반응이 약간 지연되는 소견을 보인다. 발기부전과 사고의 인과관계 유무, 인과관계가 있다면 사고의 기여도는?

A. 구해면체반사지연검사는 음경포피에 전기적 자극을 가해 구해면체근에서 나오는 유발전위의 지연시간을 측정하는 것이며 음경에서 천수로 가는 말초배부신경의 구심성 전도로와 천수에서 구해면체근으로 가는 원심성 전도로의 통합성(integrity)을 평가하는 검사법으로, 말초전도로의 이상이나 천수의 이상, 특히 다발성 경화증, 요추 추간판탈출증, 천수 손상, 당뇨병 등에 의한 발기부전이 의심되면 시행한다. 그러나 발기신경인 자율신경의 검사가 아닌 체신경의 경로를 조사하는 검사이므로 발기부전의 신경학적 이상을 반드시 대변한다고 볼 수 없는 결점이 있다. 피해자에서 구해면체반사지연검사 반응이 약간 지연된 소견을 보이는 것은 퇴행성 요추부 추간판탈출증에서 비롯되었을 가능성을 배제할 수 없다고 생각된다.

피해자가 사고 전에 발기부전의 병력이 없었고 사고 후에 발생한 것이라면 전적으로 사고에서 비롯된 것으로 보아야 한다고 생각되나 내분비 검사, 수면중 발기검사, 신경학적 검사, 혈관계 검사에서 손상에 의해 발기부전이 발생되었다는 것을 입증할 수 있는 명확한 이상 소견이 발견되지 않으므로 피해자가 호소하는 발기부전은 손상 후 발생한 전반적인 정신 신체적 쇠약에서 비롯된 것으로 손상과 직접적 연관성은 없는 것으로 추정된다.

Q 15

남자 45세 : 신경근전도검사에서 요수 3번부터 천수 1번까지의 신경장애가 나타나며, 시청각 성자극 발기검사 결과에 근거하여 진단된 신경인성 발기부전의 적정성은?

A. 자료검토 결과 신경장애는 요수 3번-천수 1번이 아니고 요추 3번-천추 1번으로 척추체 기준이었다. 요추 3번에서 천추 1번은 말총부위에 해당하며, 그것도 좌측에만 나타나는 요천수 다발신경근병증(lumbosacral polyradiculopathy)의 소견은 수술, 근육손상 등에 의해서도 나타날 수 있는 비특이 소견이다. 시청각 성자극 발기검사는 정상인에서도 불량발기 반응률이 매우 높아 진단의 신빙성이 지극히 부족하므로 상기 소견으로 신경인성 발기부전으로 진단내리기에는 자료가 불충분한 것으로 생각된다. 보다 확실한 진단을 위해서는 신경인성 발기부전의 신경학적 검사인 음경진동각측정술, 음부신경체감각유발전위검사 및 구해면체반사지연검사 등의 자료가 보완되어야 하겠다.

Q 16

남자 36세 : 뇌좌상, 요추부 염좌, 경추부염좌, 경추 2~3, 3~4, 4~5, 5~6번에 경미한 추간판돌출증을 보인 환자에서 신경인성 발기부전 진단의 적정성은?

A. 야간의 수면중 발기검사에서 8분 동안 지속하는 80~100% 강직도의 발기가 1회 일어났으며, 음부신경체감각유발전위검사 및 구해면체반사지연검사에서 전기생리학적 이상소견 관찰되지 않았고, 음경진동각측정에서 음경귀두부 진동감각의 이상소견을 관찰할 수 없었으며, 음경해면체동맥 복합초음파검사에서 음경해면체동맥의 혈류 이상을 관찰할 수 없었고, 음경해면체내 혈관확장제 주사에 의한 약물발기검사에서 정상 발기반응을 보였다. 혈청 남성호르몬치는 정상(5.4 ng/mL)이었다. 이상의 소견은 손상에 의한 신경인성 발기부전의 진단에 합당하지 않다고 생각된다.

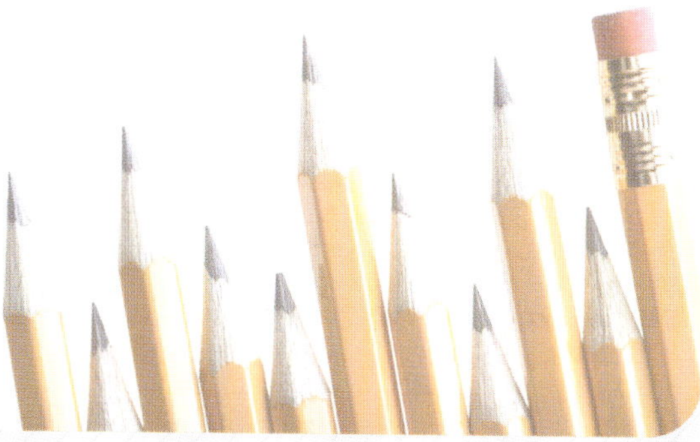

Q 17-1

남자 47세 : 이완성 신경인성방광 및 발기부전이 경추수핵탈출증으로 인해 발생할 수 있는지?

A. 본 피해자의 이완성 신경인성방광 및 발기부전의 진단에 적절하지 않다고 생각되는 몇가지 사항이 있다. ① 경추수핵탈출증으로 척수의 손상을 받지 않는 한 신경인성방광과 발기부전은 발생하지 않는데, 본 피해자의 경우 척수(경수)손상의 소견은 발견할 수 없다. 만약 척수손상을 받았다면 일반적으로 배뇨근과반사, 경련성, 반사성 신경인성방광을 일으키므로 본 피해자의 이완성 신경인성방광은 예외적인 것으로 생각된다.

② 요역동학검사(2000년 5월) 소견을 근거로 이완성 신경인성방광의 진단이 내려졌는데, 실제로 이완성 신경인성방광이 있었더라면 1999년 11월부터 2000년 4월까지 A병원에 입원하는 동안에 반드시 배뇨장애에 대한 호소와 이에 대한 치료(도뇨 등)의 기록이 있었을 터이나, 그 동안의 간호기록지에는 환자의 배뇨장애에 대한 호소가 전혀 없었으며, 배뇨장애에 대해 어떠한 처치를 했다는 기록도 전혀 없다. 요역동학검사상 이완성 신경인성방광은 부교감신경차단제 등의 약물부작용으로 또는 이들 약물복용에 의해 의도적으로 유도해낼 수 있으므로 검사결과를 환자의 증상과 연관하여 판단하여야 한다.

③ 발기부전은 경추수핵탈출증과 연관성이 없으며, 야간의 수면중 발기검사상 비정상소견이었다고 발기부전으로 진단내렸지만, 수면중 발기검사는 수면장애가 있으면 발기력이 정상이라도 비정상으로 나타날 수 있으므로 그 결과만을 가지고 발기부전으로 진단할 수는 없다.

Q 17-2

역행성 요도조영술에서 "막양부요도에서부터 전립선요도까지의 후부요도에 협착이 의심된다"는 방사선과의사의 판독에 근거하여 요도협착이 있는 것으로 인정하였는데 타당성은?

A. 정상인에서도 후부요도는 역행성 요도조영술에서 마치 협착이 있는 것처럼 나타날 수 있으므로 요도조영술만으로 후부요도협착을 진단하는 것은 무리라고 생각되며(요도내시경검사 등으로 확인 필요), 수상부위를 고려할 때 후부요도협착이 발생할 이유는 없다고 생각된다. 또한 2000년 1월 타 병원에서 시행한 역행성 요도조영술에서는 이상소견을 발견할 수 없었으므로 요도협착은 인정할 수 없다고 생각된다.

Q 18

49세 여성 : 복막외 방광파열 후 요역동학검사에서 무반사성 신경인성방광의 소견을 보이는데 방광파열과 상관관계가 있는지?

A. 압력요속검사에서 복압에 의한 방광내압 상승만 있을 뿐 배뇨근수축에 의한 진정한 방광내압의 상승은 없으므로 무반사성 신경인성 방광의 소견을 보이지만, 같은 날 시행한 요속검사에서 배뇨량 354 mL에 최고요속은 초당 20.1 mL(정상치; 초당 25 mL 이상), 잔뇨는 13 mL(정상치; 30 mL 미만)로 요속이 약간 감소하였고 소변줄기가 2~3회 끊어져 나오는 것 이외에는 배뇨시간을 비롯하여 특이 소견이 없어 압력요속검사 소견과 일치하지 않고 있다. 그러므로 복용하고 있는 모든 신경/정신계 약제를 중단하고 재검사할 필요가 있다고 생각된다.

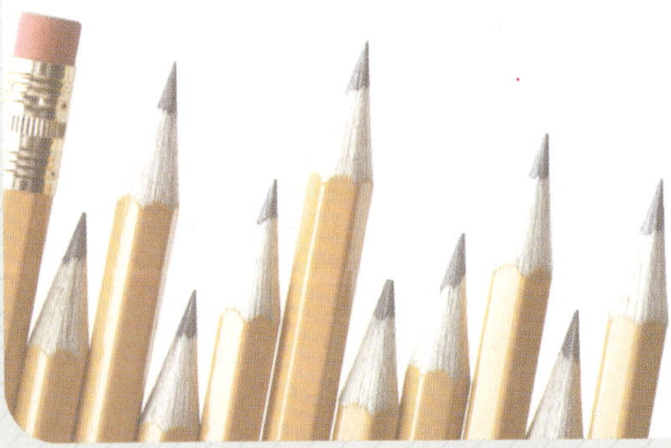

Q 19

52세 여성 : 복압성 요실금에 대한 장해진단서의 적정여부
(맥브라이드 II-A-4에 적용하여 장해율 40% × 0.5 = 20%)

A. 맥브라이드 11-A-4의 장구착용을 요하는 요실금이란 이완성 신경인성 방광 등으로 자가배뇨가 불능이고 일류성 요실금이 있어 요도에 유치카테터를 착용하거나 반사성 신경인성방광으로 절박성 요실금이 있거나 요도괄약근 손상으로 진성 요실금이 있어 '기스모', '콘돔 카테터' 등을 착용하여야 하는 경우를 의미하며, 기침이나 웃을 때의 요실금으로 기저귀를 착용하는 정도를 의미하는 것은 아니다. 본 피해자의 회음부 초음파검사소견에서처럼 방광경부의 구조적인 지지력이 감소하여 요도저항 감소로 발생한 진성 복압성 요실금(I형)은 방광내압측정술에서 Valsalva leak point pressure가 130 cmH_2O에서도 요누출이 발생하지 않은 것으로 보아 그 정도가 경미한 것으로 생각되며, I형 또는 II형의 진성 복압성 요실금은 수술로서 교정 가능한 질환이므로 장해를 인정할 수 없다고 생각된다.

Q 20

여성 37세 : 의무기록지(외래)에 의하면 기침시 요누출이 없었고, Q tip test에서도 30~40°(35° 이상이면 비정상)로 비교적 정상소견을 보였으며, 요역동학검사에서 복압 상승(100 cmH_2O 이상) 시에도 요누출이 일어나지 않았고, 방광용적은 400 mL, 배뇨근수축력도 정상, 비억제성 수축도 일어나지 않아 객관적으로는 복압성 및 절박성 요실금의 진단이 불명확한 상태인데 맥브라이드식 장해평가로 방광 II-C-2의 "구축과 섬유증식증으로 노무에 被刺激性"을 적용하여 26%를 인정하였는데 타당한지?

A. 본 피해자의 경우 방광용적이 400 cc로 정상이므로 "구축과 섬유증식증"을 적용하기 어려울 것으로 생각되며, 절박성 요실금과 복압성 요실금도 객관적으로 증명할 명확한 근거가 없으므로 26% 장해율 적용은 부당한 것으로 판단된다.

Q 21-1

남자 39세 : 요역동학 검사상 과활동성 방광(overactive bladder)의 소견을 보이며 방광용적이 125 mL에서 방광수축이 일어났다고 위축 방광의 진단을 내렸는데 진단명이 적정한지?

A. 실제로 방광이 위축되어 이런 현상이 일어난 것이 아니고 과활동성 방광에 의한 방광의 불수의적 수축에 의한 것이므로 위축 방광의 진단은 잘못된 것으로 생각된다.

Q 21-2

적정장해율을 맥브라이드 방광 II-C항에 적용시킨 것은 지나차게 높게 인정한 것은 아닌지, 그렇다면 적정 장해율 및 장해 인정기간은?

A. II-C항을 적용시킨 것은 지나치게 높게 책정되었다고 생각되며, II-A 15% 장해율의 1/3을 적용하여 5%의 장해를 수상후 3년까지 한시적으로 인정하는 것이 적절할 것으로 생각되며, 3년 후에는 재평가를 필요로 한다.

Q 22

여자 36세 : 사고후 비장파열에 대해 비장절제술을 시행받고 퇴원하였고, 이후 외래로 추적관찰하던 중 심한 주간 빈뇨와 야간 빈뇨(하룻밤 3회 이상), 잔뇨감, 요의급박, 요선의 중단 증상을 호소하였으며, 요역동학검사 소견에 근거하여 진단된 신경인성방광의 적정성은?

A.

제시된 자료에서는 요속측정과 방광내압측정 소견만 있고 다기능 요역동학검사소견이 없어 정보가 미흡하다고 생각한다. 요속검사에서 배뇨량이 383 mL(정상 방광용적; 약 400 mL)인 것으로 보아 방광 위축은 방광의 섬유화 등으로 방광용적이 실제로 감소한 해부학적 위축이 아니고, 요의가 자주 발생하므로 기능적으로 방광용적이 감소한 것으로 생각된다. 피해자는 최고요속이 초당 37 mL(배뇨량 383 mL)로 정상 배뇨가 가능한데도 불구하고 방광내압측정술에서 방광을 292 mL 충만시켰을 때 심한 요의를 호소하여 배뇨토록 하였지만 복압만 증가하고 배뇨근 수축은 일어나지 않은 것으로 보아 방광내압측정은 불완전한 검사였다고 생각된다.

Q 23

남자 44세 : 교통사고후 발기장애를 호소하고 있으며, 약물 발기검사(5 μg의 알프로스타딜을 음경해면체내 주사한 후 RegiScan으로 발기력 검사) 에서 음경 원위부 팽창저하 및 원위부와 근위부 강직도의 지속적 유지가 안되고 있으며, 혈청 남성호르몬치는 정상이다. 본 환자에서 진단된 혈관성 발기장애와 사고와의 인과관계 및 관여도는?

A. 약물발기검사는 음경의 혈관계 검사로서 교감신경억제에 의해 위음성 반응률(정상인데도 심인성으로 발기반응이 불량하게 나오는 확률)이 높으므로 5 μg의 알프로스타딜을 음경해면체내 주사한 후 불완전 발기를 보이면 반드시 추가 용량을 주사하고 수지자극이나 시청각자극을 병행하여 검사하여야 하는데 이를 실시하지 않은 것으로 보이므로 완전한 검사라고 볼 수 없고, 따라서 결과도 신뢰할 수 없다. 또 피해자는 경추부 염좌, 요추부 염좌, 뇌진탕으로 진단되었으므로 음경 혈관계 손상과는 직접적 관계가 없을 것으로 생각된다.

Q 24

여자 30세 : 양측 치골 상하지 골절, 천골 골절에 동반된 과활동성 방광(배뇨근 과활동성)으로 빈뇨, 야간뇨(3~4회), 절박성 및 복압성 요실금이 있다. 위축방광의 진단 적정성은?

A. 최고 요속이 초당 18 mL(정상 25 mL 이상)로 감소한 것은 배뇨량이 충분치 않은 상태(150 mL)에서 측정하여 나타난 현상이지 방광 자체가 섬유화로 실제로 위축된 것은 아니므로 적용항목(II-C-2)이 적절치 않은 것으로 생각되며, II-A-2에 적용하여 15%의 장해를 인정하는 것이 적절할 것으로 생각된다. 장해진단서 발급일이 수상일로부터 약 8개월이 경과한 시점으로, 15%의 장해는 자연 회복이 기대되므로 수상일로부터 3년까지 한시적으로 인정하고 그 이후는 재검사하여 재판정하여야 할 것이다.

Q 25

여자 37세 : 배뇨장애증상이 경추수술 후 발생되었다고 호소하는데 제반자료상 배뇨장애와 경추수술과의 관련이 있다고 판단 가능한지?

A. 경추수술로 경수에서 분지되어 나오는 신경이 손상 받았다고 해서 이완성 신경인성방광의 직접적 원인이 될 수 없으며, 경

추수술로 경수가 손상 받았다면 반사성, 비억제성 신경인성방광이 나타날 수 있으나 피해자의 요역동학검사에서 이 같은 소견을 볼 수 없다. 그러므로 피해자가 호소하는 경도의 '저수축성 신경인성 방광'은 경추수술과 관련이 없다고 생각되며 통증치료제(진통제나 신경안정제 등)에서 비롯되었을 가능성이 많다고 생각된다.

Q 26-1

남자 37세 : 뇌손상 후 이완성(무반사성) 신경인성방광의 타당성은?

A. 뇌손상으로 배뇨장애가 발생한다면 초기에는 무반사성 신경인성방광의 소견이 나타날 수 있고, 이후에는 비억제성 신경인성방광의 소견을 보일 수 있다. 그러므로 수상후 1년이 경과한 시점에서 배뇨장애가 있다면 비억제성 신경인성방광이 예상되는데 무반사성 신경인성방광으로 진단되어 상반된 소견을 보이고 있다. 또 여명기간 동안 항콜린성 약물의 복용이 필요하다고 기술하고 있는데 이는 비억제성 신경인성방광에 투여하는 약물로서 무반사성 신경인성방광에는 금기약물이므로 요역동학적 진단과 상반되는 소견이다. 이 같은 상반된 소견의 원인으로 본래는 비억제성 신경인성방광이 있는데 이를 치료하고자 항콜린성 약물을 투여하여 정반대의 무반사성 신경인성방광이 나타났을 가능성을 배제할 수 없다.

Q 26-2

만약 적정치 않다면 예상되는 장해율 및 기간은?

A. 배뇨장애의 원인에 대한 진단이 명확하지 않으므로 본 피해자의 비뇨기과적 상태와 진단 그리고 장해율 및 기간을 예상하기 위해서는 모든 약물 투여를 중단한 상태에서 요역동학검사를 포함하여 재 정밀검사가 선행되어야 하겠다.

Q 27

요도 파열로 인해 장해가 잔존하는 경우 적용할 수 있는 장해 항목은 어떤 것이 있는지?

A. 요도 파열로 인해 요도에 장해가 잔존하는 경우에 적용할 수 있는 장해항목은 맥브라이드 표 14의 비뇨생식기계 외상 및 질환항목중 III-A, B, C이다. 그러나 요도파열로 인해 2차적으로 발기장애가 발생했다면 IV-B항을 적용하고, 요도협착으로 배뇨장애가 발생하면 II-A항을 적용한다.

Q 28-1

1년에 최대 6회의 요도 확장술을 시행하는 경우는 맥브라이드표상 간헐적 확장술에 해당되는지 아니면 빈번한 확장술에 해당되는지?

A. 1년에 6회의 요도 확장술이 "간헐적"이냐 "빈번한"이냐 정의하기는 어렵다. 일반적인 시각도 마찬가지겠지만 의학적인 판단에서도 환자가 겪는 정신적, 육체적 고통을 생각할 때 1년에 6회는 빈번하다고 할 수 있을 것이다. 요도확장술이라는 것은 요도내로 금속확장기를 가는 것에서부터 굵은 것까지 차례로 요도에 삽입하는 것인데 과거에는 고문의 한 방법으로 사용하였다고 한다. 드물게 전신마취나 척추마취 하에서 시행하기도 하지만 대개는 요도내로 국소 마취용 젤을 주입하고 진통제만을 투입하는데 정도의 차이는 있지만 시술시에 통증을 호소한다. 요도확장술을 받는 환자가 겪는 고통이 방광염보다 못하다고는 할 수 없을 것이며 방광염이 1년에 4회 재발한다면 빈번하다고 할 수 있으므로 1년에 4회 이상의 요도확장술은 빈번하다고 할 수 있겠다.

Q 28-2

만약 1년에 6회의 요도확장술을 시행한다면 장해항목과 장해율은?

A. 요도 협착부위가 막양부 요도일 경우에는 III-A-1항 5%, 구부 요도일 경우에는 III-B-1항 0%에 해당한다.

Q 29

남자 25세 : 요도확장술을 하지 않은 상태에서도 요속검사 결과 정상 소견인데도 요도협착에 대한 장해율 인정이 적절한지? 부고환염에 의한 폐쇄성 무정자증에 의한 불임증 장해율 인정이 적절한지?

A. 요도협착에 의한 배뇨장애에 대해서는 '요도손상에 따른 비뇨생식기손상으로 맥브라이드 III-A-1 적용하여 장해율 9%' 을 인정하였으나 요도확장술을 하지 않은 상태에서도(제출된 자료에는 최근 수년간 배뇨장애로 요도확장술을 한 기록이 없음) 최근 시행한 요속검사 결과가 정상범주(최고 요속이 초당 38 mL, 잔뇨 35 mL)의 소견을 보인다면 장해율 9% 인정은 적절하지 않다고 판단된다.

'부고환염에 따른 정액검사 이상소견에 대해서는 맥브리아드 V-E-1 적용 15%의 장해율을 인정하였으나 양측성 만성 부고환염에 의한 폐쇄성 무정자증은 부고환-정관 단단문합술로 정자출현의 가능성이 있으므로 일단 부고환-정관단단문합술을 시도해 보아야 할 것으로 생각된다.

Q 30-1

여자 50세 : 복압성 요실금에 대해 장해를 평생 인정한 것은 적절한지?

A. 복압성 요실금은 수술로 간단히 해결할 수 있으므로 장해를 평생토록 인정한 것은 부적절하다고 생각된다.

Q 30-2

복압성 요실금에 대한 장해율을 맥브라이드 방광 A-4 '장구착용을 요하는 것' 에 적용한 것은 적절한지?

A. 맥브라이드 방광 A-4 '장구착용을 요하는 것' 은 영구적으로 치골상부 방광루설치술, 요관피부루 또는 요관회장피부루를 설치한 경우에 해당하는 것이므로 요실금이 심하여 일시적으로 요도 카테터를 착용하고 있다고 해서 이에 적용시키는 것은 적절치 못하다.

Q 31

남자 28세 : 우측 고환 부분파열에 대한 장해율 15%(영구장해)는 적정한지요? 적정하지 않다면, 적정 장해율 및 장해인정 기간은?

A. 본 피해자는 음낭 초음파검사에서 우측 고환 파열에 의한 혈종으로 진단되어 보존적 치료를 받고 있으며. 수상후 4개월이 경과한 시점에서 추적 관찰한 초음파검사에서 우측 고환 혈종의 크기는 약간 감소하였고, 수상후 약 6개월이 경과하여 촬영한 초음파사진에서 혈종의 크기는 1 × 2 cm로 혈종이 계속 용해 흡수되고 일부는 조직화되는 것으로 나타났다. 맥브라이드의 어느 항목에 적용하여 15%의 장해율이 인정되었는지는 제출된 자료에서 확인할 수 없으나 맥브라이드의 고환 장해율 15%에 해당하는 사항은 "고환염 또는 부고환염이 중등도 만성으로 외과적 치료로 호전되지 않으며, 간헐적 업무정지를 요하는 것"으로 규정하고 있는데 본 피해자는 아직 치료가 끝나지 않은 상태이고, 외과적 치료는 시도해본 적도 없으며, 현재 만성 부고환염이나 고환염이 있는 것도 아니다. 또 현재까지 혈종이 흡수되고 있는 치료경과를 참고로 할 때, 맥브라이드표에서 적용될 수 있는 장해를 남길 것으로 예상되지 않으므로 장해율 15%(영구장해)는 부적절한 것으로 판단된다.

Q 32

여자 51세 : 빈뇨, 절박뇨, 절박성 요실금, 복압성 요실금을 호소하고 있으며, 요역동학검사상 복압성 요실금과 불수의적 배뇨근 수축(배뇨근과반사) 및 수축력 약화의 소견을 보이고 있는 상태가 교통사고와 관여가 있는지, 관여가 있다면 그 정도는?

A. 배뇨근 과활동성이란 방광이 완전히 충만되기도 전에 불수의적으로 방광수축이 일어나 절박뇨, 심하면 절박성 요실금이 일어나는 것으로 그 원인은 뇌졸중, 뇌종양, 파킨슨씨병, 치매, 척수손상, 골반강내 수술, 출산에 따른 신경손상 등에 의한 신경인성방광과 복압성 요실금, 우울증, 급성 방광염, 심리적 요인에 의해서 올 수 있으나 원인이 확실하지 않은 경우도 있다. 피해자는 경추 및 요추염좌, 경추추간판탈출증이 있으나 배뇨근 과반사(신경인성방광)의 원인이 될 수 있는 신경학적 손상은 받지 않은 것으로 생각되며, 신경학적 원인이 없는 배뇨근 불안정에 기인한 것으로 생각되므로 배뇨근 과반사(신경인성방광)에 근거하여 기 발급된 장해진단서는 부적절하다고 판단된다. 배뇨근 과활동성에 의한 장해율 15%는 인정하되 손상 후 3년 한시적으로 적용하는 것이 타당할 것으로 생각된다. 배뇨근 과활동성은 손상 후의 방광염, 심리적 요인 등에 의해 발생할 수도 있고 기왕증의 복압성 요실금(본 손상과 인과관계 없음)이 원인이 될 수도 있으므로 사고의 관여도는 50%로 보는 것이 적절하다고 생각된다.

Q 33-1

남자 45세 : 요추4번 압박골절을 받아 3년이 경과한 현 시점에서 배뇨지연, 약뇨, 복부힘주기, 불완전 배뇨감, 단속뇨, 배뇨말기 요점적, 요폐 등을 호소하고 있으며, 요역동학검사상 요량이 100 mL 이상 채워지지 않는 배뇨근 과활동성의 소견을 보이고 있는 상태로 비뇨-생식기손상 II-A-4항 적용 40% 장해율(영구)의 적정성 여부 및 적정하지 않다면 적정 장해율 및 기간은 어느 정도인지?

A.

배뇨근 과활동성의 원인은 신경학적 원인(뇌졸중, 파킨슨병, 뇌종양, 다발성 경화증, 척수손상, 척추이분증, 척수막염, 등)이 있는 배뇨근 과반사(신경인성 방광)와 신경학적 원인이 없는 배뇨근 불안정(심인성, 원인불명, 달리 분류되지 않은 방광의 신경근 기능장애)이 있다. 피해자의 배뇨장애증상은 천수배뇨중추보다 상위의 상부신경원 손상을 받은 것이 아니므로 배뇨근 과반사에 의한 것이 아니라 배뇨근 불안정에 기인한 것으로 생각되므로 배뇨근 과반사(신경인성 방광)에 근거하여 기 발급된 장해진단서는 부적절하다고 생각된다. 배뇨근 불안정은 앞으로도 약물치료로 호전 가능성을 배제할 수 없으므로 영구 장해 판정은 부적절하다고 판단되며 3년 주기적으로 재판정하는 것이 타당하다고 생각된다. 장해율도 '장구착용을 요하는 요실금' 에 해당될 정도는 아니므로 40%는 부적절하며, 맥브라이드 방광 II-A-2에 적용하여 15%의 장해율이 적절한 것으로 생각된다.

Q 33-2

기 발행된 신체감정서상 신경인성방광 및 발기부전에 대한 향후 치료비의 적정성 여부 및 적정하지 않다면 적정한 향후 치료내용 및 기간, 비용은 어느 정도로 판단하는지?

A. 기 발행된 향후 치료비추정서의 배뇨장애에 대한 약물 치료내용과 치료비산정은 적절한 것으로 판단되나 요로감염 유무를 판정하기 위해 매월 1회 요검사, 요 미생물배양 및 항생제 감수성검사는 과다하고 2개월에 1회가 적절하며, 신기능검사도 연 4회는 과다하고 연 2회가 적절한 것으로 생각된다. 요로감염 발생시 제산제와 소염제의 무조건직 병용투여는 불필요한 처방으로 생각된다.

Q 34

남자 58세 : 경추 제 5~6번 추체제거술 및 융합술 시행한 후에 발생한 발기장애 및 신경인성방광의 사고와의 인과관계는?

A. 경추 제 5~6번 추체제거술 및 융합술 시행한 후에 사지 운동저하, 감각저하, 배뇨/배변장애를 호소하며, '교통사고에 의한 경요추염좌 손상은 통상적으로 부상일로부터 2~3주 정도 안정을 취하면서 간헐적인 물리 또는 약물치료를 받으면 대부분 별다른 후유증을 남기지 않고 치유될 수 있을 정도' 이므로 본 건의 발기부전이

나 신경인성방광은 추체제거술 및 융합술과 직접 관련 있는 것으로 생각되지만 사고가 수술을 받게하는 원인을 제공하였다면 사고는 간접적 인과관계가 있다고 생각된다. 경추부에는 기왕증으로 퇴행성변화가 있었고 수술의 사고관여도를 A병원은 10%(1년 한시장해), B병원과 C병원은 각각 20%(2년 한시 장해)로 판단하였으므로 발기부전과 신경인성방광의 사고 관여도도 이 수준에 준하여 적용하면 적정할 것으로 생각된다.

Q 35-1

남자 55세 : 배뇨장애와 발기부전에 대한 신체감정서의 적정성 여부 및 문제점은? 장해진단의 객관적 평가를 위한 추가적인 방법 및 정확한 판단을 위한 검사결과를 얻기 위해서는 어떠한 노력이 수반되어야 하는지?

A. 신체감정서의 적정성 및 문제점; 55세 남자에서 하부요로증상과 발기장애가 나타날 가능성은 각각 약 30%이다. 피해자는 전립선 용적이 40 mL로 노화현상으로 전립선비대증이 발생해 있으며 이 때문에 요속이 약할 수 있고, 피해자가 호소하는 과민성방광은 전립선비대증환자의 50~75%에서 발생하는 것으로 알려져 있다*(참고문헌; 배뇨장애와 요실금. 대한배뇨장애 및 요실금학회 발행. 2003년, 352쪽)*. 그러므로 피해자의 배뇨장애증상은 전립선비대증의 기왕증에서 비

롯된 것을 배제할 수 없으며, 신경손상에 의한 배뇨근 과반사라면 척수손상에 대한 신경외과적, 신경학적 증거가 있어야 할 것이다. 발기부전의 진단도 수면중 발기검사에서 나타난 불량한 발기반응에 근거하였지만 수면중 발기검사는 수면장애가 있으면 정상인에서도 비정상으로 나타날 수 있으므로 참고사항이지 진단의 결정적 단서가 될 수 없다. 그러므로 피해자의 경우 손상에 의한 발기부전으로 진단내릴 수 있는 명확한 신경학적 증거가 필요하다.

배뇨장애에 대한 장해율로 맥브라이드 방광 II-A-4은 '이완성 신경인성방광 등으로 자가배뇨가 불능이고 일류성 요실금이 있어 요도에 유치카테터를 착용하거나, 반사성 신경인성방광으로 절박성 요실금이 있거나 요도괄약근 손상으로 진성 요실금이 있어 '기스모' 등을 착용하는 경우에 적용' *(참고문헌; 맥브라이드 장해평가방법 가이드. 자동차보험진료수가분쟁심의회 발행. 2008년 개정판)* 하여야 하는데 피해자는 자가배뇨가 어느 정도 가능하고 요실금이 하루 종일 지속적으로 일어날 정도가 아니므로 장해율이 과다하게 책정된 것으로 생각된다.

장해진단의 객관적 평가를 위한 추가적인 방법 및 정확한 판단을 위한 검사결과를 얻기 위한 노력으로 발기부전의 위험인자인 당뇨병, 고혈압, 고지혈증, 남성호르몬결핍증을 알아보기 위한 기본 검사실검사와 혈관성 발기부전의 기왕증을 알아보기 위한 음경해면체동맥 도플러 초음파검사, 음경동맥조영술, 음경해면체내압측정술 등이 필요하다.

Q 35-2

현재 피해자의 비뇨기과적 문제점의 호전 가능성 및 향후 치료가 필요한지? 필요하다면 구체적인 치료내용 및 기간은 어느 정도로 예상되는지?

A. 발기부전이 노화현상에서 비롯되었다면 완치 가능성은 기대하기 어렵고, 신경손상에서 비롯되었다면 손상 후 3년까지 호전을 기대할 수 있다. 발기부전치료는 성관계를 원할 때마다 경구용 발기부전치료제를 복용하며, 효과가 부족하거나 효과가 좋아도 부작용(두통, 안면홍조, 현기증, 시각장애 등)이 심하여 복용할 수 없는 경우에는 음경해면체내 발기부전치료제 자가주사요법을 이용할 수 있고, 3년이 경과하여 발기부전이 자연 회복되지 않으면 계속해서 경구용 발기부전치료제 또는 자가주사요법을 이용하고 이들 치료에 효과가 부족하거나 심한 부작용 또는 금기증으로 이용할 수 없는 경우에는 음경보형물삽입술을 고려하여야 한다. 배뇨장애에 대해서는 약물요법으로 호전 가능하다고 생각되며 치료경과에 따라 전립선절제술이 필요할 수도 있다.

Q 35-3

모든 치료가 성공적으로 종결된 이후에도 본 사고와 관련하여 신체장해가 예상되는지? 예상된다면 퇴행성 변화와 기왕증 및 직업과 관련된 기여도를 제외한 인정 가능한 장해(%) 및 기간(한시, 영구)은?

A.

치료가 성공적으로 종결되었다면 발기부전에 대해선 약물치료를 계속하거나 음경보형물삽입술을 받았을 경우 장해율은 맥브라이드 음경 IV 15% 장해율의 1/3인 5%를 인정하는 것이 적절할 것으로 생각되며, 배뇨장애에 대한 장해율은 치료 후 잔여 장애 정도에 따라 판정하여야 할 것으로 생각된다. 기왕증을 제외한 사고 관여도에 근거한 인정가능 장해율은 산출 장해율의 20%가 적정할 것으로 판단된다. 단, 한시/영구 장해 여부는 수술 후 3년이 경과한 시점에서 재검사하여 재판정하여야 확실할 것이다.

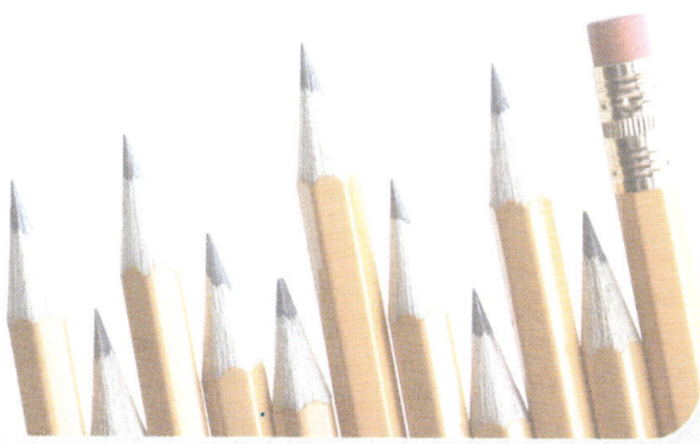

Q 36

남자 50세 : 요도파열과 발기부전 장해를 병급해야 하는지? 그 이유는?

A. 요도파열에 의한 배뇨장애와 발기부전은 동시에 발생하였지만 각각 별도의 손상(요도와 신경 또는 혈관 손상)에 의해 발생한 별개의 장애이므로 병급하는 것이 옳다고 생각된다.

Q 37-1

건측 신장 기능이 정상인 경우에 환측 신장을 적출 하였을 경우 장해의 인정여부는?

A. 신장의 손상으로 인한 장해의 평가에 있어서 기준이 되는 것은 신기능으로, 크레아틴 청소율의 감소와 같은 신기능 저하가 있을 경우 신체장애로 인정되는 것이 적절하다고 본다. 건측 신장의 신기능 저하가 없는 경우 맥브라이드 기준에 의하면 30%, 미국의사협회 기준에 의하면 10% 정도에서 장해를 인정한다.

자동차보험진료수가분쟁심의회 맥브라이드 장해평가방법 가이드 최신 개정판(2008년)에 의하면 일측 신장 제거시 생리학적으로는 장해가 없으나 안전장치가 없기 때문에 잠재적인 신체장해를 갖고 있다고 볼 수 있으며, 현대 의학의 수준을 고려하여 장해적용율을 감산 적용할 필요성이 있으며, 옥내, 옥외 공히 15% 장해율 적용을 권장하고 있다.

Q 37-2

타측 신장은 정상이면서 일측 신장 상실시 15%의 장해를 인정한다면, 타측 신장 기능이 저하된 상태에서 일측 신장 상실시의 장해율은?

A. 타측 신장기능의 저하 정도에 따라 생명과 직결되므로 타측 신장기능의 정도에 따라 장해율을 산정한다.

권장 장해율 15~30% : 크레아티닌 청소율이 75~90 L/24시간 일 때 적용

권장 장해율 31~50% : 크레아티닌 청소율이 60~75 L/24시간 일 때 적용

권장 장해율 51~70% : 크레아티닌 청소율이 40~60 L/24시간 일 때 적용

권장 장해율 71% 이상 : 크레아티닌 청소율이 40 L/24시간 미만일 때 적용

3) 치료비 산정

Q 01

남자 51세 : 막양부 요도손상으로 발생한 요도 완전협착에 대해 요도성형술(요도 단단문합술)을 시행하였으나 요도협착이 재발되어 내시경하 요도절개술 2회와 요도 단단문합술 재수술을 시행하였으나 수술 부위에 일치해서 다시 완전 협착이 발생하여 현재 치골상부 방광루설치술을 통해 배뇨 중에 있는 상태이다. 예상되는 적정 장해율 및 장해 인정 기간, 향후 치료비는?

A. 요도 완전협착에 대해서는 요도성형술을 다시 시도해볼 수 있으므로 재시도한 요도성형술의 결과에 따라 향후 적정 장해율과 장애 인정기간 및 치료비 산정이 가능할 것으로 판단된다. 현 상태에서의 적정 장해율은 맥브라이드 요도 B-2에 준하여 19% 장해율을 요도성형술을 할 때까지 인정할 수 있을 것이며 그 이후는 재시도한 요도성형술의 결과에 따라 재조정하여야 할 것이다.

재시도한 요도성형술 후, 정도의 차이는 있지만 요도협착이 또 재발할 수 있으며, 이때는 요도협착의 정도에 따라 내시경하 요도절개술 및/또는 주기적인 요도확장술이 필요하고 요도절개술과 요도확장술의 횟수 및 기간은 요도협착증이 재발한 정도에 따라 수년에서 평생 동안이 될 수 있다. 요도성형술 후 요도협착의 정도를 확인하기 위하여 주기적인 검사를 필요로 하며, 검사횟수는 재발한 요도협착의 정도와 검사의 종류에 따라서 1년에 2회에서 6회까지 필요로 한다.

Q 02-1

남자 27세 : 배뇨장애 관련하여 방광기능평가 위한 초음파검사, 방광요관조영술, 핵의학검사, 요역동학검사, 혈청 및 소변검사가 향후치료비의 적정 항목인지, 향후 예상되는 합병증 신우신염 치료비를 별개로 인정해야 하는지?

A. 신경인성방광의 합병증에는 요로감염, 방광요관역류, 수신증, 신기능저하 등이 있으므로 향후 예상되는 합병증으로서의 신우신염 치료비도 별개로 인정해야 할 것으로 생각되며, 이들 합병증 발생 유무를 확인하기 위한 주기적인 추적검사가 필요하다. 그러므로 초음파검사, 방광요관조영술, 요역동학검사, 혈청 및 소변검사는 향후치료비의 적정 항목으로 생각되지만 핵의학검사는 신경인성방광의 신기능평가를 위한 일반적 추적검사로 인정하기는 어렵다고 생각한다.

Q 02-2

제 6경수 이하 손상으로 인한 발기부전이 있는 본 피해자에게 비아그라 처방이 적절한 향후 치료방법인지? 그리고 사지마비 환자에서 발기부전 치료의 적정성은?

A. 비아그라 처방을 50세까지는 1개월에 8정, 51세부터 70세까지는 1개월에 6정, 이후에는 음경보형물삽입술로 향후치료비를 산정한 것은 피해자가 사지마비 환자라는 것을 전혀 고려치 않고 산정한 것으로 생각된다. 또 비아그라의 효과가 피해자에게 앞으로 어느 정도 만족할 것인지에 관계없이 일률적으로 70세까지 비아그라 처방으로 산정한 것도 적절치 못한 것으로 생각된다. 사지마비환자에서 성관계 횟수를 예상하는 것은 어려우므로 처음부터 팽창성 음경보형물삽입술을 시행한다고 전제하면 치료비 산정에서 성관계 횟수는 문제가 되지 않으며, 보형물의 수명이 10~15년이므로 여명기간 동안 2~3회의 교체수술을 받는다고 가정하여 총 3~4회의 수술이 필요한 것으로 산정하는 것이 적절할 것으로 생각된다.

Q 03-1

과민성 방광에 대해 보톡스(Botox) 방광내 주사요법의 여명기간 향후치료비의 타당성은?

A. 보톡스 치료의 초기 효과가 좋고 안전한 것으로 보고되었지만 모든 환자에서 효과가 있는 것은 아니며, 현재 널리 이용되고 있는 치료법도 아니고 아직 일부에서 시도되고 있는 시험적 수준의 치료법이며, 더욱이 장기치료 결과(효과와 안전성)에 대한 보고가 거의 없는 상황에서 여명기간 동안 보톡스 치료를 하는 것으로 향후치료비를 선정한 것은 적절하지 않다고 판단된다. 그러므로 보톡스 치료는 전통적 약물요법에 효과가 없으면 시험적으로 시행하여 조기결과를 관찰해가면서 조심스럽게 다음 치료계획을 수립해야 할 것이며, 향후치료비에 보톡스 치료를 포함시킨다면 시험적 치료 수준으로 한정해야 하고 장기치료는 이에 대한 연구결과가 나와야만 적용 가능할 것으로 판단된다.

서울고법판결문(2007.7.11)은 "한정된 재정으로 운영되고 있는 건강보험제도에 있어 가장 경제적이고 비용효과적인 적정한 진료방법이 선택되어야 한다"고 향후치료비 산정에 기준을 정하고 있는 것을 참고로 할 필요가 있다.

Q 03-2

인조테이프를 이용한 요실금 수술 후 염증, 테이프 노출, 통증 및 배뇨장애 등의 합병증으로 재수술하는 경우 수가산정 방법은 어디에 기준을 두어야 하는지?

A. 수술의 난이도 등을 감안하여 산정해야 한다.

1) 수술 후 테이프의 길이 조절만 시행하는 경우: 자2 창상봉합술, 나. 안면과 경부 이외, (1) 단순봉합, (가) 제1범위, 3) 길이 5.0 cm 이상이거나, 근육에 달하는 것으로 산정.

2) 수술 후 3개월 미만에 절단 혹은 제거하는 경우(15일 이내 시술시에도 소정점수로 산정): 자3 피부 및 피하조직, 근육내 이물제거술, 가. 근막절개하 이물제거술로 산정.

3) 수술 후 3개월 이상 경과 후 절단 혹은 제거하는 경우: 자 356 요실금 수술, 가. 질강을 통한 수술, (2) 기타의 경우(요실금 수술 소정점수)의 50% 산정.

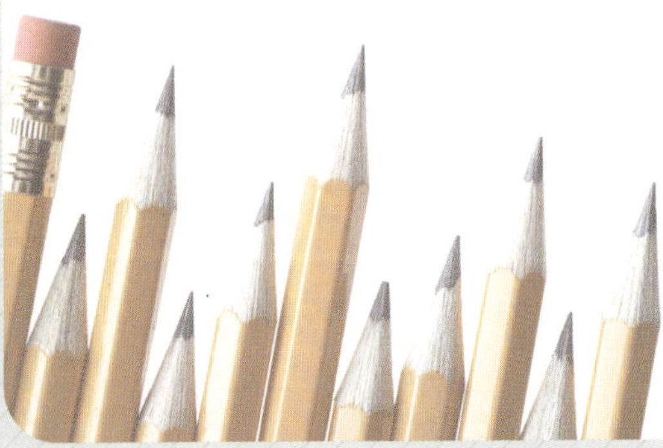

Q 04

신경인성방광에 대하여 의사의 지속적인 관찰, 치료, 수시로 카테터관의 교체 등이 필요하여 의사의 치료 및 도움이 필요한 바, 이를 상해보험 후유장해지급률표상 '흉복부장기의 기능에 심한 장해가 남아 평생토록 수시로 곁에서 돌봄을 요하는 때' 로 판단함이 타당한지?

A. 이완성 신경인성방광으로 수시로 카테터관을 교체하는 경우, 사지마비환자가 아닌 이상 환자가 직접 자가 도뇨하도록 교육하고 있으며, 이완성 신경인성방광 때문에 평생토록 수시로 곁에서 돌봄을 필요로 하는 것은 아니라고 판단된다.

Q 05-1

남자 41세 : 수상후 1년이 훨씬 경과한 시점에서 나타난 방광의 신경근 기능장애 증상에 대해 시행받은 천추신경근 조절수술(신경자극조절기의 삽입수술)의 효과와 적응증, 보편적 치료빈도는 어떠한지? 또 이 수술방법 외에 다른 치료방법은 없는지?

A. 1) 효과와 적응증: 천골신경을 자극하는 자극조절기를 이식하는 방법은 치료에 반응하지 않는 절박성 요실금 치료에 조심스럽게 시도되고 있는 중이며, Bosch와 Groen의 보고*(참고문헌; J Urol 2000;163:1219-1222)*에 의하면 45명의 절박성 요실금을 보이는 과활동성방광 환자에 대해 자극조절기 이식수술 후 47개월 추척관찰 결과 18명(40%)에서 완치되었으며 9명(20%)에서 부분적으로 효과를 보였다.

2) 보편적 치료빈도: 아직은 시험적 치료법으로 일부 전문병원에서 제한적으로 조심스럽게 시도되고 있다.

3) 다른 치료방법: 행동치료, 항콜린성 약물치료, 말초신경 전기자극치료 등이 있다.

Q 05-2

위 환자의 경우 이 수술의 적응증은 어떠한지?

A. 우선 요역동학검사 결과에 근거한 진단에 혼란이 생긴다. 2004년 11월 시행한 요속검사에서 최고요속이 초당 17.3 mL(정상; 20 mL 이상)로 약간 감소하였고, 배뇨곡선은 전형적인 복압에 의한 배뇨양상으로 배뇨근 수축력의 저하(이완성 신경인방광의 소견) 또는 하부요로 폐색을 의심케 하지만 2005년 1월 시행한 요역동학검사에서 배뇨시 배뇨근 최고 수축압은 35 cmH_20로 정상 소견

(20~40 cmH_2O)을 보이고, 방광경검사에서 하부요로 폐쇄소견은 발견할 수 없었다. 또 피해자는 절박성 요실금을 호소하고 있으나 방광을 약 500 mL 충만시킬 때까지 불수의적 수축을 관찰할 수 없었다. 이상의 소견은 신경손상에 의한 신경인성방광으로 진단하기에는 자료가 미흡한 것으로 생각되며, 약물치료와 전기자극치료에도 불구하고 절박성 요실금의 증상호전을 보이지 않아 자극조절기 이식수술을 시도한 것이므로 적응증이 될 수 있다고 생각되지만 높지 않은 효율성과 자극조절기 이식수술의 높은 경비를 고려할 때, 수상 후 2년 정도 밖에 경과하지 않았으므로 약물치료나 덜침습적 치료를 더 시도해보면서 경과를 관찰했으면 적절하지 않았나 생각된다. 앞서 〈03〉의 예처럼 서울고법판결문(2007.7.11)의 "한정된 재정으로 운영되고 있는 건강보험제도에 있어 가장 경제적이고 비용효과적인 적정한 진료방법이 선택되어야 한다"고 향후치료비 산정에 기준을 정하고 있는 것을 유념해야 할 필요가 있다.

Q 06

남자 55세 : 뇌손상 및 경수손상에 의한 반사성 신경인성방광으로 배뇨조절이 불가능하여(절박성 요실금) 요도 유치카테터를 삽입하고 있는 상태로 피해자의 여명기간을 일반인의 예상수명에 준하여 23.95년으로 산정한 것은 적절한지?

A. 부적절하다고 생각되며, '이경석의 배상과 보상의 의학적 판단' 에 근거하여 10.4년으로 산정하는 것이 타당할 것으로 생각된다(부록참조).

Q 07

남자 43세 : 척수손상 후 1년이 경과한 시점에서 무반사성 신경인성방광으로 여명기간 약물요법이 필요하다고 진단한 것은 타당한지?

A. 현재 어느 정도의 자가배뇨가 가능한 상태로 손상신경의 자연회복을 기대할 수 있으므로 수상후 적어도 2년이 경과하여 재판정하여야 할 것으로 생각되는데 현 시점에서 여명기간 동안 약물복용해야 하는 것으로 산정한 것은 적절치 않다고 생각된다.

Q 08

남자 22세 : 요도협착에 대한 치료비로 현재 환자의 상태를 고려해 볼 때, 평생토록 1년에 4회 요도확장술과 필요에 따라 수술 하는 것으로 환산한 것은 적절한지?

A.

자료상 환자의 현재 요도협착 상태를 정확히 파악할 수 없으므로 구체적으로 향후 치료비를 제시하기 어렵지만 요도확장 치료를 계속하면 호전되는 것이 일반적인 통례이다. 그러므로 요도확장술의 경우, 추후 3년 동안은 1년에 4회, 다음 3년 동안은 1년에 3회, 다음 3년 동안은 1년에 2회, 그 다음부터는 매년 1회와 같은 방법으로 치료 횟수를 줄여야 할 것이다. 또 요도협착이 요도확장술로 해결할 수 없을 정도로 심하다면 재수술을 할 경우 호전을 기대할 수 있으므로 평생토록 1년에 4회씩 일률적으로 요도확장술을 요하는 것으로 산정한 것은 부적절한 것으로 생각된다.

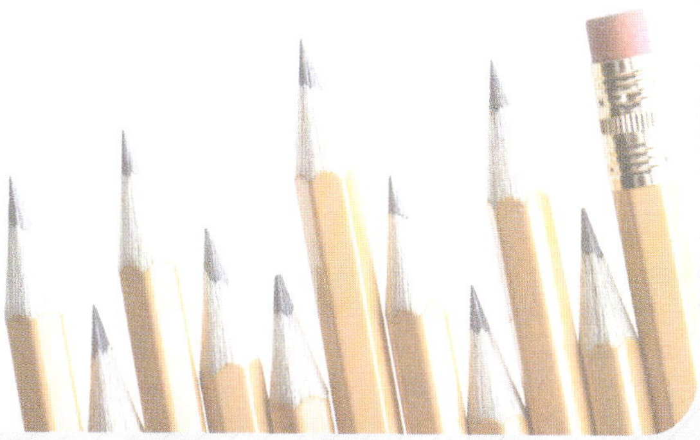

Q 09

발기부전 치료를 위해 비아그라, 음경해면체내 발기유발제 자가주사요법, 음경보형물삽입술을 함께 평생토록 사용하는 것으로 치료비를 산정한 것이 적절한지? 또 비아그라나 발기유발제 자가주사요법을 매주에 2회씩 평생 사용하는 것으로 산정한 것이 적절한지?

A. 발기부전 치료는 일차적으로 경구용 약물(비아그라 등)을 투여해보고 효과가 부족하면 음경해면체내 발기유발제 자가주사요법을 시행하며 이 방법으로도 효과가 부족하면 음경보형물삽입술을 시행하여야 한다. 그러므로 비아그라, 음경해면체내 발기유발제 자가주사요법, 음경보형물삽입술을 함께 평생토록 사용하는 것으로 치료비를 산정한 것은 적절치 못하다.

또 비아그라나 발기유발제 자가주사요법을 매주 2회씩 평생 사용하는 것으로 산정한 것도 노화와 함께 성관계 횟수가 감소하는 것을 전혀 고려치 않고 산정한 것이므로 부적절한 것으로 생각된다. 성관계 횟수는 성관계를 지속하는 평균연령(70세)까지 하여야 하겠으며 환자의 전신적 장애상태를 고려하여 30대에는 주 3~4회, 40대에는 주 2~3회, 50대에는 주 1회, 60대에는 월 2회로 산정하는 것이 적절할 것으로 생각된다(부록참조).

Q 10

남자 35세 : 항생제(cravit)를 회장방광요로전환술을 했을 경우 여명까지 무조건적으로 복용해야 하는 것이 타당한지 여부와 적정 인정기준 및 그 기간은?

A. 회장방광요로전환술 후 항생제 투여기간은 감염을 동반한 합병증이 발생하지 않은 한 항생제 투여기간은 길어도 1개월 이내이므로 여명까지 무조건적으로 복용하는 것은 타당하지 않다고 생각한다. 그러나 추후 요로감염이 발생할 수 있으며, 그때에는 항생제 투여가 필요하다. 항문주위 염증이 아직 있다면 염증이 소실될 때까지 복용하는 것은 별도의 문제이다.

향후 발생할 수 있는 요로감염과 결석의 진단을 위해 1개월 간격으로 일반 요검사, 요 미생물 검사, 단순 요로 촬영을 평생토록 한 것은 지나치다고 생각되며 특별한 관련증상이 없는 한 3~6개월 간격이면 적절할 것으로 생각된다.

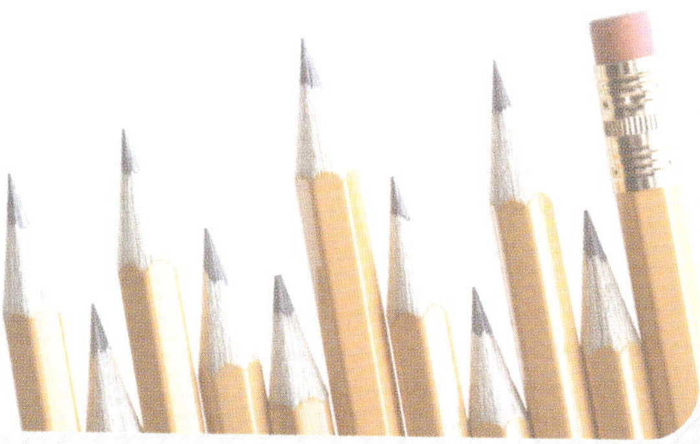

Q 11

여자 66세 : 빈뇨, 야간뇨, 요실금를 호소하고, 기왕증으로 당뇨병, 고혈압이 있다. 방광내압측정술에서 방광용적 305 mL, 최고요속 초당 6.8 mL, 잔뇨 90 mL 였으며, 배뇨근의 명확한 불수의적 수축은 관찰할 수 없었다. 복압성 요실금의 진단을 위해 아랫배에 힘을 주면서 실시한 Valsalva leak point pressure도 방광내압 80 cmH_2O에서 요누출이 일어나지 않았고 요실금도 객관적 증거를 찾기 어려웠다. 이 환자에서 향후 치료비가 필요한지 여부 및 기 발행된 향추비의 적정성 여부, 적정 장해율은?

A. 빈뇨, 야간뇨, 요실금, 잔뇨 등의 배뇨장애 증상은 과민성 방광에서 비롯된 것으로 증상이 있으면 계속 치료가 필요할 것이다. 기 발행된 향추비에서 소변검사 및 소변배양검사는 년 4회가 적절할 것으로 생각되며, 항생제 치료비는 요로감염이 있을 시에만 국한되어야 할 것이다. 또 현재 배뇨장애의 정도와 추후 증상의 호전을 전혀 고려하지 않고 여명기간 동안 한결같이 치료하여야 하는 것으로 산정한 향추비는 과다 책정된 것으로 생각된다. 향추비는 수상후 3년까지 인정하며, 그 이후의 치료비는 3년이 경과한 시점에서 재검사하여 재판정하는 것이 적절할 것으로 생각된다.

적정 장해율은 맥브라이드 방광 II-A-1에 적용하여 0%에 해당할 것으로 생각된다.

Q 12

남자 27세 : 심인성 발기부전일 경우 기 발급된 향후 치료비 추정서처럼 여명기간동안 치료비용을 산정하여야 되는지?

A. 심인성 발기부전이 여명기간 동안 계속되며, 전신 및 정신 상태가 정상인과 같다는 전제하에서는 평균 성생활기간인 70세까지 향후 치료비추정서 산정이 가능할 것이다. 그러나 피해자의 경우 수상 후 2년여 밖에 경과하지 않았고, 전신 및 정신상태도 정상이 아니므로 이를 고려한 치료비는 정신과적 치료기간에 따라 한정적으로 인정하고 인정한 치료기간이 경과 하면 재판정하여 재산정하여야 할 것이다.

Q 13

남자 40세 : 복부 타박상 후 전립선염과 현미경적 혈뇨; 인과관계가 있다면 관여도와 향후 치료비 추정서의 적정성은?

A. 현미경적 혈뇨를 일으킬 기왕증이 없다면 현미경적 혈뇨는 전적으로 사고에 의한 것이다. 그러나 육안적 혈뇨가 없고 현미경적 혈뇨도 복부 단층(CT) 촬영에서 요로계의 이상소견을 발견할 수 없으므로 요로계 손상의 정도는 경미한 타박상에 불과한 것으로 생각된다. 현미경적 혈뇨도 사고후 15일에 실시한 소겸검사에서는 적혈구가 다수 출현하였으나 약 2개월 후 실시한 소변검사에서는 11~15개로 많이 감소한 소견을 보였으므로 별 문제가 되지 않을 것으로 생각된다. 그러므로 기 발행된 치료비추정서에서 추적기간을 여명기간으로 책정한 것은 부적절하다고 판단된다. 또 복부 전산단층촬영을 하면 복부 초음파검사와 배설성 요로조영술에서 얻는 소견을 동시에 알 수 있으므로 이들 3가지 검사를 함께 실시하는 것은 중복검사가 되고, 여명기간 동안의 혈액화학검사는 현미경적 혈뇨 때문에 해야 한다면 적절하지 않다고 생각된다.

Q 14

남자 53세 : 구부-막양부 요도손상 후 복압성 요실금을 동반한 요도협착과 발기부전 상태로 지금까지의 치료경과 및 상태로 볼 때 향후 재발 가능성 및 만일 재수술 비용을 인정한다면 통상적으로 년 몇회 정도 인정 가능한지요?

A. 일반적으로 요도협착은 심하여 첫 몇 년간 재수술 또는 확장의 횟수가 잦더라도 확장/수술을 반복함에 따라 점점 호전되므로 재수술 또는 확장의 횟수는 지속적으로 감소하게 된다. 그러나 피해자의 경우 요도성형수술(요도단단문합술) 받은 후 1년 동안, 요도절개술 4회, 요도확장술 2회를 받았고, 유로룸 스텐트를 삽입하였으며, 이듬 해에는 다시 요도절개술 2회, 요도확장술 6회 실시하였고 1년 후에는 두 차례 '소변줄기 양호' 로 기록되어 있다. 그 후 다시 유로룸을 일부 제거한 후 '소변줄기 양호' 로 기록되어 있으며 이듬해 요도확장술을 실시한 것으로 기록되어 있다. 그러나 그 이후의 기록은 제출되지 않아 현재 상태를 짐작할 수 없다. 이상의 소견으로 요도협착은 분명히 호전되고 있는 상태인 것으로 판단되므로 미제출된 최근의 치료경과에 따라 향후 얼마 기간 동안, 년 몇 회 재수술 또는 재확장이 필요할 것인지 예측 가능할 것으로 생각된다.

Q 15

남자 35세 : 구부 요도에 0.5 cm 길이의 심한 협착이 발생한 상태로 기 발급된 향후 치료비추정서의 적정성은?

A. 요도확장술을 2주 1회, 연 24회로 여명기간 필요한 것으로 계산하여 과다하게 책정한 것으로 생각되며, 요도확장술 후에 합병증으로 방광염, 요도감염으로 연 6회 입원하는 것으로 계산한 것도 과다하게 산정한 것으로 생각된다. 일반적으로 구부요도 손상 후에는 발기부전이 동반되지 않으므로 이에 대한 근거도 없이 '부분 발기부전'으로 치료비를 가산한 것도 부적절한 것으로 생각된다. 요도협착으로 내시경하 요도절개술 후 입원기간을 2주간으로 계산한 것도 과다하게 산정한 것으로 생각된다(일반적으로 3~4일이면 충분).

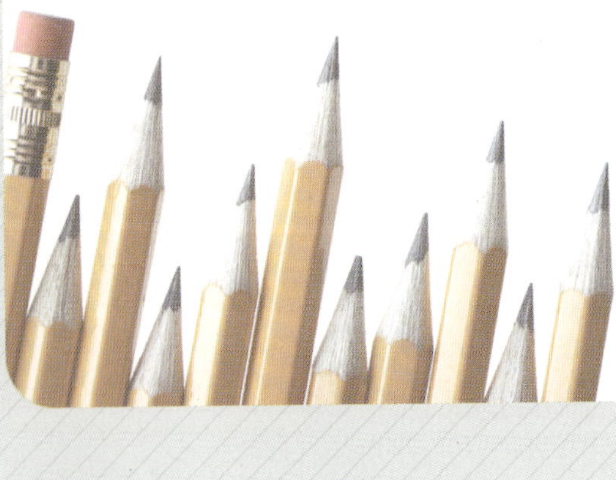

Q 16

남자 29세 : 피해자는 반복된 요도성형술과 요도확장으로도 자가배뇨가 불가능한 심한 요도협착과 함께 심한 방광자극 증상으로 회장을 이용한 인공방광조성술과 비실금성 인공 방광-피부루설치술을 시행한 후 자가도뇨로 배뇨를 해오던 중, 반복되는 요로감염으로 양측성 만성 신염이 동반된 상태이고, 제왕절개수술 중 인공방광파열과 좌측 요관손상으로 좌측 요관-피부루설치술과 우측 경피적 신피부루설치술을 시행하고 부목을 설치해 놓은 상태이다. 기 발급된 후유장해 진단서에는 장해율을 요도협착(III-A-2항) 55%, 신경인성방광(II-A-4항) 40%, 인공방광파열(II-C-2힝) 26%, 만성 세뇨관-간질성 신염(I-C-2항) 15%로 산정하였는데 적정한지?

A. 요도협착에 대해서는 인공방광조성술을 시행한 상태이므로 요도협착은 더 이상 후유장해 적용대상이 아니고 인공방광조성술에 따른 후유장해를 적용하여야 할 것으로 생각된다. 신경인성방광은 제출된 기록상 증거가 불명확하고 인공방광조성술을 시행한 상태에서는 후유장해의 판단기준이 될 수 없고 요도협착과 마찬가지로 인공방광조성술에 따른 후유장해를 함께 적용하여야 할 것으로 생각된다. 인공방광파열은 기 제출된 자료상 영구적 후유장해를 일으킬 지에 대해서는 판단이 어려우나 자연 치유나 수술적 교정을 기대할 수 있을 것으로 생각된다.

Q 17

남자 53세 : 제 검사상 배뇨장애와 발기부전은 외상후 스트레스장애, 우울 불안장애와 약물 부작용에서 비롯된 것으로 진단되었는데 여명기간 향추비 산정이 적정한지?

A. 심인성 장애가 해소되면 배뇨장애와 발기부전도 함께 해결될 수 있을 것이므로 신경인성방광과 발기부전을 평생 불치로 간주하여 치료비를 일괄 산정한 것은 속단일 수 있다고 생각된다.

Q 18

요도협착에 대해 동시에 시행한 내시경하 요도협착절개술과 요도확장술을 모두 인정할 수 있는지?

A. 내시경하 요도협착절개술과 요도확장술은 필요에 따라 각각 시행되므로 두 가지 시술이 각각 다른 날짜에 시행되었다면 각각 인정할 수 있지만, 1회 시술에 두 가지 수술을 모두 인정할 수는 없다.

Q 19

요도협착에 대한 향후치료비와 노동능력상실률(III-B-2 빈번한 확장술과 휴무를 요하는 것)이 중복하여 인정 가능한지 여부 및 당사의 배상학적 책임정도는?

A. 치료를 지속하여 장애가 개선된다면 장해율 산정에 고려되어야 할 사항이지만 요도협착에 대한 치료를 하더라도 요도협착이 계속 재발되고 배뇨장애가 있다면 치료를 지속적으로 해야 하므로 노동능력상실율과 치료비는 중복 인정되어야 하며, 전적으로 당사에 배상책임이 있다고 생각된다.

Q 20-1

남자 53세 : 발기부전에 대한 장애가 남게 될 경우, 치료가 전무후무한 상태에서 적용된 장해율 15%가 타당한지?

A. 발기부전에 대한 15% 장해(맥브라이드 음경 IV-B)는 치료를 하기 전에 적용되는 장해율이며, 치료를 받아(향후 치료비 발급) 성관계과 가능하게 되면 달리 판정하여야 한다.

Q 20-2

발기부전에 대한 향후치료비를 인정하였는데도 불구하고 발기부전의 장해를 계속 인정해야 하는지?

A. 발기부전에 대한 향후치료비를 인정한 경우에 치료후 성관계는 가능하게 되지만 성기능의 정상적인 회복을 의미하는 것은 아니므로 발기부전 치료비를 인정하더라도 발기부전의 장해는 별도로 인정하여야 한다. 그러나 인위적 발기이지만 성관계는 가능하게 되었으므로 치료전 장해율(15%)의 1/3인 5% 만을 인정하는 것이 적절한 것으로 생각된다.

Q 21-1

남자 24세 : 요역동학검사 소견상 요도괄약근 기능부전에 의한 진성 요실금(평상시 소변이 저절로 계속해서 새는 상태) 및 복압성 요실금(기침이나 웃을 때 복압이 상승하면 소변이 저절로 새는 상태)이 있어 방광에 소변이 충만될 수 없으므로 자가배뇨가 불가능한 상태로서 요실금에 대한 맥브라이드 장해등급표 요도 III-A-2를 적용한 장해율 55%의 적정성은?

A. 치료를 하지않고 현상태가 유지된다면 장해율 55%는 적정하다고 생각된다. 그러나 진성 요실금에 대해 인공요도괄약근 설치술을 시행하면 요실금은 소실된다. 인공요도괄약근 설치술을 시행하였을 경우의 장해율은 소실되었지만, 요실금은 배뇨시마다 인위적인 조작이 필요하고 기계적 고장시 인공괄약근의 교정/교체 수술이 필요하므로 55% 장해율의 1/3인 18%를 인정하는 것이 타당할 것으로 생각된다.

Q 21-2

인공요도괄약근의 수명은 영구적인지?

A. 인공요도괄약근은 요도의 위축, 미란 및 감염, 통증 등이 발생할 수 있으며 이로 인해 재수술 비율이 35~50%이며, 14~17%가 기구를 완전히 제거한 것으로 보고되었다. 그러므로 1회의 인공요도괄약근설치술로 요실금을 평생 해결할 수 있다고 이야기할 수 없다.

Q 22

남성 42세 : 발기부전치료를 위해 경구용 발기부전치료제, 발기유발제 자가주사치료에 효과가 부족하다고 음경보형물 삽입술을 여명기간 3회 수술하는 것으로 향후치료비에 산정한 것은 적정한 것이지?

A. 경구용 발기부전치료제에 효과가 부족하거나 효과가 있더라도 부작용이 심하여 복용할 수 없는 경우, 경구용 약물에 절대 금기증(관상동맥질환으로 질산염 제제를 복용 중인 환자)의 경우에는 2차적으로 발기유발제 자가주사요법을 시도할 수 있지만 자가주사요법에도 효과가 없거나 자가주사에 대한 공포감, 거부감으로 이용할 수 없는 경우에는 음경보형물삽입술을 이용하여야 한다. 음경보형물에는 굴곡형과 팽창성이 있으며 팽창성 보형물이 기능적으로 평상시와 발기시 모양이 자연에 가까우므로 굴곡형보다 권장되지만 기계적 고장 가능성이 있는 것이 단점이다. 세조각 팽창성 음경보형물의 기계적 고장률은 삽입 후 5년 이내에 5~15%이며, 10여년이 지나면 모두 고장나므로 향후치료비 산정시 교체 가능성을 염두에 두고 치료비를 산정하여야 하며, 이에 근거하여 여명기간 3회 수술하는 것으로 산정한 것은 적정하다고 생각된다.

Q 23

남자 71세 : 수상후 1,300여일 이상 입원치료 시행한 바, 치골골절과 요도파열 진단명으로 입원 및 수술치료 시행할 때 통상적인 입원기간 및 퇴원 후 통원치료기간은?

A. 치골골절을 동반한 요도파열에 대한 수술결과는 손상의 부위와 정도, 요도성형술을 포함한 일차 치료의 적절성, 환자의 나이, 동반질환, 요도의 건강상태 등 여러 가지 조건에 따라 매우 다양한 결과를 보이며, 수술 후 요실금 유무, 방광기능, 요로감염 등에 따라 입원기간 및 퇴원 후 통원치료 기간이 개개인에 따라 너무나 다를 수 있으므로 일률적으로 이야기할 수 없다. 그러나 일반적으로 요도협착에 대한 내시경하요도절개술이나 요도확장술의 시행빈도는 치료를 반복할수록 감소하며 다음 치료를 필요로 할 때까지의 기간도 길어진다. 그러나 내시경하요도절개술이나 요도확장술은 통상적으로 수일간의 입원치료후 통원치료가 가능하며 단순 요도확장술은 외래치료가 가능하므로 이들 치료를 수차례에 걸쳐 반복해서 실시하였더라도 1300여일 이상 계속해서 입원치료할 필요는 없었을 것으로 생각된다.

Q 24

남자 45세 : 2006년 4월 실시한 역행성 요도조영술 및 배설성 요로조영술에서도 경미한 요도협착의 소견을 보이고 있으며, 수술 후 약 4개월이 경과한 시점에서 실시한 요속검사에서 최고요속이 초당 29.3 mL(정상; 초당 20 mL 이상)로 정상소견을 보이고 있는데 요도협착에 대한 치료로 여명기간 동안 매년 2회 요도절개술을 받아야 하는 것으로 치료비를 추정한 것이 적정한지?

A. 적정치 않다고 생각되며, 요로감염에 대한 정기적 소변검사, 소변배양검사 및 약물치료를 위해 여명기간으로 향후치료비를 추정한 것도 근거가 부족하며 부적정하다고 판단된다.

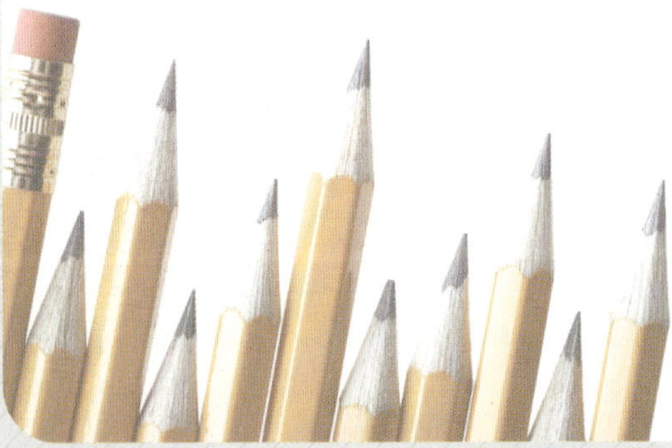

Q 25

만성 신부전환자의 향후치료비 추정을 일반인의 평균여명에 맞추어 환산한 것의 적정성은?

A. 만성 신부전환자는 일반인의 평균여명보다 짧으며, 임상증상이 전혀 없는 상태에서부터 투석치료나 신이식을 받지 않으면 생명을 유지할 수 없는 말기 신부전에 이르기까지 다양한 양상을 보이므로 개개인의 병기를 고려하여 여명기간을 산정하여야 한다(부록참조).

Q 26

CT 촬영상에서 신손상의 진단을 받은 후 15일, 1개월, 2개월 간격으로 추적 CT를 촬영한 것은 과잉 진료가 아닌지?

A. 신손상 후 추적검사를 위한 CT 촬영은 손상 후 2주에 경과를 확인하기 위하여 필요하지만, 합병증으로 감염에 의한 신농양이나 재출혈 등이 의심스러울 때에는 반복 추적 CT를 할 수 있다고 생각된다. 그러나 손상 2주 후 추적 CT에서 특별한 합병증의 소견이 없고 환자도 합병증 증상/증세를 보이지 않는데도 추적검사를 반복하였다면 과잉진료로 볼 수 있다.

참고문헌

1회 인용된 참고문헌은 인용될 때마다 본문에 직접 문헌을 소개하였으며, 아래 문헌은 본문에서 수차례 인용된 것만 수록하였다.

- 김세철. 남성 성기능장애의 진단과 치료, 일조각, 1995년
- 대한남성과학회 남성과학 2판, 군자출판사, 2010년
- 대한요실금배뇨장애학회. 배뇨장애와 요실금, 일조각, 2003년
- 대한비뇨기과학회. 비뇨기과학 4판, 일조각, 2007년
- 이경석. 신경계 장애중심 배상과 보상의 의학적 판단. 중앙문화사, 개정4판 2002년
- 이경석. 의료감정학 개요와 필요성, 개호와 여명 감정. 대한의료감정학회 제1차 추계 연수교육, 2003년 11월15일, 3~6쪽, 49~59쪽.
- 임광세. 배상의학의 기초. 중앙문화사 개정4판 2000년
- 자동차보험진료수가분쟁심의회. '맥브라이드 장해평가방법 가이드' 2008년 개정판
- Abrams P, Khoury S, Wein A. Incontinence, 1st International Consultation on Incontinence - June 28~July 1, 1998 - Monaco, Health Publication Ltd, 1999
- Bennett AH. Impotence, 1st ed. Philadelphia: WB Saunders, 1994
- Broghammer J, Wessells H. Acute Management of Bladder and Urethral Trauma. AUA Update Series Volume 27, Lesson 24, 2008
- Chapple C, Barbagli G, Jordan G, et al. Consensus statement on urethral trauma. BJU Int 2004;94:1195-1202
- Lynch TH, Martinez-Pineiro L, Plas E, Serahetinides E, Turkeri L, Santucci RA, et al. EAU guidelines on urological trauma. Eur Urol 2005;47:1-15
- McAninch JW. Genitourinary Trauma. Urol Clin N Am Volume 33, 2006
- Porst H, Buvat J, the Standards Committee of the International Society for Sexual Medicine. Standard Practice in Sexual Medicine, 1st ed. Malden: Blackwell Publishing, 2006

- Santucci RA, Wessells H, Bartsch G, et al. Evaluation and management of renal injuries: consensus statement of the renal trauma subcommittee. BJU Int 2004;94:937-54
- Tanagho EA, McAninch JW. Smith's General Urology, 18th ed. New York: Lange Medical Books/McGraw-Hill, 2009

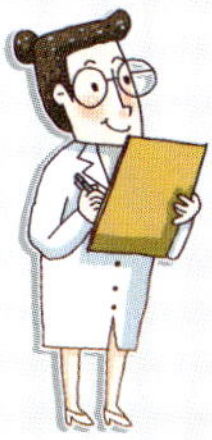

비뇨생식기능장애
배상과 보상의 의학적 판단

부록

1. 장기별 손상진단과 장애정도를 판정하기 위한 검사 항목

1) 장기별 손상

(1) 신손상

- **주 검 사** : ① 전산단층촬영술(CT) 및 CT 촬영후 배설성 요로조영상 한 장(one-shot Intravenous pyelography, IVP)
  ② 요검사, 연속적 혈색소 측정, 혈청 크레아티닌 측정
- **보조검사** : ① 초음파촬영술(Ultrasonography)
  ② 신동맥조영술(Renal arteriography)

(2) 요관손상

- **주 검 사** : ① 전산단층촬영술(CT) 및 CT 촬영후 배설성 요로조영상 한 장(one-shot Intravenous pyelography, IVP)
  ② 역행성 신우조영술(Retrograde pyelography, RGP)
- **보조검사** : ① 초음파촬영술

(3) 방광손상

- **주 검 사** : ① 역행성 방광조영술(Retrograde cystography)
- **보조검사** : ① 방광경검사

(4) 요도손상

- 주 검 사 : ① 역행성 요도조영술(Retrograde urethrography)
  ② 요도내시경; 여성의 경우

(5) 음경손상

- 주 검 사 : ① 음경 초음파촬영술
- 보조검사 : ① 역행성 요도조영술
  ② 음경해면체조영술(Cavernosography)

(6) 음낭 및 고환손상

- 주 검 사 : ① 음낭 초음파촬영술
- 보조검사 : ① 방사성 동위원소 주사법

2) 요도협착증

- 주 검 사 : ① 역행성 요도조영술
  ② 배뇨중 방광요도조영술(Voiding cystourethrography)
  ③ 요류검사(Uroflowmetry)
- 보조검사 : ① 내시경(요도경)검사
  ② 잔뇨 측정

3) 신경인성방광

- 주 검 사 : ① 요역동학검사(Urodynamic); 방광내압측정(Cystometry), 요도내압측정(Urethral pressure profilometry) 및 괄약

근 근전도검사, 요류측정(Uroflowmetry), 압력-요류 검사(Pressure-flow study), 잔뇨량 측정

보조검사 : ① 배설성 요로조영술
② 방광경검사
③ 배뇨중 방광요도조영술
④ 복부단순촬영술(KUB)
⑤ 초음파촬영술

4) 성기능(발기)장애

주 검 사 : ① 수면중 발기검사
② 시청각성자극 발기검사
③ 약물발기검사
④ 내분비검사; 혈중 테스토스테론과 프로락틴

보조검사 : ① 음경해면체동맥 복합초음파촬영술
② 역동학적 음경해면체내압측정술(Dynamic cavernosometry) 및 음경해면체조영술(Cavernosography)
③ 음부동맥조영술(Pudendal arteriography)
④ 음경진동각검사(Biothesiometry)
⑤ 구해면체근반사 잠복시간(Bulbocavernous reglex latency) 검사
⑥ 음부신경 체감각유발전위(Pudendal nerve somatosensory evoked potential) 검사
⑦ 방광내압측정술(Cystometry)
⑧ 뇌파검사(EEG)

2. 장해분류표에서 비뇨기과영역 후유장해 구분

(제정 : 보험업감독업무시행세칙 별표15, 표준약관)

1) 장해의 분류

장해의 분류	지급률
비뇨생식기 기능에 심한 장해를 남긴 때	75%
비뇨생식기 기능에 뚜렷한 장해를 남긴 때	50%
비뇨생식기 기능에 약간의 장해를 남긴 때	20%

2) 장해의 판단기준

(1) '비뇨생식기 기능에 심한 장해를 남긴 때' 라 함은 ① 신장의 장기이식을 한 경우, ② 장기이식을 하지 않고서는 생명유지가 불가능하여 혈액투석 등 의료처치를 평생토록 받아야 할 때, ③ 방광의 기능이 완전히 없어진 때

(2) '비뇨생식기 기능에 뚜렷한 장해를 남긴 때' 라 함은 ① 양쪽 고환을 모두 잃었을 때

(3) '비뇨생식기 기능에 약간의 장해를 남긴 때' 라 함은 ① 한쪽의 신장을 잘라내었을 때, ② 요도누공, 방광누공, 요관장문합이 남았을 때, ③ 방광용량이 50 cc 이하로 위축되었거나 요도협착으로 인공요도가 필요한 때, ④ 음경의 1/2 이상이 결손되어 성생활이 불가능한 때

(4) 비뇨생식기의 장해로 인하여 일상생활 기본동작에 제한이 있는 경우 '일상생활 기본동작(ADLs) 제한 장해평가표' 에 따라 장해를 평가하고 둘 중 높은 지급률을 적용한다.

(5) 장기간의 간병이 필요한 만성질환은 장해의 평가대상으로 인정하지 않는다.

3) 일상생활 기본동작(ADLs)제한 장해평가표 (비뇨생식기 관련)

(1) 배설을 돕기 위해 설치한 의료장치나 외과적 시술물을 사용함에 있어 타인의 계속적인 도움이 필요한 상태(20%)

(2) 화장실에 가서 변기 위에 앉는 일(요강을 사용하는 일 포함)과 소변 후에 화장지로 닦고 옷을 입는 일에 다른 사람의 계속적인 도움이 필요한 상태(15%)

(3) 배뇨는 독립적으로 가능하나 소변 후 뒤처리에 있어 다른 사람의 도움이 필요한 상태(10%)

(4) 빈번하고 불규칙한 배변으로 인해 2시간 이상 계속되는 업무(운전, 작업, 교육 등)를 수행하는 것이 어려운 상태(5%)

3-1. 비뇨기과 영역의 상해의 구분

(자동차손해배상보장법 시행령 별표1)

급	항	상해 내용
2	4	내부장기 파열과 골반골 골절이 동반된 상해 또는 골반골 골절과 요도 파열이 동반된 상해
3	11	복부 내장 파열로 수술이 불가피한 상해 또는 복강내 출혈로 수술한 상해
	16	요도 파열로 요도성형술을 시행한 상해
12	1	8일 이상 14일 이하의 입원을 필요로 하는 상해
	2	15일 이상 26일 이하의 통원을 필요로 하는 상해
13	1	4일 이상 7일 이하의 입원을 필요로 하는 상해
	2	8일 이상 14일 이하의 통원을 필요로 하는 상해
14	1	3일 이하의 입원을 필요로 하는 상해
	2	7일 이하의 통원을 필요로 하는 상해

- 2급부터 11급까지의 상해 내용 중 2가지 이상의 상해가 중복된 경우에는 가장높은 등급에 해당하는 상해로부터 하위 3등급(예: 상해내용이 주로 2급에 해당하는 경우에는 5급까지) 사이의 상해가 중복된 경우에만 가장 높은 상해 내용의 등급보다 한 등급 높은 금액으로 배상한다.

3-2. 비뇨기과 영역의 후유장애의 구분

(자동차손해배상보장법 시행령 별표2)

1) 흉복부 장기의 기능장해

급	항	신체장애 내용
1	4	흉복부 장기의 기능에 뚜렷한 장해가 남아 항상 보호를 받아야 하는 사람
2	6	흉복부 장기의 기능에 뚜렷한 장해가 남아 수시로 보호를 받아야 하는 사람
3	4	흉복부 장기의 기능에 뚜렷한 장해가 남아 일생 동안 노무에 종사할 수 없는 사람
5	8	흉복부 장기의 기능에 뚜렷한 장해가 남아 특별히 손쉬운 노무 외에는 종사할 수 없는 사람
7	5	흉복부 장기의 기능에 장해가 남아 손쉬운 노무 외에는 종사할 수 없는 사람
8	11	한쪽의 신장을 잃은 사람
9	16	흉복부 장기의 기능에 장해가 남아 노무가 상당한 정도로 제한된 사람
11	10	흉복부 장기의 기능에 장해가 남은 사람
12	12	국부에 뚜렷한 신경증상이 남은 사람
14	10	국부에 신경증상이 남은 사람

- '흉복부장기' 라 함은 심장, 폐, 늑막, 횡경막, 위, **신장**, 비장, 간, 소장, 대장 등 내부장기와 **외부생식기**를 말한다.
- 신체장애가 둘 이상 있는 경우에는 중한 신체장애에 해당하는 장애등급보다 한 등급 높은 금액으로 배상한다.

4. 맥브라이드장해평가법 가이드 - 비뇨생식기계의 손상과 질환 - (자동차보험 진료수가분쟁심의회, 2008)

1) 신장

- **I-A** : 일측 신장 제거시 생리학적으로는 장해가 없으나 안전장치가 없기 때문에 잠재적인 신체장해를 가지고 있다고 볼 수 있으며, 이에 미국의사협회(AMA) 신체장해율에서는 전신 장해율을 10%로 인정하고 있다. 따라서 현대의학의 수준을 고려하여 장해율을 감산 적용할 필요성이 있으며, 전신 장해율이 10%인 경우 맥브라이드 비뇨생식기계에서는 옥내, 옥외 공히 15%의 장해를 적용한다.
- **I-B** : 타측 신장은 정상이면서 일측 신장 상실시(I-A) 15%의 장해를 인정한다면 타측 신장 기능이 저하된 상태에서 일측 신장 상실시에는 타측 신장기능의 저하 정도에 따라 생명에도 직결되는 문제이므로

  I-B-1 : 권장 장해율 15~30% : 크레아틴 청소율이 75~90 L/24 hr 일 때

  I-B-2 : 권장 장해율 31~50% : 크레아틴 청소율이 60~75 L/24 hr 일 때

  I-B-3 : 권장 장해율 51~70% : 크레아틴 청소율이 40~60 L/24 hr 일 때

  I-B-4 : 권장 장해율 71% 이상 : 크레아틴 청소율이 40 L/24 hr 미만일 때

2) 방광

- **II-A** : 신경인성방광의 경우 적용 가능하나 그 정도에 따라 A-2 ~ A-4 항목을 적용한다. 신경인성방광은 신경손상의 정도에 따라 수상 후 2~3년 경과시 자연 회복될 수 있는 가능성을 배제할 수 없으므로 수상 후 3년 정도 경과한 시점에서 정밀검사 후 장해를 평가한다. 단, 부득이하여 현시점에서 장해를 평가해야 할 경우에는 장해기간을 한시(2~3년)적으로 명시한 후 추후 재평가를 요한다고 평가함을 권유한다.
- **II-A-4** : 이완성 신경인성방광 등으로 자가배뇨가 불능이고 일류성 요실금이 있어 요도에 유치카테터(Foley catheter)를 착용하거나, 반사성 신경인성방광으로 절박성 요실금이 있거나 요도괄약근 손상으로 진성 요실금이 있어 '기스모' 등을 착용하여야 하는 경우에 적용한다.
- **II-C** : 방광파열의 예후는 대체로 양호하며, 방광의 기능부전이 남은 경우는 장해평가 대상이 될 수 있으나, 이 경우 요역동학검사 중에서 방광내압 및 방광용적을 측정하여 이상 여부를 확인하여야 한다. 구축이나 섬유증식증이란 배뇨근의 불수의적 수축에 의한 방광용적의 기능적 감소를 의미하는 것이 아니고 방광용적의 해부학적 감소를 뜻한다.

3) 요도

- **III** : 장해평가 이전에 요도손상의 부위(부위에 따라 예후에 차이가 있음)와 적정 치료 여부, 재협착 여부 및 빈도 등을 상세하게 확인하여야 한다.
- **II-A** : 막양부 요도가 파열되어 전립선과 방광이 비뇨생식격막으로부터 분리되었을 경우에 적용한다.
- **II-A-1** : 조기의 외과적 처치, 간헐적인 확장술을 요하는 중등도의 협착

이란 치골상부방광루를 설치하고 3개월 정도 기다린 후 실시한 역행성 요도조영술에서 간헐적인 확장술을 요하는 중등도의 협착을 의미한다.

- **II-A-2** : 요도손상 후 치골상부방광루를 설치하고 3개월 경과하여 발생한 요도협착에 대해 요도성형술을 시행하였으나 수술 후 복압성 또는 진성 요실금이 초래된 경우를 의미한다. 요실금으로 장구착용을 요하는 신경인성방광보다 장해가 더 심하므로 장해율을 그대로 인정할 것을 권유함. 3개월 후 요도성형술을 시행하였으며 요실금은 동반되지 않았으나 심한 요도협착이 있어 요도절개술이나 간헐적인 요도확장술을 요하는 경우는 B-2에 준용할 수 있을 것이다.

4) 음경

- **IV-B** : 손상부위 및 손상의 정도에 따라 디르나 완전 회복이든 불완전 회복이든 회복은 3년 이내에 이루어짐에 유의한다. 연령에 따른 통계적인 성교횟수를 고려하여 향후 치료비(경구 약물, 자가주사용 약물 처방 시)를 추정하고, 향후 치료비(경구 약물, 자가주사용 약물, 음경보형물 삽입 등) 추정시 치료비를 인정할 경우 성관계는 가능하게 되므로 후유장해는 감산적용(법원 신체감정시 IV-B의 1/3 적용)을 권유한다. 음경보형물 삽입술 시 정상적인 성생활을 유지할 수 있다면 노동능력상실은 없다고 할 수 있으나, 이 경우 정신과적인 문제(음경보형물의 고장이나 합병증에 대한 불안, 성욕의 감소 등)는 고려될 수 있을 것임. 또한 발기부전의 경우 연령, 당뇨, 고혈압, 고지혈증, 흡연, 동맥경화증, 심혈관계 질환 등이 주요 위험인자이며, 특히 나이가 중요한 요소임을 고려하여 평가함이 필요하다.

5. 장애인복지법에서의 비뇨기과영역 장애등급표

(장애인복지법 시행령 제2조, 별표1)

1) 신장장애인

- **제2급** : 만성신부전증으로 인하여 3개월 이상 혈액투석이나 복막투석을 받고 있는 사람
- **제5급** : 신장이식을 받은 사람

2) 장루장애인 및 요루장애인

장애진단을 하는 전문의(요루는 비뇨기과전문의)는 원인질환 등에 관하여 충분히 치료한 후에도 장애가 고착(복원수술이 가능한 경우 1년 이상 경과)되었음을 장루조성술 시의 수술기록지, 병리소견서, 진단서, 진료기록 등으로 확인하여야 한다(필요시 환자에게 타병원 진료기록 등을 제출하게 한다).

- **제2급**

1호 요루와 함께 회장루나 상행 또는 횡행 결장루를 가지고 있고, 그 중 하나 이상의 장루(요루를 포함함. 이하 같음)가 현저히 변형되거나 장루 주변의 피부가 현저히 헐은 사람

2호 고도의 배뇨장애와 함께 회장루나 상행 또는 횡행 결장루를 가지고 있고, 그 중 하나 이상의 장루가 현저히 변형되거나 장루 주변의 피부가 현저히 헐은 사람

3호 장루나 요루를 가지고 있고, 공장, 회장, 상행 또는 횡행 결장이 방사선 등에 의하여 손상되어 장루 구멍에서 장 내용물이 지속적으

로 흘러나와 수술 등으로 치유될 가능성이 없으며, 구멍 주변의 피부가 현저히 헐은 사람

• **제3급**

1호 요루와 함께 회장루나 상행 또는 횡행 결장루를 가지고 있는 사람

2호 요루와 함께 하행 또는 에스 결장루를 가지고 있고, 그 중 하나 이상의 장루가 현저히 변형되거나 장루 주변의 피부가 현저히 헐은 사람

3호 회장루나 상행 또는 횡행 결장루를 가지고 있고 고도의 배뇨기능장애가 있는 사람

4호 장루나 요루를 가지고 있고, 공장, 회장, 상행 또는 횡행 결장이 방사선 등에 의하여 손상되어 장루 외의 구멍에서 장 내용물이 대부분 흘러나오며 수술 등으로도 치유될 가능성이 없는 사람

• **제4급**

1호 요루를 가진 사람

2호 회장루나 상행 또는 횡행 결장루를 가진 사람

3호 하행 또는 에스 결장루를 가지고 있으면서 배뇨기능장애가 있는 경우 또는 그 중 하나 이상의 장루가 변형되었거나 장루 주변의 피부가 헐어서 장루보조용품을 1일 1회 이상 교체하여야 하거나 장세척을 하여야 하는 사람

4호 장루나 요루를 가지고 있고, 하행 또는 에스 결장이 방사선 등에 의하여 손상되어 장루외의 구멍에서 장 내용물이 지속적으로 흘러나오며 수술 등으로도 치유될 가능성이 없는 사람

- **제5급**

하행 또는 에스 결장루를 가지고 있는 사람

3) 중복된 장애의 합산판정

가. 같은 등급에 둘 이상의 중복장애가 있는 경우에는 1등급 위의 등급으로 한다.

나. 서로 다른 등급에 둘 이상의 중복장애가 있는 경우에는 의료기관의 전문의가 장애의 정도를 고려하여 보건복지부장관이 정하는 바에 따라 주된 장애등급보다 1등급 위의 등급으로 조정할 수 있다.

표 1 중복장애 합산시 장애등급 상향조정표

	1급	2급	3급	4급	5급	6급
1급	1급	1급	1급	1급	1급	1급
2급	1급	1급	1급	1급	2급	2급
3급	1급	1급	2급	2급	3급	3급
4급	1급	1급	2급	3급	3급	4급
5급	1급	2급	3급	3급	4급	4급
6급	1급	2급	3급	4급	4급	5급

6-1. 기대여명

표 2 일반인의 기대여명표(2008년 기준)

나이	전체(년)	남자(년)	여자(년)	사망률(전체)	사망률(남자)	사망률(여자)
0세	80.08	76.54	83.29	0.00382	0.00397	0.00365
1세	79.38	75.84	82.59	0.00036	0.00041	0.00031
2세	78.41	74.88	81.62	0.00027	0.00031	0.00023
3세	77.43	73.98	0.64	0.00021	0.00023	0.00018
4세	76.45	72.92	79.65	0.00017	0.00018	0.00015
5세	75.46	71.93	78.66	0.00015	0.00016	0.00014
6세	74.47	70.94	77.67	0.00014	0.00015	0.00014
7세	73.48	69.95	76.68	0.00014	0.00015	0.00013
8세	72.49	68.96	75.69	0.00013	0.00014	0.00011
9세	71.5	67.97	74.7	0.00011	0.00013	0.00009
10세	70.51	66.98	73.71	0.0001	0.00012	0.00008
11세	69.52	65.99	72.71	0.00011	0.00012	0.00009
12세	68.53	65	71.72	0.00012	0.00013	0.0001
13세	67.53	64	70.73	0.00014	0.00015	0.00013
14세	66.54	63.01	69.74	0.00017	0.00019	0.00016
15세	65.55	62.02	68.75	0.00022	0.00026	0.00017
16세	64.57	61.04	67.76	0.00027	0.00034	0.00019
17세	63.59	60.06	66.77	0.00031	0.00042	0.00019
18세	62.61	59.09	65.78	0.00034	0.00046	0.00021
19세	61.635	8.11	64.8	0.00036	0.00047	0.00024
20세	60.65	57.14	63.81	0.00038	0.00047	0.00028
21세	59.67	56.17	62.83	0.00043	0.00051	0.00034
22세	58.7	55.19	61.85	0.00048	0.00057	0.00038
23세	57.72	54.23	60.88	0.00053	0.00063	0.00042

일반인의 기대여명표(계속)

나이	전체(년)	남자(년)	여자(년)	사망률(전체)	사망률(남자)	사망률(여자)
24세	56.75	53.26	59.9	0.00056	0.00067	0.00045
25세	55.79	52.29	58.93	0.00059	0.0007	0.00047
26세	54.82	51.33	57.96	0.00061	0.00073	0.00048
27세	53.85	50.37	56.98	0.00063	0.00077	0.00049
28세	52.89	49.41	56.01	0.00064	0.00077	0.00049
29세	51.92	48.44	55.04	0.00063	0.00076	0.0005
30세	50.95	47.48	54.06	0.00063	0.00073	0.00052
31세	49.98	46.52	53.09	0.00064	0.00073	0.00055
32세	49.02	45.55	52.12	0.00067	0.00078	0.00056
33세	48.05	44.58	51.15	0.00073	0.00088	0.00057
34세	47.08	43.62	50.18	0.00079	0.001	0.00058
35세	46.12	42.67	49.21	0.00086	0.00111	0.00061
36세	45.16	41.71	48.24	0.00093	0.00121	0.00064
37세	44.2	40.76	47.27	0.001	0.00132	0.00068
38세	43.24	39.82	46.3	0.00109	0.00144	0.00073
39세	42.29	38.87	45.33	0.0012	0.00159	0.00079
40세	41.34	37.93	44.37	0.00132	0.00176	0.00085
41세	40.4	37	43.41	0.00145	0.00196	0.0009
42세	39.45	36.07	42.44	0.00159	0.0022	0.00096
43세	38.52	35.15	41.49	0.00175	0.00244	0.00102
44세	37.58	34.24	40.53	0.00192	0.0027	0.0011
45세	36.65	33.33	39.57	0.0021	0.00298	0.00118
46세	35.73	32.42	38.62	0.00231	0.0033	0.00126
47세	34.81	31.53	37.67	0.00251	0.00365	0.00135
48세	33.9	30.64	36.72	0.00273	0.004	0.00145
49세	32.99	29.77	35.77	0.00295	0.00432	0.00156
50세	32.08	28.89	34.82	0.00317	0.00463	0.00168

나이	전체(년)	남자(년)	여자(년)	사망률(전체)	사망률(남자)	사망률(여자)
51세	31.18	28.02	33.88	0.0034	0.00496	0.0018
52세	30.29	27.16	32.94	0.00364	0.00536	0.0019
53세	29.4	26.31	32	0.0039	0.00582	0.00202
54세	28.51	25.46	31.07	0.00421	0.00633	0.00216
55세	27.63	24.62	30.13	0.0046	0.00689	0.00234
56세	26.76	23.78	29.2	0.00501	0.00749	0.00255
57세	25.89	22.96	28.28	0.00543	0.00807	0.00277
58세	25.03	22.14	27.35	0.00588	0.00867	0.00303
59세	24.17	21.33	26.43	0.00631	0.00927	0.00331
60세	23.32	20.53	25.52	0.00674	0.0099	0.00359
61세	22.48	19.73	24.61	0.00719	0.0106	0.00389
62세	21.64	18.93	23.71	0.00767	0.01141	0.00422
63세	20.8	18.14	22.8	0.00833	0.01245	0.00464
64세	19.97	17.37	21.91	0.0092	0.0138	0.00516
65세	19.15	16.6	21.02	0.0103	0.01543	0.0058
66세	18.34	15.86	20.14	0.01151	0.01725	0.00653
67세	17.55	15.12	19.27	0.01276	0.01911	0.00737
68세	16.77	14.41	18.41	0.01411	0.02113	0.00832
69세	16	13.71	17.56	0.01565	0.02336	0.00945
70세	15.25	13.03	16.72	0.01757	0.02606	0.01081
71세	14.52	12.36	15.9	0.0198	0.02919	0.01243
72세	13.8	11.72	15.09	0.02215	0.03253	0.01425
73세	13.1	11.09	14.3	0.0246	0.03598	0.01632
74세	12.42	10.49	13.53	0.0271	0.03952	0.01853
75세	11.75	9.9	12.78	0.02988	0.04338	0.02111
76세	11.1	9.33	12.04	0.03324	0.04797	0.02426
77세	10.46	8.77	11.33	0.03738	0.05335	0.02811

일반인의 기대여명표(계속)

나이	전체(년)	남자(년)	여자(년)	사망률(전체)	사망률(남자)	사망률(여자)
78세	9.85	8.24	10.64	0.04214	0.05989	0.03251
79세	9.26	7.73	9.98	0.0475	0.06755	0.0374
80세	8.69	7.26	9.35	0.05356	0.07617	0.04288
81세	8.16	6.81	8.75	0.05996	0.08463	0.04888
82세	7.65	6.4	8.17	0.06717	0.09311	0.0558
83세	7.16	6	7.62	0.07564	0.10224	0.06407
84세	6.71	5.63	7.11	0.08522	0.1126	0.07336
85세	6.29	5.28	6.64	0.09467	0.1237	0.0827
86세	5.89	4.95	6.19	0.10479	0.13542	0.09285
87세	5.52	4.65	5.77	0.11555	0.14773	0.1038
88세	5.18	4.37	5.38	0.12695	0.16058	0.11557
89세	4.86	4.11	5.02	0.13896	0.17394	0.12814
90세	4.56	3.87	4.68	0.15155	0.18774	0.14149
91세	4.29	3.65	4.37	0.16467	0.20191	0.15558
92세	4.03	3.45	4.09	0.17827	0.21639	0.17036
93세	3.8	3.26	3.82	0.19227	0.23108	0.18578
94세	3.58	3.09	3.58	0.20661	0.2459	0.20175
95세	3.39	2.93	3.36	0.22121	0.26074	0.21819
96세	3.21	2.79	3.16	0.23596	0.2755	0.235
97세	3.04	2.66	2.97	0.25077	0.29007	0.25204
98세	2.89	2.55	2.8	0.26553	0.30432	0.26921
99세	2.76	2.44	2.65	0.28012	0.31814	0.28635
100세이상	2.63	2.35	2.52	1	1	1

6-2. 두부외상환자의 여명

두부손상의 후유장애는 기질성과 비기질성으로 대별하며, 기질성 후유증에는 뇌신경손상 후유증, 기질성 뇌증후군, 외상성 간질이 포함되고, 비기질성으로는 외상후 스트레스장애가 대표적인 후유증이다. 일반적으로 뇌신경장애나 비기질성 후유증은 여명에는 큰 영향이 없다. 그러나 기질성 뇌증후군이 있을 때는 여명에 큰 영향을 주리라고 보며, 실제로 이를 관례적으로 인정하고 있다. 그러나 여명단축의 정도를 객관적으로 판단할 근거가 거의 없기 때문에 개인에 따른 차이가 클 수 있다는 점이 큰 문제점이다. 흔히 이용되고 있는 두부외상 장애인 여명비율을 소개하면 표 3-1, 3-2와 같다.

표 3-1 거동(mobility)에 따른 두부외상 장애인의 여명(Strauss 등, 1998)

나이	거동불가	여명비율	거동나쁨	여명비율	거동좋음	여명비율	정상일반인
15	14.9	25.6%	34.2	58.7%	54.8	94.0%	59.3
20	14.4	26.8%	32.3	60.1%	51.0	95.0%	53.7
25	14.1	28.7%	30.4	61.9%	47.1	95.9%	49.1
30	13.0	29.2%	27.9	62.7%	43.0	96.6%	44.5
35	12.5	31.3%	25.7	64.3%	39.0	97.5%	40.0
40	11.3	31.8%	23.0	64.8%	34.8	98.0%	35.5
45	11.3	35.7%	20.8	66.9%	30.8	99.0%	31.1
50	10.0	37.3%	17.9	66.8%	26.5	98.9%	26.8
평균		30.8%		63.3%		96.9%	

표 3-2 두부외상 후유장애인의 정상인의 여명에 대한 여명비율*(Strauss 등, 1998)

장애정도	참고사항	여명비율
식물상태	만7세 미만	10-20%
	만7세 이상	15-25%
거동불가한 중증장애	밥먹기, 손쓰기, 몸굴리기, 지능 모두 나쁨	20-30%
	4중 3가지가 나쁨	25-35%
	4중 2가지가 나쁨	30-40%
	4중 1가지가 나쁨	35-45%
	모두 좋음	40-50%
거동가능한 중증장애	밥먹기, 손쓰기, 지능, 몸씻기, 용변가리기, 옷입기중 5-6가지 나쁨	45-55%
	6중 3-4가지 나쁨	50-60%
	6중 1-2가지 나쁨	55-65%
	모두 좋음	60-70%
외상성간질	1년에 6회 이상 발작 있음	65-75%
	1년에 4-5회 발작 있음	70-80%
	1년에 2-3회 발작 있음	75-85%
	1년에 1회정도 발작 있음	80-90%
	1년 이상 발작 없음	85-95%
중등도장애	우울증 또는 자살 가능성	90-100%

※ 여명비율=(장애인의 여명) / (정상인의 여명) X 100

6-3. 척수손상환자의 여명

척수손상환자의 기대여명이 일반인의 기대여명보다 짧은 이유는 생명에 위험을 줄 수 있는 합병증에 걸릴 위험이 큰 것은 물론, 고혈압, 당뇨병, 간질환, 심장질환, 뇌혈관질환 등의 유병률도 일반 정상인보다 적게는 1.6배

많게는 10.3배나 높기 때문이다.

척수손상환자의 생존곡선은 3단계가 있으며, 1단계는 다친 뒤 1주~1개월 사이로 사망률이 매우 높은 시기, 2단계는 3~6개월 사이로 사망률이 비교적 낮은 시기, 3단계는 3~6개월 이후로 일반인의 여명과 비슷해지는 시기로 척수손상에 의한 신경인성방광 환자에 대한 여명을 추정해야 하는 경우는 거의 모두 3단계에 해당할 것이다.

척수손상환자의 예후에 영향을 주는 요소에는 여러 가지가 있지만, 손상의 정도 즉 척수마비의 정도(완전, 불완전)와 손상부위(사지마비, 하반신마비)가 가장 큰 영향을 미치며, 성별과 나이에 따라서도 예후가 다르다.

1980년 이후 발표된 척수손상 장애인의 여명에 대한 문헌과 그 동안 발표했던 여러 자료들을 재검토하여 만든 '최신 개정판' 이라고 할 수 있는 척수손상 후유장애인의 일반인의 여명에 대한 여명비율을 소개하면 표 4-1, 4-2와 같다.

표 4-1 척추손상 후유장애인의 일반인의 여명에 대한 여명비율*(이경석, 2002)

마비정도	완 전			불완전	
나이	사지,호흡기의존	사지,자발호흡	하반신	사지	하반신
0-20세	27-37%	61-71%	78-88%	81-91%	92-100%
21-40세	24-34%	55-65%	71-81%	76-86%	91-100%
41-60세	22-32%	50-60%	63-73%	69-79%	89-99%
61세 이상	22-32%	36-46%	37-47%	64-74%	88-98%

※ 여명비율=(장애인의 여명) / (정상인의 여명) X 100: 이 비율은 수상후 1년 생존자를 기준으로한 비율이며, 6개월 생존자 또는 18개월 이상 생존자는 본문을 참조하여 조정한다.

표 4-2 척추손상 후유장애인의 일반인의 여명에 대한 여명비율(이경석, 1996)

장애정도		참고사항	여명비율
완 전	사지, 호흡기의존	호흡기 합병증, 요로감염, 욕창, 혈전증 여부	10-30%
	사지, 자발호흡	호흡기 합병증, 요로감염, 욕창, 혈전증 여부	30-50%
	하반신	요로감염, 욕창, 혈전증 여부	50-70%
불완전	사지	요로감염, 보행, 손쓰기	70-90%
	하반신	요로감염, 보행 여부	90-100%

6-4. 신부전환자의 여명

미국신장데이터시스템에서 발표한 신부전환자의 여명을 일반인의 여명과 비교하면 표 5와 같다.

7. 요실금 발생빈도

송호정 등이 서울, 경기, 강원, 충청, 영남, 호남, 제주의 6개 지역에 거주하는 30세~89세 여성들의 요실금 유병상태 및 요실금 요인을 설문조사한 주요 결과를 소개하면 다음과 같다*(참고문헌; 대한배뇨장애 및 요실금학회지 2001;5:24-28)*.

1. 최근 1년 동안 1개월에 1회 이상 요누출을 경험한 요실금 유병률은 55.7%였으며, 연령에 따른 요실금 유병률은 50대가 71.0%로 가장 높았다. 요실금의 유형은 복압성 요실금 60.8%, 혼합형 요실금(복압성 + 절박성) 38.2%, 절박성 요실금 1.0%의 순이었고, 요실금 중증도는 경

증 64.3%, 중등도 21.8%, 고도 13.9%로 나타났다.

2. 요실금 발생위험인자로는 하복부 방사선치료(Odd Ratio 3.05), 자궁절제술(OR 2.42), 음주(OR 1.43) 등이었다. 한국 여성과 외국 여성 및 외국 남성의 요실금 발생 빈도를 요약하면 표 6, 7, 8과 같다.

표 5 미국의 일반인(2004년)과 투석 및 신이식 환자(2006년)의 연령별, 성별별, 인종별 기대여명

나이	일반인									신부전환자					
	전인종			백인			흑인			투석			신이식		
	전체	남자	여자	전체	남자	여자	전체	남자	여자	전체	남자	여자	전체	남자	여자
0-14	71.4	68.8	73.9	71.8	69.2	74.3	67.2	63.7	70.3	19.8	20.2	19.4	53.3	52.8	54.1
15-19	61.6	59.1	64.1	62.0	59.5	64.4	57.5	54.0	60.6	16.8	17.7	15.9	41.5	41.0	42.3
20-24	56.9	54.4	59.2	57.2	54.8	59.5	52.7	49.4	55.7	14.5	15.3	13.6	37.8	37.3	38.6
25-29	52.1	49.7	54.4	52.5	50.1	54.7	48.1	44.9	50.9	12.8	13.4	12.1	34.5	34.0	35.3
30-34	47.4	45.1	49.5	47.7	45.4	49.8	43.5	40.5	46.2	11.1	11.5	10.7	30.7	30.2	31.7
35-39	42.7	40.4	44.7	42.9	40.7	45.0	39.0	36.0	41.5	9.6	9.9	9.3	27.1	26.5	28.2
40-44	38.0	35.8	40.0	38.3	36.1	40.2	34.5	31.6	37.0	8.3	8.4	8.1	23.7	23.1	24.8
45-49	33.5	31.4	35.4	33.7	31.7	35.6	30.3	27.5	32.6	7.2	7.2	7.1	20.5	19.9	21.7
50-54	29.2	27.2	30.9	29.3	27.4	31.1	26.3	23.7	28.5	6.3	6.3	6.2	17.6	17.0	18.8
55-59	25.0	23.1	26.5	25.1	23.3	26.6	22.6	20.1	24.5	5.4	5.4	5.4	15.1	14.4	16.2
60-64	21.0	19.3	22.4	21.0	19.4	22.4	19.1	16.9	20.7	4.6	4.6	4.7	12.7	12.1	13.8
65-69	17.2	15.7	18.5	17.3	15.8	18.5	15.9	14.0	17.2	3.9	3.9	4.0	10.6	10.0	11.7
70-74	13.8	12.5	14.8	13.8	12.5	14.8	13.0	11.4	14.0	3.3	3.2	3.4	8.9	8.3	9.9
75-79	10.8	9.7	11.5	10.7	9.6	11.5	10.4	9.1	11.2	2.8	2.7	2.8	7.4	6.8	8.4
80-84	8.2	7.3	8.7	8.1	7.2	8.6	8.3	7.3	8.7	2.3	2.3	2.4			
85+	4.4	3.9	4.6	4.3	3.8	4.5	5.0	4.4	5.1	1.9	1.8	2.0			
Overall*	25.3	23.6	26.7	25.4	23.7	26.8	23.2	21.0	24.9	5.8	5.8	5.7	16.1	15.5	17.2

표 6 한국여성의 연령별 요실금 발생 빈도(송호정 등, 2001)

	30-39	40-49	50-59	60-69	70-79	전체평균
유병률	38.2	53.9	71.1	64.3	59.0	55.7

(n=2,183)

표 7 외국 여성의 연령별 요실금 발생 빈도

발표자(발표연도)	연령	유병률(%)
Yarnell (1981)	17-34	27
	35-64	49
	65-74	43
	≥75	59
Holst (1988)	18-24	3
	25-34	29
	35-44	29
	45-54	25
	55-64	18
	65-74	25
	≥75	14
Sandvik (1993)	20-29	20
	30-39	25
	40-49	33
	50-59	38
	60-69	30
	70-79	31
	≥80	34
Holtedahl (1998)	50-54	43
	55-59	55
	60-64	45
	65-69	39
	70-74	56

표 8 외국 남성의 연령별 요실금 발생 빈도

발표자(발표연도)	연령	유병률(%)
Thomas (1980)	45-54	5
	55-64	9
	65-74	5
	≥75	18
Malmsten (1997)	45	4
	50	4
	60	5
	70	7
	75	10
	80	20
	≥90	28
Schulman (1997)	45-49	?
	50-54	5
	60-64	6
	≥70	14

8. 한국인의 성관계 빈도

1) 성태도 및 성행동에 대한 범세계적 연구

(참고문헌; Global Study on Sexual Attitude and Behavior, 2002)

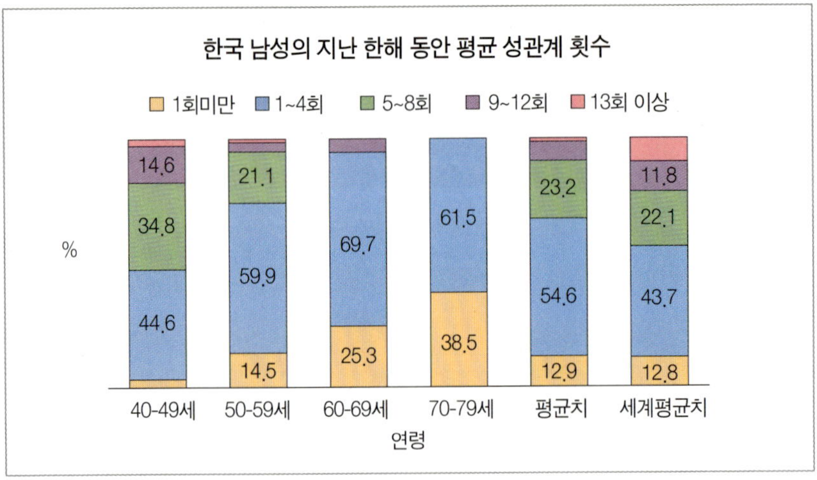

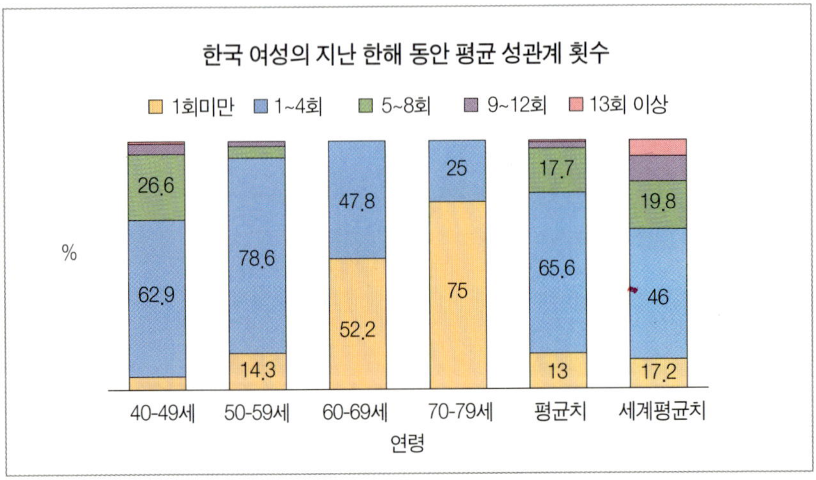

2-1) 한국 기혼 여성의 연령별 지난 6개월 간 성관계 횟수

(참고문헌; 이미정. 2004년 정보통신정책연구원 발행)

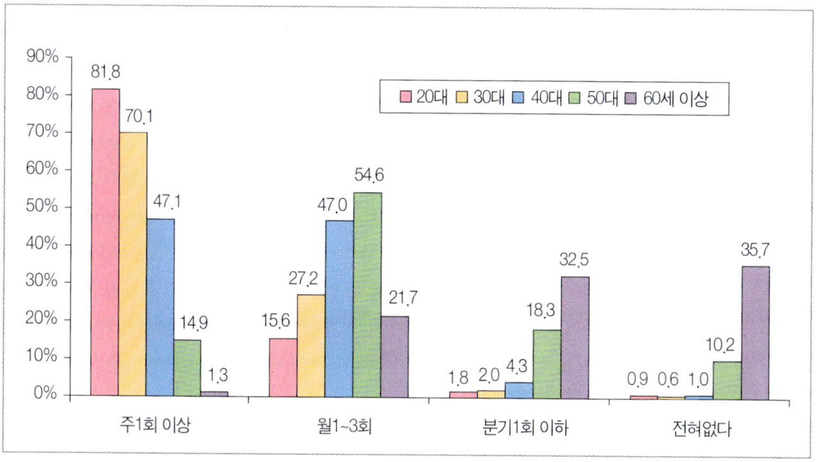

2-2) 한국 기혼 남성의 연령별 지난 6개월 간 성관계 횟수

(참고문헌; 이미정. 2004년 정보통신정책연구원 발행)

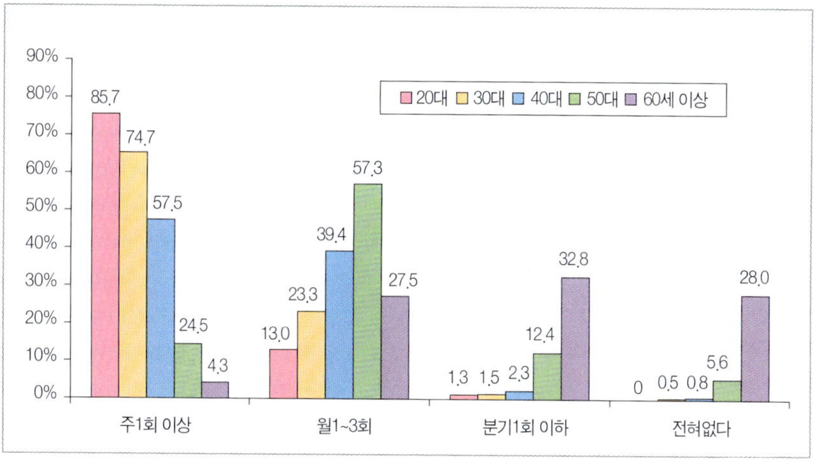

9. 연령에 따른 발기부전 유병률

표 9 국제발기능지수(IIEF) 설문지에 근거한 한국 남성의 발기부전 유병률

연구자	연구대상	유병률
김태효 등(1998)	855명(정읍)	30대:14.3%
		40대:26.2%
		50대:37.2%
		60대:69.2%
		70대:83.3%
류수방 등(2001)	255명(전남 농촌지역)	30대:46%
		40대:60%
		50대:74%
		60세 이상:85%
손환철 등(2002)	2,712명(서울지역)	40대:76.6% (7.3%*)
		50대:87.5% (10.0%*)
		60대:96.8% (23.9%*)
		70대:99.1% (34.1%*)

*설문지에 근거하지 않고 스스로 발기 장애가 있다고 이야기한 사람
김태효 등. 대한남성과학회지, 1998;16:87-91
류수방 등. 대한남성과학회지, 2001;19:125-131
손환철 등. 대한비뇨기과학회지, 2002;43:52-61

10. 성기능장애를 일으킬 수 있는 약물

표 10 성기능장애를 일으킬 수 있는 약물

약 제	성욕	발기	사정	약 제	성욕	발기	사정
알파-아드레날린성				교감신경차단제			
작용제				Alpha-methyldopa	-	-	-
α_1				Bethanidine		-	-
Ephedrine			+	Debrisoquine			-
Phenylpropanolamine			+	Guanethidine	-	-	-
Pseudoephedrine			+	Guanadrel	-	-	-
α_2				Methyldopa	-	-	-
Clonidine	-	-		Reserpine	-	-	-
길항제				이뇨제			
α_1				Acetazolamide	-	-	
Phentolamine			-	Amiloride	-	-	
Phenoxybenzamine			-	Bendroflumethiazide		-	
Prazocin		-/P	-	Chlorthalidone	-	-	
α_2				Dichlorphenamide	-	-	
Yohimbine	+	+		Methazolamide	-	-	
베타-아드레날린성 길항제				Sprionolactone	-	-	
Atenolol		-		항콜린성			
Lebatolol		-/P	-	Anisotropine		-	
Metoprolol	-	-		Clidinium		-	
Oxyprenolol	-			Dicyclomine		-	
Pindolol		-		Glycopyrrolate		-	
Propranolol	-	-	-	Homatropine		-	
Timolol	-	-		Hexocyclium		-	

성기능장애를 일으킬 수 있는 약물(계속)

약 제	성욕	발기	사정
Mepenzolate	-		
Methantheline		-	
Oxybutinin		-	
Diazepam	+/-		-
Fluazepam	+		
Lorazepam			-
파킨슨병 약			
Apomorpgine	+	+	
Bromocriptine	+	+	
Deprenyl	+		
L-DOPA	+	+	+
Pergolide	+	+	+
아편양 제제			
작용제			
Methadone	-	-	-
길항제			
Naltrexone		+	
내분비 치료제			
에스트로겐			
Ethynyl estradiol	-		
안드로겐			
Methandrostenolone	-		
Norethandrolone	-	-	
프로게스틴			
Hydroxyprogesterone		-	
Medrogesterone	-		
Medroxyprogesterone	-		
Progesterone	-	-	
항안드로겐			
Cyproterone acetate	-		
Propantheline		-	
Tridihexethyl		-	
항정신병제			
Benperidol		-	
Butaperazine		-	
Chlorpromazine	-	-/P	-
Chlorprothixene			-
Fluphenazine	-	-	-
Haloperidol		-	
Mesoridazine	-	-/P	-
Molidone		P	
Perphenazine			-
Pimozide	-	-/P	-
Promazine	-	-	-
Sulpiride		-	
Thioridiazine	-	-/P	-
Thiothixene		-/P	+
Trifluoperazine			-
항우울제			
Tricyclic 항우울제			
Amitriptyline	-	-	-
Amoxapine	-	-	-
Clomipramine	-	-	-
Desipramine		-	

약 제	성욕	발기	사정	약 제	성욕	발기	사정
Imipramine	-	-	-	Alcohol		-	-
Maprotiline	-	-		Amphetamine	+	+/-	-
Nortriptyline	-	-		Baclofen		-	-
Protriptyline	-	-	-	Bar biturates	+/-	-	-
MAO 길항제				Carbamazepine		-	
Iproniazid			-	Cimetidine	-	-	
Isocarboxazid		-	-	Clofibrate	-	-	
Mebanazine			-	Cocaine			-
Pargyline		-	-	Digoxin	-	-	
Phenelzine		-	-	Disopyramide		-	
Transcypromine	+	-		Disulfiram		-	
Trazodone	+	P		Ethosuximide	-		
Lithium	-	-		Fenfluramine	-	-	
5-HT Uptake 길항제				Heparin		-/P	
Fluoxetine			-	Hydralazine		-/P	
Seratraline			-	Immunosuppressives		-	-
NE Uptake 길항제				Indomethacin		-	
Viloxazine		+		Marijuana		-	
DA Uptake 길항제				Methysergide		-	
Bupropion	+			Metochlopramide	-	-	
Nomifensine	+	+		Metronidazole	-		
불안완화제				Naproxen			-
Alprazolam			-	Nicotin		-	
Buspirone	+	+	+	Phenytoin	-	-	
Chlordiazepoxide			-	Primadone	-	-	
기타 약제				Verapamil		-	

P : 지속발기증, - : 감퇴, + : 향상

index

ㄱ

ㄴ

ㄷ

ㄹ~ㅁ

ㅂ

ㅅ

영문